消化内科
副主任、主任医师资格考试
考前重点辅导

高级卫生专业技术资格考试命题研究委员会

组编

上海科学技术出版社

图书在版编目（CIP）数据

消化内科副主任、主任医师资格考试考前重点辅导 / 高级卫生专业技术资格考试命题研究委员会组编. -- 上海：上海科学技术出版社，2021.3
考试掌中宝·高级卫生专业技术资格考试
ISBN 978-7-5478-5270-5

Ⅰ. ①消… Ⅱ. ①高… Ⅲ. ①消化系统疾病－诊疗－资格考试－自学参考资料 Ⅳ. ①R57

中国版本图书馆CIP数据核字(2021)第042810号

消化内科副主任、主任医师资格考试考前重点辅导
高级卫生专业技术资格考试命题研究委员会　组编

上海世纪出版(集团)有限公司
上海科学技术出版社　出版、发行
(上海钦州南路71号　邮政编码200235　www.sstp.cn)
常熟市兴达印刷有限公司印刷
开本787×1092　1/16　印张 16
字数 330千字
2021年3月第1版　2021年3月第1次印刷
ISBN 978-7-5478-5270-5/R·2266
定价: 98.00元

本书如有缺页、错装或坏损等严重质量问题，请向工厂联系调换

前言

为了进一步深化卫生专业职称改革,2000年人事部、卫生部下发了《关于加强卫生专业技术职务聘请工作的通知》。通知要求,卫生专业的副高级技术资格通过考试与评审相结合的方式获得;正高级技术资格通过评审委员会答辩后获得。根据通知精神和考试工作需要,副高级技术资格考试在全国各省、自治区、直辖市职称改革领导小组的领导下设立了多个考区。目前,很多地区正高级技术职称的评审工作也逐渐采取考评综合的方法。通过考试取得的资格代表了相应级别技术职务要求的水平与能力,作为单位聘请相应技术职称的必要依据。

消化内科副主任、主任医师资格考试采用人机对话的方式进行。考试内容主要由三部分组成,一是专业知识,包括本专业和相关专业知识;二是学科新进展,包括本专业国内外发展现状和发展趋势;三是专业实践能力,包括本专业常见病、疑难病例分析;侧重点在专业实践能力。

为帮助广大考生更高效地进行考前复习,我们按照最新的高级卫生专业技术资格考试大纲的要求,精心编写了本套副主任、主任医师资格考试考前重点辅导的系列书籍。本书合理安排考试重点和考试题型,做到内容紧扣大纲、详略得当,既能使广大考生提高应试能力,还可以使考生的专业知识更加扎实与牢固,是适用于医学正副高级卫生专业技术资格考试的高品质备考书。

本书在内容编写方面的突出特点是通过例题与重点梳理对考点进行精析,选择大量有代表性的经典例题,简明扼要的引出考点,使考生在复习知识点的同时了解考点的考察角度和考题的常见形式;随后的重点梳理部分,对考点进行剖析和总结,化繁为简,化难为易。总之,本书以章节为框架,结构分明,条理清晰;以例题为引导,重点梳理,一目了然;以考点串联整体,精炼考点,直击重点,让复习效果事半功倍。

由于编写时间及编写人员经验水平的限制,书中难免有些疏漏与不足之处,希望应用本书的广大考生与学者能够批评指正。

为了方便考生复习迎考,本书包括纸质版和配套的手机APP应用版,做到随时随地互动复习,反复强化重点记忆。希望广大考生能充分利用本书,认真备考,顺利通过考试。

考试命题研究委员会
2020年4月

目录

第一章 胃肠道相关分子生物学基础 / 1

- 考点：正常细胞的稳态(平衡)机制 / 1
- 考点：新生物相关基因 / 4
- 考点：致突变的环境因素 / 7
- 考点：胃肠道肿瘤发生的分子生物学机制 / 8

第二章 胃肠道症状学和体征 / 11

- 考点：急腹症 / 11
- 考点：慢性腹痛 / 13
- 考点：恶心和呕吐 / 14
- 考点：腹泻 / 16
- 考点：腹胀 / 20
- 考点：便秘 / 22
- 考点：消化道出血 / 26
- 考点：黄疸 / 29
- 考点：腹水 / 32
- 考点：肝功能试验异常及其检查程序 / 33

第三章 消化系统疾病患者的临床营养 / 35

- 考点：临床营养评价 / 35
- 考点：临床营养支持 / 36

第四章　消化内镜的临床应用 / 39

- 考点：消化内镜诊断应用进展 / 39
- 考点：消化内镜治疗应用进展 / 40

第五章　多器官累及疾病 / 43

- 考点：蛋白丢失性胃肠病 / 43
- 考点：妊娠期胃肠道疾病 / 46
- 考点：放射性胃肠道损伤 / 49
- 考点：肠白塞病 / 53
- 考点：结缔组织疾病的消化系统表现 / 55

第六章　消化内科常见疾病 / 59

- 考点：胃食管反流病 / 59
- 考点：真菌性食管炎 / 65
- 考点：腐蚀性食管炎 / 67
- 考点：贲门失弛缓症 / 69
- 考点：食管贲门黏膜撕裂综合征 / 72
- 考点：Barrett 食管 / 75
- 考点：食管癌 / 77
- 考点：食管裂孔疝 / 83
- 考点：急、慢性胃炎 / 85
  - ★急性胃炎 / 85
  - ★慢性胃炎 / 88
- 考点：功能性消化不良 / 93
- 考点：消化性溃疡 / 98
- 考点：胃癌 / 107
- 考点：胃肠道淋巴瘤 / 114
- 考点：克罗恩病（Crohn 病）/ 116

- 考点：溃疡性结肠炎 / 123
- 考点：缺血性肠病 / 129
- 考点：抗生素相关菌群失调性腹泻 / 133
- 考点：假膜性肠炎 / 134
- 考点：出血坏死性肠炎 / 135
- 考点：肠结核 / 136
- 考点：吸收不良综合征 / 142
- 考点：嗜酸细胞性胃肠炎 / 144
- 考点：间质瘤及其他胃肠道肿瘤 / 146
  - ★ 胃肠间质瘤 / 146
  - ★ 其他胃肠道肿瘤 / 152
- 考点：消化道类癌及类癌综合征 / 154
- 考点：肠系膜上动脉综合征 / 156
- 考点：消化道息肉及息肉病 / 157
- 考点：大肠癌 / 160
- 考点：肠易激综合征 / 166
- 考点：肝硬化 / 170
- 考点：肝性脑病 / 177
- 考点：酒精性肝病 / 181
- 考点：脂肪肝 / 186
  - ★ 酒精性脂肪肝 / 186
  - ★ 非酒精性脂肪性肝病 / 187
- 考点：肝脓肿 / 188
  - ★ 细菌性肝脓肿 / 188
  - ★ 阿米巴肝脓肿 / 192
- 考点：肝结核 / 196
- 考点：药物性肝病 / 198
- 考点：自身免疫性肝炎 / 200
- 考点：原发性胆汁性肝硬化 / 205
- 考点：原发性硬化性胆管炎 / 210
- 考点：肝豆状核变性(Wilson病) / 212

── **考点：布-加综合征（Budd-Chiari 综合征）**/ 216

── **考点：肝癌**/ 217

　★ 原发性肝癌/ 217

　★ 转移性肝癌/ 223

── **考点：胆道蛔虫**/ 224

── **考点：胆囊炎**/ 225

── **考点：胰腺炎**/ 227

　★ 急性胰腺炎/ 227

　★ 慢性胰腺炎/ 231

── **考点：胰腺癌**/ 235

── **考点：结核性腹膜炎**/ 240

── **考点：胃泌素瘤及其他胃肠道内分泌肿瘤**/ 243

── **考点：急性中毒**/ 244

第一章

胃肠道相关分子生物学基础

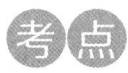

正常细胞的稳态（平衡）机制

例题 1

调控和影响细胞周期有序运行的相关因素有（ABCD）

A. 细胞周期蛋白依赖性激酶(CDK)　　　B. *ATM* 基因
C. DNA 复制　　　　　　　　　　　　D. M 期 CDK 的激活
E. *myc* 基因

【重点梳理】

细胞周期及其调控机制

(1) 细胞周期：由细胞分裂开始到下一次细胞分裂结束所经历的过程，所需的时间叫细胞周期时间。可分为 4 个阶段：① G_1 期，指从有丝分裂完成到 DNA 复制之前；② S 期，指 DNA 复制的时期；③ G_2 期，指 DNA 复制完成到有丝分裂开始之前的一段时间；④ M 期，又称 D 期，细胞分裂开始到结束。

(2) 调控和影响细胞周期有序运行的主要因素

1) 细胞周期蛋白依赖性激酶：研究发现细胞分裂相关基因(CDC)与细胞周期蛋白结合才具有激酶的活性，称为细胞周期蛋白依赖性激酶(CDK)，激活的 CDK 可将靶蛋白磷酸化而产生相应的生理效应，这些效应的最终结果是细胞周期的不断运行。

2) 细胞周期蛋白依赖性激酶抑制因子：细胞中还具有细胞周期蛋白依赖性激酶抑制因子(CKI)对细胞周期起负调控作用，目前发现的 CKI 分为两大家族，即 Ink4、Kip。

3) 周期蛋白：周期蛋白不仅仅起激活 CDK 的作用，还决定了 CDK 何时、何处、将何种底物磷酸化，从而推动细胞周期的行进。

4) DNA 复制：DNA 的复制是由起始复制点开始的，散布在染色体上。在整个细胞周期中，起始复制点上结合有起始识别复合体(ORC)，其作用就像一个停泊点，供其他调节因子停靠。

5) M 期 CDK 的激活：M 期 CDK 的激活起始于分裂期 cyclin 的积累，随着 M - cyclin 的积累,结合周期蛋白的 M-CDK(CDK1)增加,但是没有活性,这是因为抑制因子 Weel 激酶将 CDK 的 Thr14 和 Tyr15 磷酸化,这种机制保证了 CDK-cyclin 能够不断积累,然后在需要的时候突然释放。

6) 细胞周期检验点:细胞周期的运行,是在一系列称为检验点的严格检控下进行的,当 DNA 发生损伤,复制不完全或纺锤体形成不正常,周期将被阻断。*ATM* 是与 DNA 损伤检验有关的一个重要基因。

7) 生长因子:生长因子是一大类与细胞增殖有关的信号物质,目前发现的生长因子多达几十种,多数有促进细胞增殖的功能,生长因子主要通过旁分泌的机制,作用于邻近细胞。

 例题 2

下列属于细胞衰老机制中差错学派的是(AD)
A. 代谢废物积累　　　　　B. 程序性衰老　　　　　C. 复制性衰老
D. 重复基因失活　　　　　E. 长寿基因

【重点梳理】

细胞衰老机制　分为差错学派和遗传学派两大类。前者强调衰老是由于细胞中的各种错误积累引起的,后者强调衰老是遗传决定的自然演变过程。

(1) 差错学派

1) 代谢废物积累:细胞代谢产物积累至一定量后会危害细胞,引起衰老。

2) 大分子交联:过量的大分子交联是衰老的一个主要因素,如 DNA 交联和胶原胶联均可损害其功能,引起衰老。

3) 自由基学说:人体内自由基的产生有两方面,一是环境中的高温、辐射、光解和化学物质等引起的外源性自由基;二是体内各种代谢反应产生的内源性自由基。内源性自由基是人体自由基的主要来源自由基含有未配对电子,具有高度反应活性,可引发链式自由基反应,引起 DNA、蛋白质和脂类,尤其是多不饱和脂肪酸等大分子物质变性和交联,损伤 DNA、生物膜、重要的结构蛋白和功能蛋白,从而引起衰老各种现象的发生。

4) 线粒体 DNA(mtDNA)突变:衰老个体细胞中 mtDNA 缺失表现明显,并随着年龄的增长而增加,研究认为 mtDNA 缺失与衰老及伴随的老年衰退性疾病有密切关系。

5) 体细胞突变与 DNA 修复:外源的理化因子,内源的自由基本均可损伤 DNA,导致体细胞突变。正常机体内存在 DNA 的修复机制,可使损伤的 DNA 得到修复,但是随着年龄的增长,这种修复能力下降,DNA 的错误累积增多,最终导致细胞衰老死亡。

6) 重复基因失活:真核生物基因组 DNA 重复序列不仅增加基因信息量,而且也是使基因信息免遭机遇性分子损害的一种方式。主要基因的选择性重复是基因组的保护性机制,也可能是决定细胞衰老速度的一个因素,重复基因的一个拷贝受损或选择关闭后,其他拷贝被激活,直到最后一份拷贝用完,细胞因缺少某种重要产物而衰亡。

(2) 遗传学派

1) 程序性衰老：程序性衰老理论认为，细胞的生长、发育、衰老和死亡都由基因程序控制的，衰老实际上是某些基因依次开启或关闭的结果。

2) 复制性衰老：细胞增殖次数与端粒 DNA 长度有关。细胞 DNA 每复制一次，端粒就缩短一段，当缩短到一定程度时，激活 p53，引起 p21 蛋白表达，导致不可逆地退出细胞周期，走向衰亡。

3) 长寿基因：统计学资料表明，子女的寿命与双亲的寿命有关，物种的寿命主要取决于遗传物质，DNA 链上可能存在一些"长寿基因"或"衰老基因"来决定个体的寿限。

例题 3

凋亡相关的基因和蛋白包括（AE）

A. Apaf-1　　　　　B. Cyclin 蛋白　　　　　C. 核酸内切酶 G
D. CDK 激酶　　　　E. Fas

【重点梳理】

凋亡相关的基因和蛋白质　细胞凋亡的调控涉及许多基因，包括一些与细胞增殖有关的原癌基因和抑癌基因。

(1) *Caspase* 家族：Caspase 属于半胱氨酸蛋白酶，这些蛋白酶是引起细胞凋亡的关键酶，一旦被信号途径激活，能将细胞内的蛋白质降解，使细胞不可逆的走向死亡。

(2) 凋亡酶激活因子-1(Apaf-1)：在线粒体参与的凋亡途径中具有重要作用。

(3) *Bcl-2* 家族：*Bcl-2* 为凋亡抑制基因，是膜的整合蛋白。现已发现多个同源物，它们在线粒体参与的凋亡途径中起调控作用，能控制线粒体中细胞色素 C 等凋亡因子的释放。

(4) *Fas*：又称作 APO-1/CD95，属 TNF 受体家族。*Fas* 基因编码属分子量为 45 000 的跨膜蛋白，分布于胸腺细胞，激活的 T 和 B 淋巴细胞及巨噬细胞，肝、脾、肺、心、脑、肠、睾丸和卵巢细胞等。Fas 蛋白与 Fas 配体结合后，激活 Caspase，导致靶细胞趋向凋亡。

(5) *p53*：是一种抑癌基因，其生物学功能是在 G 期监视 DNA 的完整性。如有损伤，则抑制细胞增殖，直到 DNA 修复完成。如果 DNA 不能被修复，则诱导其凋亡。

(6) *myc*：在许多人类恶性肿瘤细胞中都发现有 *c-myc* 的过度表达，它能促进细胞增殖、抑制分化。在凋亡细胞中 *c-myc* 也是高表达，作为转录调控因子，其具有双向功能，一方面它能激活那些控制细胞增殖的基因，另一方面也激活促进细胞凋亡的基因。

例题 4

线粒体与细胞凋亡相关的基因、蛋白质包括（BCDE）

A. *nm23* 基因　　　　　　　　　　B. 腺苷转位因子
C. 电压依赖性阴离子通道　　　　　D. *Bcl-2* 家族
E. Smac 蛋白

【重点梳理】

线粒体与细胞凋亡　细胞应激反应或凋亡信号能引起线粒体细胞色素 c 释放,作为凋亡诱导因子,导致细胞凋亡。目前普遍认为细胞色素是通过线粒体 PT 孔或 Bcl-2 家族成员形成的线粒体跨膜通道释放到细胞质中的。

(1) 线粒体 PT 孔:主要由位于内膜的腺苷转位因子和位于外膜的电压依赖性阴离子通道等蛋白质组成,PT 孔开放会引起线粒体跨膜电位下降和细胞色素 c 释放。Bcl-2 家族蛋白对于 PT 孔的开放和关闭起关键的调节作用,促凋亡蛋白 Bax 等可以通过与 ANT 或 VDAC 的结合介导 PT 孔的开放,而抗凋亡类蛋白如 Bcl-2、Bcl-xL 等则可通过与 Bax 竞争与 ANT 结合,或者直接阻止 Bax 与 ANT、VDAC 的结合来发挥其抗凋亡效应。

(2) Bcl-2 家族的结构与形成离子通道的一些毒素(如大肠埃希菌毒素)非常相似。插入膜结构中形成较大的通道,允许细胞色素 c 等蛋白质通过,这可能是细胞色素 c 释放的另一个途径。

(3) 近年来的研究发现随细胞色素 c 释放的蛋白有 Smac 凋亡诱导因子和核酸内切酶 G。Smac 能通过 N 端的几个氨基酸与 IAPs(凋亡抑制蛋白)的 BIR 结构域结合,以解除 IAP 对 Caspase 的抑制;AIF 则引起核固缩和染色质断裂;Endo G 可以使 DNA 片段化。因此在 Caspase 不参与的情况下,通过线粒体途径仍可引起细胞凋亡。

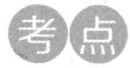

新生物相关基因

 例题 1

以下蛋白质的基因可能为原癌基因(oncogene)的是(ABCD)
A. 生长因子　　　　　B. 生长因子受体　　　　　C. 蛋白激酶
D. 细胞周期蛋白　　　E. 细胞黏附分子

【重点梳理】

1. 原癌基因编码的产物　原癌基因编码的蛋白质是维持细胞正常生长、增殖和分化的调节剂,原癌基因一旦被激活,其编码的蛋白质发生了量和(或)质的改变,称其为癌蛋白(oncoprotein),它主要作用于细胞,使细胞增殖分化失常导致细胞癌变。主要包括:① 生长因子;② 生长因子受体;③ 蛋白激酶及其他信号转导组分;④ 细胞周期蛋白;⑤ 细胞凋亡调控因子;⑥ 转录因子。

2. 生长因子相关的癌蛋白 生长因子是通过与细胞表面相应受体结合,刺激细胞生长和分化的一类多肽。

3. 与酪氨酸蛋白激酶有关的癌蛋白 蛋白质磷酸化是调节真核细胞增殖和分化的重要环节,大部分磷酸化是在蛋白激酶催化下进行的。

(1) 与受体酪氨酸蛋白激酶相关的癌蛋白:属于这类癌蛋白的有 *erb B*、*erb B2* 和 *fms* 等癌基因编码的癌蛋白。

(2) 与非受体酪氨酸蛋白激酶相关的癌蛋白:有些癌基因如 *src*、*abl*、*yes*、*fgr*、*fps* 和 *lck* 等基因编码的蛋白不是生长因子受体,而是位于细胞内侧面的膜相关蛋白,具有 TPK 活性。

(3) 与鸟苷酸结合蛋白相关的癌蛋白:细胞内存在一些能结合三磷酸鸟苷(GTP)或二磷酸鸟苷(GDP)的蛋白质,均为膜相关蛋白。G 蛋白有两种形式,一种为刺激性 G 蛋白(Gs),具有刺激腺苷酸环化酶的作用;另一种为抑制性 G 蛋白(Gi),具有抑制腺苷酸环化酶的作用。

(4) 胞质丝氨酸/苏氨酸蛋白激酶:在细胞中,丝氨酸/苏氨酸蛋白激酶是一种溶解在胞质中的蛋白激酶,可催化细胞中大多数蛋白质含有的丝氨酸、苏氨酸残基磷酸化。

(5) 转录因子:核癌基因包括 *myc* 基因家族、*myb*、*fos*、*jun* 和 *erb A* 等,通过其编码的转录因子参与细胞癌变过程。

(6) 调节细胞凋亡蛋白:在研究人淋巴瘤的染色体特征时发现 *Bcl-2* 基因也为癌基因,其编码的 bcl-2 蛋白定位于线粒体内膜、内质网和核膜,作用为抗氧化物和抗脂质过氧化从而抑制细胞凋亡。

例题 2

抑癌基因的产物主要包括(ABCD)

A. 转录调节因子,如 Rb 编码产物

B. 负调控转录因子,如 WT 编码产物

C. 周期蛋白依赖性激酶抑制因子(CKI),如 p21 产物

D. 信号通路的抑制因子,如磷脂酶(PTEN)产物

E. 细胞黏附分子,如 DCC 产物

【**重点梳理**】

1. 抑癌基因的产物 ① 转录调节因子,如 Rb、p53;② 负调控转录因子,如 WT;③ 周期蛋白依赖性激酶抑制因子(CKI),如 p15、p16、p21;④ 信号通路的抑制因子,如 ras GTP 酶活化蛋白(NF-1)、磷脂酶(PTEN);⑤ DNA 修复因子,如 BRCA1 和 BRCA2;⑥ 与发育和干细胞增殖相关的信号途径组分,如 APC 和 Axin 等。

2. 人类视网膜细胞瘤(Rb)基因 *Rb* 基因是第一个被克隆的抑癌基因。*Rb* 基因编码的 Rb 蛋白的亚细胞定位在细胞核内,为核磷蛋白,具有结合 DNA 的特性和转录因子作用。

3. p53 基因 可分为两种主要的基因类型,即具有致癌作用的突变型 *p53* 基因和具有抑癌作用的野生型 *p53* 基因。p53 蛋白的功能主要如下。

(1) 作为细胞周期的调节蛋白,抑制细胞增殖。

(2) 与病毒蛋白或细胞蛋白结合而失去抑癌活性。

(3) 监视 DNA 损伤和诱导细胞凋亡。

(4) 诱导细胞分化。

(5) 影响其他基因的表达。

4. 肾母细胞瘤(WT)基因 WT 基因编码的蛋白是一种抑制性的转录因子,可以与 DNA 结合,WT1 蛋白结构与转录因子早期生长反应-1因子(EGR-1)相似,因此与该转录因子共同识别 DNA 某一段特异序列。

5. 神经纤维瘤病基因 神经纤维瘤病基因编码的 NF1 蛋白又称神经纤维素,其中约有 350 个氨基酸序列与 GTP 酶激活蛋白(GAP)同源,故 NF1 蛋白为 GAP 相关蛋白,属 GAP 蛋白家族。

6. 结肠癌相关抑癌基因及其产物

(1) 腺瘤样结肠息肉(APC)基因:产物为 β-连环蛋白(β-catenin),是一种胞质内蛋白,作用为连接 E-钙依赖蛋白(E-cadherin)与细胞骨架。

(2) 直肠癌缺失(DCC)基因:编码蛋白与细胞黏附分子(CAM)中免疫球蛋白超家族类黏附分子具有同源系列。

(3) 直肠癌突变(MCC)基因:产物为 MCC 蛋白,在散发性结直肠癌中,MCC 基因有重排而破坏编码区,还可有点突变。

7. 乳腺癌相关抑癌基因及其产物

(1) *BRCA1* 基因:编码产物含 1 863 个氨基酸的锌指蛋白,是一种转录因子。

(2) *BRCA2* 基因,其突变可导致乳腺癌。

8. 胰腺癌缺失(DPC4)基因: DPC4 基因定位于染色体 18q 位置,编码产物含 552 个氨基酸的蛋白质。

9. 细胞周期相关抑癌基因及其产物

(1) 依赖细胞周期素蛋白激酶作用的蛋白 1 基因/野生型 *p53* 活化片段 1 基因(*CIP1* 基因/*WAF1* 基因):编码产物称为 p21 蛋白。

(2) 多种肿瘤抑制(MTS)基因及其产物:MTS1 基因,编码产物为 p16;MTS2 基因,又称为 *p15* 基因,其产物为 p15。

10. VHL 综合征基因 VHL 基因定位于人染色体 3p,其编码产物为分子量 $20×10^3$ 的蛋白质,为一转录因子。在 VHL 患者中,具有遗传性 VHL 基因的突变。

11. DNA 修复基因及其产物 不少肿瘤患者中可见 DNA 修复缺陷,目前已知的 DNA 错配修复基因(简称 MMR 基因)包括 *hMLH1* 基因、*hMSH2* 基因、*hPMS1* 基因和 *hPMS2* 基因。

考点
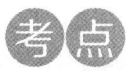

致突变的环境因素

例题 1

致突变的物理因素中最重要的一项是(B)

A. 紫外线　　　　B. 电离辐射　　　　C. 红外线

D. X射线　　　　E. γ射线

【重点梳理】

致突变的物理因素

(1) 电离辐射：电离辐射是最重要的物理性致癌因素，可以引起人体各部位发生肿瘤。辐射诱发突变的机制在于其可引起染色体、DNA 的突变，或激活潜伏的致癌病毒。与其他致癌因子不同，辐射常引起 DNA 双链断裂，涉及大量基因改变，引起染色体缺失或重组，其特点是丢失整个作用基因，基因丢失通常与抑癌基因有关。

(2) 紫外线：紫外线照射可引起细胞 DNA 断裂、交联和染色体畸变，从而有利于皮肤癌和基底细胞癌的发生。近年来由于环境恶化，大气层的臭氧减少，出现地球臭氧空洞，地表紫外线的辐照强度将急剧增高，其诱发人体皮肤癌的潜在危险性将大为增加。

例题 2

RNA 肿瘤病毒致突变的机制是(ABCD)

A. 转导性 RNA 肿瘤病毒的致突变机制　　B. RNA 肿瘤病毒的间接致癌机制

C. 反式激活 RNA 肿瘤病毒的致癌机制　　D. 顺式激活 RNA 肿瘤病毒致癌机制

E. 激活细胞基因和诱导 DNA 合成

【重点梳理】

RNA 肿瘤病毒致突变的机制

(1) 转导性 RNA 肿瘤病毒的致突变机制：RNA 肿瘤病毒基因组内携有癌基因者称为转导性 RNA 肿瘤病毒。该组病毒有编码不同的转化蛋白，后者作用在细胞的不同部位，使细胞发生转化。

(2) 顺式激活 RNA 肿瘤病毒的致癌机制：当前病毒 DNA 整合在宿主 DNA 链上邻近细胞癌基因时，这段特异性核苷酸序列可激活毗邻癌基因启动癌基因的转录，这种方式称为顺式激活作用。

(3) 反式激活 RNA 肿瘤病毒的致癌机制：一种基因编码产物能识别同一个 DNA 链上某

一个特异基因,使之开放和表达,称为反式激活。

(4) RNA 肿瘤病毒的间接致癌机制:RNA 肿瘤病毒除有转导性、顺式激活和反式激活的致癌作用外,还有一种通过机体免疫功能缺陷而致癌的间接作用机制,其代表是引起艾滋病的人类免疫缺陷病毒(HIV)。

例题 3

属于间接致癌物质的是(D)

A. 糖精   B. 汽油   C. 致癌性烷化剂
D. 亚硝胺   E. 巴豆油

【重点梳理】

致癌物的分类 根据化学致癌物的作用方式可以将其分为以下三大类。

(1) 直接致癌物:指这类化学物质进入体内后能与体内细胞直接作用,不需代谢就能诱导正常细胞癌变的化学致癌物,如各种致癌性烷化剂和亚硝酰胺类。

(2) 间接致癌物:指该类化学物质进入体内后需经体内微粒体混合功能氧化酶活化,转变成化学性质活泼的形式方具有致癌作用的化学致癌物,包括多环芳烃、芳香胺类、亚硝胺等。

(3) 促癌物:又称为肿瘤促进剂,促癌物单独作用于机体内无致癌作用,但能促进其他致癌物诱发肿瘤形成,常见的促癌物有巴豆油(佛波醇二酯)、糖精及苯巴比妥等。

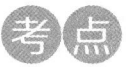
胃肠道肿瘤发生的分子生物学机制

例题 1

抑癌基因失活的机制有(ABC)

A. 等位基因的隐性作用   B. 抑癌基因的显性负性作用
C. 单倍体不足假说   D. 基因甲基化
E. 杂合子缺失

【重点梳理】

机制 抑癌基因的作用是抑制细胞增殖,促进细胞分化和抑制细胞迁移,因此起负调控作用,通常认为抑癌基因的突变是隐性的。抑癌基因失活的机制如下。

(1) 等位基因隐性作用:失活抑癌基因的等位基因在细胞中起隐性作用,即一个拷贝失活,另一个拷贝仍以野生型存在,细胞呈正常表型。只有当另一个拷贝失活后才导致肿瘤发生,如 *Rb* 基因。

(2) 抑癌基因的显性负性作用:抑癌基因突变的拷贝在另一野生型拷贝存在并表达的情况下,仍可使细胞出现恶性表型和癌变,并使野生型拷贝功能失活,这种作用称为显性负性作用或反显性作用。如近年来证实突变型 p53 和 APC 蛋白分别能与野生型蛋白结合而使其失活,进而转化细胞。

(3) 单倍体不足假说:某些抗癌基因的表达水平十分重要,如果一个拷贝失活,另一个拷贝就可能不足以维持正常的细胞功能,从而导致肿瘤发生。如 DCC 基因作为一个拷贝缺失就可能使细胞黏膜黏附功能明显降低,进而丧失细胞接触抑制,使细胞克隆扩展或呈恶性表型。

例题 2

PTEN 基因发挥作用的分子机制有(ABDE)

A. PI3K/AKT 信号途径 B. FAK/P130 信号途径
C. Notch 信号途径   D. 调节 p53 蛋白表达
E. ERK/MAPK 信号途径

【重点梳理】

PTEN 基因发挥作用的分子机制　*PTEN* 基因是胃肠道肿瘤侵袭过程中涉及的部分新相关基因之一。

(1) 10 号染色体:10 号染色体上缺失与张力蛋白同源的磷酸酶基因(*PTEN*)是迄今第一个具有磷酸酶活性的抑癌基因,也是继 *p53* 基因后发现的人类肿瘤中最常发生突变的抑癌基因。*PTEN* 基因及其蛋白质表达与一些胃肠道肿瘤发生发展、生物学行为和预后有密切关系。

(2) PTEN:PTEN 主要是通过调节肿瘤信号转导通路的方式发挥其生物作用,受 PTEN 作用和影响的通路包括:① PI3K/AKT 信号途径;② FAK/P130 信号途径;③ ERK/MAPK 信号途径。此外,PTEN 可通过对 p53 蛋白的调节影响肿瘤细胞的凋亡,即当细胞损伤或存在突变时,p53 能诱导 PTEN 表达,增加表达的 PTEN 能够增进 p53 蛋白稳定性,促进细胞凋亡。

例题 3

可引起肿瘤的原癌基因突变有(ABCDE)

A. 基因扩增   B. 低甲基化
C. 点突变   D. 强启动子或增强子插入基因调控区
E. 易位到活跃转录基因的下游

【重点梳理】

细胞原癌基因的激活机制

(1) 基因点突变:癌细胞内癌基因序列结构与其相应的原癌基因序列结构相比较,两者仅有微小的差别,甚至是一个碱基的差别。这种单个碱基的异常改变,称为点突变,点突变常由理化致癌因素作用于 DNA 而引起,常见的点突变形式有碱基替换、插入和缺失;最常见的点突变是碱基替换。

(2)基因易位:真核细胞中,当两个位于同一 DNA 链上的基因之间的距离小于规定长度时,其中一个基因转录受抑制,此称为基因领域效应。正常细胞中由于基因领域效应的存在,有些原癌基因表达受到邻近基因序列的抑制。当发生染色体重排和基因易位,原癌基因可被激活。

(3)基因扩增:正常情况下,细胞每经历一个细胞周期,DNA 只能复制一次,但在某些情况下,DNA 可复制数十次甚至上百次。基因扩增是指细胞原癌基因在细胞基因组内拷贝数的增加及其表达水平的提高,由于基因的剂量效应,使细胞无限制地生长,并向异常的方向分化。基因扩增是由于基因 DNA 的过多复制所致,常引起细胞核型改变,表现为出现双微粒体(DMs)和均匀染色区(HSRs)。

(4)插入激活:对慢性转化型逆转录病毒的转化机制的研究发现,这种病毒本身不含病毒癌基因,但却能致癌,这是由于此病毒的基因组两端含长末端重复序列(LTR)、内含启动子,当其插入至原癌基因附近,会使原癌基因表达增强,这种由不携带病毒癌基因的慢性转化型病毒通过其前病毒插入到细胞基因组而引起靶基因转录增强,称为插入诱变。

(5)原癌基因的低甲基化:致癌物质的作用下,使原癌基因的甲基化程度降低而导致癌症,这是因为致癌物质降低了甲基化酶的活性。

第二章

胃肠道症状学和体征

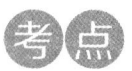

急腹症

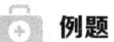

例题 1

有关躯体性腹痛的特点,错误的是(C)

A. 定位准确,可在腹部一侧　　　　B. 疼痛剧烈而持续
C. 常伴有恶心、呕吐和出汗等症状　　D. 可因咳嗽、体位变化而加重
E. 可有局部腹肌强直

【重点梳理】

腹痛的分类　腹痛按发生机制可分为3类:内脏性疼痛,躯体性疼痛和牵涉性疼痛。

(1) 内脏性疼痛

1) 痛阈较高:挤压、切割或烧灼内脏时,不能引起内脏的痛觉,但当组织有炎症、充血、缺血、平滑肌痉挛或强烈收缩及强烈的化学刺激时,内脏组织的痛阈降低,容易接受刺激产生痛觉。

2) 疼痛范围广泛,弥散、深在和定位模糊:一个内脏器官的传入纤维多通过几个节段的脊神经进入中枢神经系统,而同一脊神经又可同时接受几个脏器的传入纤维,因此患者一般无法准确指出疼痛部位。

3) 疼痛部位与脏器的胚胎起源的位置有关:如胃、十二指肠、肝、胆、胰等在胚胎时起源于前肠,这些器官发生疾病时,腹痛多出现在上腹部;小肠和直到脾曲部位的结肠,起源于中肠,腹痛多出现于中腹部和脐周;降结肠、乙状结肠及直肠上部起源于后肠,疼痛位于下腹部。

4) 疼痛的性质与个人耐受力和脏器结构有关:老年人反应迟钝,空腔脏器肌层对张力敏感,在梗阻或痉挛时可产生阵发性绞痛,实质性脏器由于包膜扩张而引起持续性胀痛、钝痛等。

5) 伴随症状:常伴有明显的恶心、呕吐、面色苍白、出汗、脉缓等迷走神经兴奋的反应。

(2) 躯体性疼痛

1) 痛觉敏锐:由于脊神经的末梢感受器在腹壁和壁层腹膜分布十分丰富和致密。

2) 定位准确:疼痛多与病变部位相符,脊神经按节段分布,疼痛发生在其传入纤维所支配的相应部位。

3)疼痛剧烈:尤其对炎症、肿胀、化学刺激更为敏感。

4)疼痛可因体位改变、咳嗽或深呼吸而加重:躯体性疼痛若起源于壁层腹膜受到刺激,常常感觉更为剧烈,比内脏性疼痛定位更加准确。

(3)牵涉痛

1)距离原发部位较远。

2)多为酸痛、钝痛和牵拉痛,有时痛觉比较尖锐。

3)定位明确,其部位有一定的规律性,与病变器官的神经节段分布相一致。

例题2

有关腹痛的性质,说法不正确的是(D)

A. 刀割样疼痛多因脏器穿孔所致　　B. 隐痛或钝痛多因胃肠张力变化所致

C. 胀痛可能为实质脏器包膜牵张所致　　D. 剑突下钻顶样痛多为消化性溃疡

E. 广泛剧烈腹痛与腹膜弥漫性炎症有关

【重点梳理】

腹痛的性质　在一定程度上可以反映病变的性质。胆道蛔虫为钻顶样疼痛,机械性小肠梗阻为间歇性伴有阵发性加重的疼痛等。不同性质的腹痛往往可以为同一疾病的不同阶段,如阑尾腔内梗阻时表现为右下腹阵发性疼痛,继发细菌感染转化为持续性疼痛。

例题3

根据腹痛部位判断病变部位时,哪种说法是错误的(A)

A. 腹痛时病变必然在胃或十二指肠　　B. 右上腹痛多为肝胆病变

C. 右下腹痛多为回盲部病变　　D. 脐周痛多为小肠病变

E. 左上腹痛应想到胰腺病变

【重点梳理】

1. 腹痛的部位　为寻找病因提供了线索,并对病变具有定位意义。一种刺激可能导致内脏性疼痛、躯体性疼痛和牵涉痛,因此需考虑到神经解剖通路,否则为诊断造成假象。例如左侧膈下脓肿使得膈肌受到刺激,疼痛有可能位于肩部,可能误诊为缺血性心脏病。疼痛部位的改变可能代表了从内脏性疼痛向躯体疼痛进展的过程,如阑尾炎,或代表了向腹膜弥漫的过程,如溃疡穿孔。腹腔内脏神经进入脊髓的节段决定腹痛的部位。

2. 转移性腹痛和牵涉痛　腹痛的放射部位对某些疾病的诊断具有特定的参考价值。如先有上腹痛或脐周痛,以后转移并局限于右下腹部,是急性阑尾炎的典型症状;先有上腹剧痛以后扩散至下腹或全腹,见于溃疡病穿孔,约1/3溃疡急性穿孔,因膈肌受刺激而向肩部放射。肝胆疾病多向右肩部放射,脾疾病向左肩部放射,泌尿系疾病向下腹、会阴和大腿内侧放射。但应注意到异位内脏病变引起的腹痛,如盆腔阑尾、全内脏转位等。

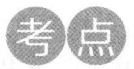

慢性腹痛

例题

慢性腹痛常见于(E)
A. 急性胆囊炎   B. 急性胰腺炎   C. 异位妊娠破裂
D. 胆囊结石   E. 结核性腹膜炎

【重点梳理】

常见的慢性广泛性与不定位性腹痛

(1) 结核性腹膜炎：是临床常见病之一，可发生于任何年龄，以 21～30 岁为多见。腹痛多呈持续性隐痛或钝痛，粘连型有时可出现剧烈的阵发性绞痛。约 1/3 病例有腹水征。

(2) 腹型恶性淋巴瘤：以发生于小肠者最多，也常引起慢性腹痛，多为钝痛或隐痛。

(3) 消化道多发性息肉综合征：常以慢性隐性腹痛为临床特点。

(4) 腹型肺吸虫病：症状以腹痛为主，有时腹部可触及肿块，可伴有腹泻、便血。

(5) 胃肠血吸虫病：患者常有腹部隐痛，一旦出现剧痛，应考虑并发症存在。

(6) 腹膜粘连：腹膜粘连的腹痛，严重时为绞痛性，多在食后发作，发作时腹部听诊可发现肠鸣音亢进。X 线或腹腔镜检查有助于诊断。

(7) 腹膜癌：是继发性，也可引起腹痛，但程度一般较轻。

(8) 慢性假性肠梗阻：主要临床表现为中、上腹痛，腹胀，体重减轻，便秘或腹泻、呕吐等。

(9) 血卟啉病：可反复出现腹部疼痛，持续时间由几小时至数天甚至数周不等。间隔期可长可短。

(10) 肠寄生虫病：钩虫、蛔虫、绦虫、姜片虫、粪类圆线虫、长膜壳绦虫等肠道寄生虫均可引起慢性不定位腹痛，腹痛性质可为隐痛或绞痛；后者由蛔虫性肠梗阻引起。

(11) 腹型过敏性紫癜：可反复出现不定位的腹部疼痛。

(12) 内分泌功能紊乱：垂体前叶功能减退症与慢性肾上腺皮质功能减退症均可出现痉挛性腹痛。甲状旁腺功能亢进或减退症也可引起不同程度的痉挛性腹痛，有时与消化性溃疡病腹痛相似，但前者一般无规律性。

(13) 系统性肥大细胞增多症：反复发作的不明原因腹痛(可蔓延及全腹)提示本病诊断的可能。骨髓呈组织嗜碱性细胞增生，血和尿液组胺浓度明显增高，可确定诊断。

(14) 结缔组织病：结节性多动脉炎引起腹痛者常见。系统性红斑狼疮约 50% 病例有腹痛，部位大多局限于脐周。

(15) Castleman 病：主要以间歇性腹痛伴反复不完全性肠梗阻为特点(肠镜检查未发现异

常),查体腹部无肿块,仅有压痛。

(16) 肠易激综合征:主要症状是阵发性痉挛性肠绞痛,部位通常在左下腹与下腹部,而甚少在脐周。情绪激动、劳累可诱发腹痛发作,排气或排便后症状缓解。腹痛发作时常伴有大便形状和(或)次数的改变,可表现为便秘或腹泻,或便秘与腹泻交替。

(17) 功能性腹痛:功能性腹痛综合征(FAPS)是一种以腹痛为主要表现、与胃肠道功能异常无关或关系不大的功能性疾病。

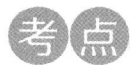

恶心和呕吐

例题 1

周期性呕吐综合征的特点(BCDE)
A. 老年人高发　　　　　　　　　　B. 反复发作的类似性质的呕吐
C. 诊断前 1 年至少发作 3 次或 3 次以上　D. 有偏头痛病史者支持诊断
E. 有家族史者支持诊断

【重点梳理】

功能性恶心、呕吐的分类　一般分为慢性特发性恶心、功能性呕吐及周期性呕吐综合征。

(1) 慢性特发性恶心:病因不明,但临床经验显示某些顽固恶心可能与中枢神经系统疾病或精神疾病有关,对经验治疗无反应。其诊断必须符合以下所有条件:① 每周至少发生数次恶心;② 不经常伴有呕吐;③ 上消化道内镜检查无异常或没有可以解释恶心的代谢性疾病。诊断前症状出现至少 6 个月,近 3 个月症状符合以上标准。

(2) 功能性呕吐:必须符合以下所有条件:① 呕吐平均每周发生 1 次或 1 次以上;② 无进食障碍、反刍或依据 DSM-Ⅳ 未发现主要精神疾病;③ 无自行诱导的呕吐和长期应用大麻史,没有可以解释反复呕吐的中枢神经系统疾病或代谢性疾病。诊断前症状出现至少 6 个月,近 3 个月症状符合以上标准。

(3) 周期性呕吐综合征:必须符合以下所有条件:① 同样的呕吐症状反复急性发作,每次发作持续不超过 1 周;② 前 1 年间断发作 3 次或 3 次以上;③ 发作间期无恶心和呕吐。诊断前症状出现至少 6 个月,近 3 个月症状符合以上标准。支持诊断标准为有偏头痛病史或家族史。周期性呕吐常见于儿童,成人也可发生,但发病率低,主要见于中年人群。该病以反复类似的发作而区别于功能性呕吐。约 1/4 的成人患者有偏头痛病史,约 20% 的患者合并焦虑或其他精神异常。

例题 2

女,44岁。发热1天,右上腹痛、呕吐4次,体检示Murphy征阳性,经用抗生素治疗后退热,症状改善。该患者发生呕吐的机制可能为(B)

A. 药物副作用　　　B. 反射性呕吐　　　C. 神经官能性呕吐

D. 中枢性呕吐　　　E. 前庭障碍性呕吐

【重点梳理】

呕吐中枢的激活

(1) 呕吐过程是需要中枢神经参与的复杂的反射动作。呕吐中枢位于延髓的外侧网状结构的背部,迷走神经核附近。接受来自包括皮质、脑干和前庭系统等中枢神经系统传入的冲动,以及来自心脏、消化系统、泌尿系统等内脏神经末梢的传入冲动,后者在孤束核中转后到达呕吐中枢,完成呕吐反射。

(2) 呕吐中枢也接受来自呕吐触发区(VTZ)传来的冲动。VTZ也称化学感受器触发区(CTZ),位于第四脑室底部的后极区,感受血液循环中的某些药物、化学或代谢物质信号,激活呕吐中枢。

(3) 呕吐中枢被激活后,通过传出神经,如支配咽、喉的迷走神经,支配食管和胃的内脏神经,支配膈肌的膈神经,支配肋间肌和腹肌的脊神经,将呕吐信号传至各有关效应器官,完成呕吐的全过程。

例题 3

不用于治疗恶心、呕吐的药物是(A)

A. 多巴胺D_2受体激动剂　　　B. 5-HT_3受体拮抗剂

C. 5-HT_4受体激动剂　　　D. 大麻素类

E. 糖皮质激素

【重点梳理】

恶心、呕吐的治疗

(1) 中枢止吐药

1) 多巴胺D_2受体拮抗药

a. 苯甲酰胺类:甲氧氯普胺可作用于延髓催吐CTZ中多巴胺受体而提高CTZ的阈值,具有强大的中枢性镇吐作用。适应证为急性恶心、呕吐,如手术后以及放化疗引起的恶心、呕吐。甲氧氯普胺可以通过血-脑屏障,可导致焦虑、嗜睡、严重锥体外系反应、心律失常等不良反应,大量长期应用增加不良反应发生率。

b. 苯并咪唑衍生物:代表药物多潘立酮为外周多巴胺D_2受体拮抗药,但不易通过血脑屏障。能增强食管蠕动和食管下括约肌的张力,增加胃窦和十二指肠运动,协调幽门的收缩,促进胃排空,对结肠的作用很小。

2) 吩噻嗪类和丁酰苯类:可以阻断多巴胺 D_2 受体,以及毒蕈碱 M_1 受体。一般通过胃肠道外或栓剂给药,用于治疗眩晕、偏头痛、晕动症等引起的急性剧烈呕吐,对于继发于毒物、化疗和手术后的呕吐也有效。常见不良反应为锥体外系作用。

3) 抗组胺和抗毒蕈碱类药物:此类药物在中枢水平阻断组胺 H_1 受体(如赛克力嗪、苯海拉明、桂利嗪、美克洛嗪、羟嗪)和毒蕈碱 M_1 受体(东莨菪碱)。异丙嗪属于吩噻嗪类,但却有抗组胺抗毒蕈碱以及很强的镇静作用。赛克力嗪和苯海拉明通常用于治疗晕动症和前庭疾病所致的恶心、呕吐,赛克力嗪对术后以及其他原因的呕吐也有效。

4) 5-HT_3 受体拮抗药:主要适应证是放、化疗及手术后呕吐。临床用药包括昂丹司琼、托烷司琼。常见不良反应为头痛。

5) 糖皮质激素:主要用于手术后或放、化疗后的恶心、呕吐,也用于减轻脑水肿从而缓解部分颅内高压引起的恶心、呕吐。最常用的是地塞米松,一般只短期使用,常与其他抗呕吐药联合使用。

6) 大麻素类:作用于呕吐中枢的大麻素 CB_1 受体。纳洛酮是一种合成的大麻素,具有抗呕吐和抗焦虑的作用。主要用于其他药物无法控制的化疗引起的呕吐。常见不良反应为低血压和精神反应。

7) 辅助药物与疗法:对于存在焦虑的患者可合用苯二氮䓬类药物,针灸和按摩对于减轻某些晕动症以及化疗药所致的呕吐也有作用。

(2) 促胃动力药

1) 5-HT_4 受体激动药:主要用于治疗胃轻瘫、假性肠梗阻和功能性消化不良所致的恶心、呕吐。目前临床上主要有莫沙比利。

2) 胃动素受体激动药:包括红霉素等,作为平滑肌细胞和肠神经胃动素受体的配体发挥作用。

(3) 妊娠期呕吐用药:在妊娠期可以安全使用的治疗恶心、呕吐的药物包括维生素 B_6、昂丹司琼及相关的 5-HT_3 拮抗药。多西拉敏是一种具有止吐作用的抗组胺药物,在某些欧洲国家应用。

腹 泻

例题 1

渗透性腹泻的两大特点之一是(A)

A. 禁食 48 小时后腹泻停止或显著减轻   B. 血浆-粪便溶质差缩小

C. 大便为水样,无脓血 D. 每日大便量超过 1 L

E. 粪便多稀烂但不含渗出物

【重点梳理】

渗透性腹泻的临床特征

(1) 渗透性腹泻是由于肠腔内存在大量高渗食物或药物,大量液体被动进入高渗状态的肠腔而引起的腹泻。摄入难吸收物、食物消化不良及黏膜转运机制障碍均可导致高渗性腹泻。

(2) 渗透性腹泻多由糖类吸收不良引起,而糖类吸收不良的主要病因是双糖酶缺乏。食物中的糖类在小肠上部几乎全部被消化成为各种单糖,然后由肠绒毛的吸收细胞迅速吸收。在双糖酶或单糖转运机制缺乏时,这些小分子糖不能被吸收而积存于肠腔内,使渗透压明显升高,形成渗透梯度,大量水分被动进入肠腔而引起腹泻。如先天性葡萄糖-半乳糖吸收不良、先天性果糖吸收不良、先天或获得性双糖酶缺乏、吸收不良综合征等。

(3) 肝、胆、胰疾病导致消化不良时,常伴有脂肪和蛋白质的吸收不良,亦可导致腹泻。临床表现为粪便含有大量脂肪,常伴有多种物质吸收障碍所致的营养不良综合征。

(4) 摄入难以吸收的糖类,如乳果糖、山梨醇、甘露醇、果糖、纤维(水果、蔬菜);含酶制药,如抗酸药、轻泻药;含有聚乙二醇的药物;含钠的轻泻药,如枸橼酸钠、磷酸钠、硫酸钠等亦可导致渗透性腹泻。

(5) 渗透性腹泻的特点为禁食 48 h 后腹泻停止或显著减轻,粪便渗透压差扩大。

例题 2

下列哪项不属于分泌性腹泻的特点(D)

A. 每日大便量超过 1 L B. 大便为水样、无脓血

C. 血浆-粪质渗透压差一般<50 mOsm/L D. 粪便的 pH 偏酸性

E. 禁食 48 h 后腹泻仍持续存在

【重点梳理】

分泌性腹泻的特点 每日大便量超过 1 L(多达 10 L 以上),大便为水样,无脓血,血浆-粪质渗透压差<50 mOsm/L,这是由于粪便主要来自肠道过度分泌,其电解质组成和渗透压与血浆十分接近,粪便的 pH 多为中性或碱性,禁食 48 h 后腹泻仍持续存在,大便量仍大于 500 ml/24 h。

例题 3

引起分泌性腹泻的原因包括(ABCD)

A. 小肠淋巴瘤 B. 先天性肠黏膜离子吸收缺陷

C. 外源性或内源性促分泌物刺激 D. 胆酸重吸收障碍

E. 小肠对糖类吸收不良

【重点梳理】

分泌性腹泻的临床特征

(1) 概念：分泌性腹泻是由于肠黏膜受到刺激而致水、电解质分泌过多或吸收受抑制所引起的腹泻。肠绒毛细胞具有吸收功能，而肠黏膜的隐窝细胞顶膜有 Cl^- 传导通道，调节 Cl^- 的外流和分泌，其关键作用是分泌水和电解质至肠腔。当肠细胞分泌功能增强、吸收功能减弱或两者并存时，均可引起水和电解质的净分泌增加而引起分泌性腹泻。

(2) 原因

1) 分泌性腹泻最常见的原因是感染。感染源产生的肠毒素与其受体相互作用，影响肠道转运，从而导致阴离子分泌增加。除刺激分泌外，肠毒素还可阻断特定的吸收途径。大多数肠毒素抑制 Na^+-H^+ 在小肠和结肠的交换，从而抑制水分吸收。

2) 内分泌肿瘤释放的多肽，如血管活性肠肽或降钙素，通过刺激上皮细胞分泌以及上皮下神经元和炎性细胞释放多肽导致分泌性腹泻。神经递质如乙酰胆碱和血清素(5-HT)，以及其他调节因子如组胺和炎症因子，也能刺激分泌。大部分调节肠道转运的内源性物质，通过改变细胞内信使，如环磷酸腺苷(cAMP)，环磷酸鸟苷及钙离子来控制特定的转运途径而引起腹泻。此外，多肽和其他调节因子可能会影响个别转运蛋白的合成、定位和降解。药品和某些有毒物质可能通过与肠上皮细胞内的调节因子或细胞内信使的相互作用而导致分泌性腹泻。

3) 广泛小肠淋巴瘤、肠结核、Crohn 病等可导致肠道淋巴引流障碍从而造成腹泻。而直肠或乙状结肠绒毛腺瘤亦可引起分泌性腹泻。

4) 口炎性腹泻、炎症性肠病(IBD)或切除手术后肠道表面积的明显减少，可能会影响水分的吸收。尽管小肠和结肠的吸收能力强大，但切除过多的肠管仍会不可避免地造成腹泻。

5) 特异性吸收途径的缺乏或破坏可能会导致腹泻。如罕见的先天性综合征、先天性高氯性腹泻和先天性钠腹泻，是由于缺乏特异的转运分子而引起的。

例题 4

小肠性腹泻的特点是(BD)

A. 肉眼可见脓血　　　　　　　　B. 无里急后重
C. 疼痛部位在左下腹　　　　　　D. 粪便中可含脂肪
E. 粪便量少

【重点梳理】

小肠性腹泻与大肠性腹泻的鉴别要点

(1) 小肠性腹泻：粪便量多，烂或稀薄，可含脂肪，黏液少；排便次数 3～10 次/天，腹痛位于脐周，无里急后重感；常见体重减轻。

(2) 大肠性腹泻：粪便量少，肉眼可见脓血，有黏液；排便次数较小肠性腹泻可以更多，腹痛位于下腹部或左下腹；可有里急后重感；少见体重减轻。

例题 5

对各种 APUD 肿瘤引起的分泌性腹泻有重要诊断价值的实验室检查是（AC）

A. 血浆胃肠多肽测定　　B. 粪质测定　　C. 血浆介质测定
D. 氮平衡试验　　E. 胆盐吸收试验

【重点梳理】

腹泻的常用辅助检查

(1) 粪便检查：常用大便隐血试验，涂片查白细胞、脂肪、寄生虫及虫卵，大便细菌培养等。

(2) 血液检查：包括血红蛋白、白细胞及其分类（嗜酸性粒细胞）、血浆蛋白，电解质，血浆叶酸和维生素 B_{12} 浓度，肝、肾功能及血气分析等。可了解有无贫血、白细胞增多、糖尿病、尿毒症等，并可了解水、电解质和酸碱平衡情况。

(3) 内镜检查：结肠镜检查和活检对于结肠的肿瘤、炎症等病变具有重要诊断价值。双气囊小肠镜可观察全小肠，结合活检及吸取空肠液做培养有助于乳糜泻、某些寄生虫感染、Crohn 病、小肠肿瘤等的诊断。胶囊内镜为非侵入性检查，创伤性小、患者易接受，亦有助于小肠病变的诊断，缺点是不能活检，对可能发生肠梗阻者禁用。

(4) X 线检查：包括腹部 X 线平片、钡剂、钡灌肠，有助于观察胃肠道黏膜的形态、胃肠道肿瘤、胃肠动力等，小肠造影对小肠病变的诊断很有帮助，目前仍是小肠疾病诊断的一种重要手段。

(5) 腹部超声检查：超声检查对肝、胆、胰、肾及腹腔疾病诊断有帮助，有利于腹泻的鉴别诊断，一定程度上还可了解胃肠道情况。

(6) 逆行胰胆管造影（ERCP）或磁共振胰胆管成像（MRCP）：有助于胆、胰疾病引起的腹泻的诊断。

(7) 小肠吸收功能测定：包括粪脂测定和糖类吸收试验。

(8) 血浆胃肠多肽和介质测定：该测定对分泌性腹泻有重要的诊断价值，如血管活性肠肽（VIP 瘤）、胃泌素（胃泌素瘤）、降钙素（甲状腺髓样瘤）、5-羟色胺（类癌）、甲状腺素（甲状腺功能亢进）等。

例题 6

男，38 岁。反复发作腹泻 4 年，大便中常伴有未消化食物。查体无异常。多次大便常规和培养正常。应采取最根本的治疗方案是（D）

A. 应用止泻药　　B. 抗感染治疗　　C. 应用镇静药
D. 确诊后行病因治疗　　E. 应用解痉止痛药

【重点梳理】

腹泻的治疗　腹泻是症状，治疗应针对病因。但相当部分的腹泻要根据其病理生理特点给予对症和支持治疗。具体如下。

(1) 病因治疗

1) 感染性腹泻需根据病原体进行治疗；乳糖不耐受症和麦胶性乳糜泻需分别剔除食物中的乳糖或麦胶类成分；高渗性腹泻应停止进食高渗的食物或药物；胆盐重吸收障碍引起的结肠腹泻可用考来烯胺吸附胆汁酸而止泻；治疗胆汁酸缺乏所致的脂肪泻，可用中链脂肪代替日常食用的长链脂肪，前者不需要经结合胆盐水解和微胶粒形成等过程而直接经门静脉系统吸收。

2) IBD 的治疗药物：主要包括氨基水杨酸制剂、糖皮质激素、免疫抑制药等，活动期治疗方案的选择主要根据病情、病变部位及治疗反应来决定，缓解期应维持治疗。

3) 缺血性肠病的治疗：包括去除病因，治疗原发病；积极抗感染，改善全身及局部血液循环并给予血管扩张药。对内科治疗无效及有严重并发症的患者，可采用外科手术治疗。

(2) 对症治疗

1) 纠正腹泻所引起的水电解质紊乱和酸碱平衡失调。

2) 对严重营养不良者，应给予营养支持。谷氨酰胺是体内氨基酸池中含量最多的氨基酸，它虽为非必需氨基酸，但为生长迅速的肠黏膜细胞所特需的氨基酸，与肠黏膜免疫功能、蛋白质合成有关。因此，对弥漫性肠黏膜受损者，谷氨酰胺是黏膜修复的重要营养物质，在补充氨基酸时应注意补充谷氨酰胺。

3) 严重的非感染性腹泻可用止泻药。

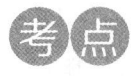

腹　胀

 例题 1

下列关于腹胀说法不正确的是（A）

A. 男性较女性多见　　　　　　　B. 腹胀可能局限于上腹部或下腹部
C. 腹胀可能与食物摄入有关　　　D. 昼夜节律的变更是腹胀的共同特征
E. 腹胀是最常见的月经期症状之一

【重点梳理】

腹胀的临床表现

(1) 一般临床特征

1) 腹胀像大多数功能性胃肠症状一样，女性较男性多见。腹胀的严重程度不同，可从很轻微到严重和不舒服感觉。腹胀可能局限于上腹部（有时伴随消化不良症状）或下腹部，作为 IBS 或相关综合征的一部分。当然，大量是重叠存在的，很多患者叙述全腹腹胀。

2) 腹胀可能与食物摄入有关。大多数腹胀患者在餐后早期腹胀出现或加重。高纤维食物或纤维补充剂可加重腹胀,乳制品常可引起腹胀,脂肪食物和含二氧化碳的饮料也常可引起腹胀。

3) 昼夜节律的变更是腹胀的共同特征。在大多数患者,在日常的活动期间腹胀进行性地发展和在夜间休息后倾向减轻或消失。

4) 腹胀是最常见的月经期症状之一,部分妇女腹胀在月经期前或月经期间加重。

(2) 伴随腹胀的临床情况

1) 便秘:相当比例主诉腹胀的患者认为他们的症状与大便习惯有关,一整天未排便时腹胀发生和排粪后缓解。便秘患者腹胀的发病率很高。

2) 腹泻:一些患者腹胀伴随稀便,排便次数增加或便急。既有腹胀又有腹泻的患者应当进行评估,以发现是否有乳糖或乳果糖耐受不良。更需注意的是,腹胀是器质性腹泻——像吸收不良性腹泻、感染性腹泻及其他类型腹泻的一个常见的临床特征。

3) IBS:约60%的IBS患者认为腹胀是他们最苦恼的腹部不适,甚至超过腹痛。腹胀对生活质量也有较大的影响。

4) 消化不良:腹胀是构成功能性消化不良整体症状所必需的症状之一,相当比例的消化不良患者(54%~57%)叙述他们经常有"被充气"的感觉。消化不良性腹胀常位于上腹部,也可能是弥漫的。腹胀倾向被进餐所促发,一些患者可能需控制进食以预防腹胀发生。

5) 进食障碍疾病和肥胖症:腹胀是进食障碍疾病,如贪食和食欲缺乏常见的临床特征,也与BMI和肥胖有关。虽然健康人可能在进食过量或进食可发酵的食物后有时出现腹胀,但这样的腹胀倾向持续时间短暂,最多持续数小时。

6) 肠胃气胀:一些患者主诉过量的和(或)有气味的气体排泄,可能与气体吞咽有关,理论上也与气体吸收损伤甚至自血液的扩散有关。但是,过量的和有气味的气体排泄两者都依赖未消化的底物经结肠微生物群的发酵作用。

7) 器质性疾病:由沙门菌和其他致肠病的感染引起的急性腹泻性疾病可能伴有严重腹胀。小肠吸收不良综合征,主要是乳糜泻和其他小肠黏膜性肠病可产生显著的腹胀,由心力衰竭或肠系膜功能不全引起的急性或亚急性肠道缺血是临床上出现腹胀的一个重要原因,腹胀也可是腹水患者的主诉。

例题 2

腹胀患者可进食的蔬菜和水果为(ACDE)

A. 莴苣 B. 杏 C. 樱桃
D. 菜花 E. 芦笋

【重点梳理】

腹胀的治疗

(1) 饮食和非药物治疗:在某些患者,饮食措施可减少气体和腹胀。在那些乳糖酶缺乏患者剔除乳糖可使症状改善。主诉有气味的和(或)过量气体排泄的患者通常从剔除产气食物的饮食疗法获得益处。极端产气的食物包括豆类、抱子甘蓝、洋葱、芹菜、胡萝卜、葡萄干(无核)、香蕉、干梅子果汁、杏、麦芽精和圈饼;中度产气的食物包括马铃薯、茄子、柑橘类水果、苹果、面粉糕饼和面包;低产气的食物包括肉、鸡、鱼、蛋、一些蔬菜(莴苣、西红柿、酪梨、花茎甘蓝、菜花和芦笋)、一些水果(樱桃、葡萄和哈密瓜)、米、玉米、坚果和巧克力。

(2) 药物治疗

1) 酶制剂:可促进内源性酶消化不完全的食物残渣分解。最具有特征的外源性酶是β-半乳糖苷酶(乳糖酶)制剂,可用于乳糖耐受不良者。

2) 降低表面张力的吸附剂和药物:一些有去泡沫作用或直接吸附过量气体的药物可减轻膨胀。二甲硅油促进厚泡沫层破裂和液体流动。活性炭可吸附气体和气体产生的异味。

3) 抗生素:小肠细菌过度生长可使用抗生素治疗。四环素和甲硝唑可减少细菌过度生长症状。在那些有系统性硬化病患者,环丙沙星控制症状优于甲氧苄氨嘧啶。

4) 促动力药物治疗:促进胃肠运动的药物理论上应当使那些继发于胃肠动力障碍的腹胀症状减轻或缓解。除了减少恶心和呕吐外,甲氧氯普胺可使那些伴有糖尿病性胃轻瘫患者腹胀减轻。同样,外周多巴胺受体拮抗药多潘立酮可使伴有胃排空延迟的帕金森病患者腹胀以及恶心和胃灼热缓解。

(3) 益生菌和替代治疗:益生菌治疗的目的是通过摄入无害菌株来替代致病的结肠细菌。干酪乳酸杆菌GG株可减轻腹胀、腹泻和与抗生素治疗Hp感染有关的味觉障碍。催眠疗法可减轻腹胀和肠胃气胀,改善IBS患者生活质量,已经用于顽固性嗳气的治疗。

(4) 外科治疗:仅对那些非常顽固的器质性疾病病例出现的气体和腹胀考虑手术治疗。例如,经皮内镜下胃造口术对于胃底折叠术后气胀综合征的部分经过选择的病例是有效的。对那些伴有小肠细菌过度生长的患者,切除小肠憩室可减轻症状和改善维生素B_{12}吸收不良。

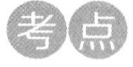

便 秘

例题 1(Ⅰ、Ⅱ题共用题干)

女,18岁。排粪次数减少6年,每周排粪1次,无便意,粪质坚硬,无腹痛,间断使用"通便药"效果不佳。查体:发育正常,腹软,无压痛,未触及包块,肝、脾未及,肛门直肠指检触及坚硬粪便。

Ⅰ. 最可能的诊断是(B)

A. 出口梗阻型便秘 B. 慢传输型便秘
C. 传输时间正常型便秘 D. IBS便秘型
E. 滥用泻药

【重点梳理】

慢传输型便秘的特点 慢传输型便秘最常见于年轻女性,在青春期前后发生,其特征为排便次数减少(每周排便少于1次),少便意,粪质坚硬,因而排便困难;肛直肠指检时无粪便或触及坚硬粪便,而肛门外括约肌的缩肛和用力排便功能正常;全胃肠或结肠传输时间延长;缺乏出口梗阻型的证据,如气囊排出试验和肛门直肠测压正常。非手术治疗方法如增加膳食纤维摄入与渗透性通便药无效。慢传输型便秘是由于结肠运动功能障碍所致。糖尿病、硬皮病合并的便秘及药物引起的便秘,多是慢传输型。

Ⅱ. 患者进行胃肠传输试验和肛门直肠测压的结果可能是(A)

A. 传输时间延长;测压正常
B. 传输时间正常;测压正常
C. 传输时间正常;测压提示:肛门外括约肌矛盾性收缩
D. 传输时间延长;测压提示:肛门外括约肌矛盾性收缩
E. 标志物全部在直肠;测压提示:肛门外括约肌矛盾性收缩

【重点梳理】

便秘常用的辅助检查

(1) 一般检查:粪检和隐血试验应为常规检查。如果临床表现提示症状是由于炎症、肿瘤或其他系统性疾病所致,那么需化验血红蛋白、血沉、有关生化检查(如甲状腺功能、血钙、血糖以及其他相关检查)。

(2) 明确肠道器质性病变的检查:钡灌肠可显示结肠的宽度及长度,并且发现可导致便秘的严重梗阻性病变。只有在怀疑假性肠梗阻或小肠梗阻时才需要行小肠造影检查。当近期出现大便习惯改变、便中带血或者其他报警症状(如体重下降、发热)时,建议全结肠检查以明确是否存在器质性病变(如结肠癌、炎症性肠病、结肠狭窄)。

(3) 特殊检查

1) 胃肠道传输试验:是确定便秘类型的简易方法,有助于评估便秘是慢传输型或出口梗阻型,此项检查简易,目前仍为常用的方法。由于标记物只有在排便时才能排出,因此测量结果要结合近期排便情况慎重考虑。如果标记物全部存留在乙状结肠和直肠,患者可能有出口梗阻。

2) 肛门直肠测压:常用灌注式测压(同食管测压法),分别检测肛门括约肌静息压、肛门外括约肌收缩压和用力排便时松弛压、直肠内注气后有无肛门直肠抑制反射,还可测定直肠感知功能和直肠壁顺应性等。有助于评估肛门括约肌和直肠有无动力和感觉功能障碍。直肠感觉减退提示神经系统疾病。

3) 气囊排出试验：在直肠内放置气囊，充气或充水，并令受试者将其排出。可作为有无排出障碍的筛选试验，对阳性患者，需作进一步检查。

4) 24小时结肠压力监测：一些难治性便秘，如24 h结肠压力监测缺乏特异的推进性收缩波，结肠对睡醒和进餐缺乏反应，则有助于结肠无力的诊断。

5) 排粪造影：能动态观察肛门直肠的解剖和功能变化。排粪造影可评估直肠排空速度及完全性、肛直角及会阴下降程度。

6) 会阴神经潜伏期或肌电图检查：利用会阴神经潜伏期或肌电图检查，能分辨便秘是肌源性或是神经源性。

7) 其他：对伴有明显焦虑和抑郁的患者，应作有关的调查，并判断和便秘的因果关系。

 例题 2

出口梗阻型便秘的表现包括（BC）

A. 用力排粪时盆底可下降　　　　　B. 直肠壁的感觉阈值异常
C. 全胃肠或结肠传输时间显示正常　　D. 肛直肠指检时无粪便
E. 粪质坚硬

【重点梳理】

出口梗阻型便秘

(1) 出口梗阻型便秘很少与结构异常（比如直肠套叠、巨直肠或会阴过度下降）有关。在老年患者中尤其常见，其中许多患者经常规内科治疗无效。

(2) 出口梗阻型可有以下表现：排便费力、不尽感或下坠感，排便量少，有便意或缺乏便意；肛门直肠指检时直肠内存有不少泥样粪便，用力排便时肛门外括约肌可能呈矛盾性收缩；全胃肠或结肠传输时间显示正常，多数标记物可潴留在直肠内；肛门直肠测压显示，用力排便时肛门外括约肌呈矛盾性收缩或直肠壁的感觉阈值异常等。

 例题 3

功能性便秘的原因不包括（D）

A. 食物缺乏纤维素　　　　　　B. 肠易激综合征
C. 滥用泻药　　　　　　　　　D. 服用镇静剂
E. 结肠冗长

【重点梳理】

1. 功能性便秘的病因

(1) 进食量少或食物缺乏纤维素或水分不足，对结肠运动的刺激减少。

(2) 因工作紧张、生活节奏过快、工作性质和时间变化、精神因素等打乱了正常的排便习惯。

(3) 结肠运动功能紊乱所致,常见于肠易激综合征,系由结肠及乙状结肠痉挛引起,部分患者可表现为便秘与腹泻交替。

(4) 腹肌及盆腔肌张力不足,排便推动力不足,难于将粪便排出体外。

(5) 滥用泻药,形成药物依赖,造成便秘。

(6) 老年体弱、活动过少、肠痉挛导致排便困难,或由于结肠冗长所致。

2. 继发性便秘的病因

(1) 直肠与肛门病变引起肛门括约肌痉挛,排便疼痛造成惧怕排便,如痔疮、肛裂、肛周脓肿和溃疡、直肠炎等。

(2) 结肠机械性梗阻,如结肠良、恶性肿瘤,Crohn 病,先天性巨结肠症,各种原因引起的肠粘连、肠扭转、肠套叠等。

(3) 代谢及内分泌疾病,如妊娠、糖尿病、甲状腺功能低下、甲状腺功能亢进、低钾血症、高钙血症、嗜铬细胞瘤、垂体功能减退、卟啉症、重金属中毒(如铅、汞、砷)等。

(4) 神经系统疾病及肌病,如系统性硬化症、肌营养不良、脑卒中、帕金森病、多发性硬化、皮肌炎、假性肠梗阻、脊髓损伤、自主神经病变等。

(5) 应用吗啡类药、抗胆碱能药、钙通道阻滞药、神经阻滞药、镇静药、抗抑郁药以及含钙、铝的制酸药等。

例题 4

罗马Ⅲ关于便秘的诊断标准包括(DE)

A. 排粪为块状或硬粪(≥25%)　　B. 排粪费力

C. 排粪少于 2 次/周　　D. 有排粪不尽感(≥25%)

E. 不用缓泻药几乎没有松散粪便

【重点梳理】

便秘的诊断标准　　根据罗马Ⅲ诊断标准,便秘的诊断标准如下。

(1) 必须满足以下 2 条或多条

1) 排便费力(≥25%)。

2) 排便为块状或硬便(≥25%)。

3) 有排便不尽感(≥25%)。

4) 有肛门直肠梗阻和(或)阻塞感(≥25%)。

5) 需要用手法(如手指辅助排便、盆底支撑排便)以促进排便(≥25%)。

6) 排便少于每周 3 次。

(2) 不用缓泻药几乎没有松散大便:对便秘的诊断应包括便秘的病因(和诱因)、程度及类型。如能了解和便秘有关的累及范围(结肠、肛门直肠或伴上胃肠道)、受累组织(肌病或神经病变)、有无局部结构异常及其和便秘的因果关系,则对制订治疗方案和预测疗效非常有用。

例题 5

根据便秘的病理生理分类,便秘的常见类型有(ACE)

A. 慢传输型　　　　　B. IBS 便秘型　　　　　C. 出口梗阻型
D. 功能性便秘　　　　E. 传输时间正常型

【重点梳理】

便秘的病理生理分类

(1) 慢传输型便秘。

(2) 出口梗阻型便秘：出口梗阻型便秘是由于腹部、肛门直肠及骨盆底部的肌肉不协调导致粪便排出障碍。很多出口梗阻型便秘患者也合并存在慢传输型便秘。出口梗阻型便秘可能是获得性的,在儿童期为了避免大而硬粪便排出时产生的不适,或者肛裂或痔疮发作时产生的疼痛,逐渐学会在排便时肛门括约肌出现不适当收缩。

(3) 传输时间正常型便秘：传输时间正常型便秘为粪便在结肠以正常速度推进。大部分患者胃肠传输试验正常。这些患者对自己的排便频率有错觉并且常出现心理社会因素。一些患者存在肛门直肠感觉和运动功能障碍,很难与慢传输型便秘患者区别。

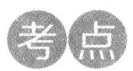

消化道出血

例题 1

下消化道出血不包括哪个部位出血(A)

A. 胆道　　　　　　　B. 空肠　　　　　　　C. 回肠
D. 结肠　　　　　　　E. 肛门

【重点梳理】

下消化道出血的概念　　下消化道出血是指十二指肠悬韧带(Treize 韧带)以下的肠段出血,包括空肠、回肠、结肠以及直肠病变引起的出血,习惯上不包括痔、肛裂引起的出血。也有人利用新的内镜检查技术,不再以 Treitz 韧带为标志区分上、下消化道,而改为上、中、下消化道,十二指肠乳头以上、胃镜可探及的范围称为上消化道；自十二指肠乳头至回肠末端、胶囊内镜以及双气囊小肠镜可探及的范围为中消化道；结肠至直肠,结肠镜可探及的范围为下消化道。

例题 2

上消化道出血的常见病因有（ABCE）

A. 消化性溃疡　　　　B. 食管静脉曲张　　　　C. 胃底静脉曲张
D. 贲门失弛缓症　　　E. 胃癌

【重点梳理】

上消化道出血的病因

(1) 常见病因：消化性溃疡、食管胃底静脉曲张破裂、急性糜烂出血性胃炎和上消化道肿瘤。

(2) 其他病因

1) 食管疾病：如食管贲门黏膜撕裂伤、食管损伤（器械检查、异物或放射性损伤；强酸、强碱等化学剂所致）、食管憩室炎、主动脉瘤破入食管等。

2) 胃十二指肠疾病：如息肉、恒径动脉破裂、胃间质瘤、血管瘤、异物或放射性损伤、吻合口溃疡、十二指肠憩室、促胃液素瘤等。

3) 胆道出血：如胆管或胆囊结石，胆道蛔虫病，胆囊或胆管癌，胆道术后损伤，肝癌、肝脓肿或肝血管瘤破入胆道。

4) 胰腺疾病累及十二指肠：如胰腺癌或急性胰腺炎并发脓肿溃破。

5) 全身性疾病：病变可弥散于全消化道，如过敏性紫癜、血友病、原发性血小板减少性紫癜、白血病、弥散性血管内凝血及其他凝血机制障碍等。

例题 3

关于下消化道出血，下列错误的是（E）

A. 是指十二指肠与空肠移行部屈氏韧带以下的小肠和结肠疾患引起的肠道出血
B. 分为慢性隐性出血、慢性少量显性出血和急性大出血三种类型
C. 常是各种下消化道疾病的最常见症状
D. 一般来说，出血部位越高，则便血的颜色越暗；出血部位越低，则便血的颜色越鲜红，或表现为鲜血
E. 不可能出现柏油样便

【重点梳理】

消化道出血部位的鉴别

(1) 呕血是血液经上消化道从口腔呕出：呕血时出血的部位应该在空肠屈氏韧带以上。食管少量急性出血即可呕血。短时间内胃内积血超过 250 ml 就会出现呕鲜血。如果出血后血液在胃内潴留时间较久，在胃酸的作用下，血红蛋白变成酸性血红蛋白，所呕吐物可以表现为咖啡色。一般来说，上消化道出血必有黑粪，多为柏油便。大量出血时，也可排出暗红色大便，

甚至呈鲜红色大便。

(2) 下消化道出血主要表现为便血：一般来说，病变位置越低、出血量越大、出血速度越快，便血颜色越鲜红；反之，病变部位高、出血量较少、速度慢、在肠道停留时间长，大便也可呈黑色。血量多、粪质少、血与粪便均匀混合者，说明消化道出血位置较高。空肠屈氏韧带以下的小肠出血多为暗红色血水。肛门直肠的病变多为鲜红色便血，多不与粪便相混而附着于大便表面，或便后滴血。

例题 4

消化道大量出血是指数小时内出血量为（C）

A. >1 250 ml　　　　B. >750 ml　　　　C. >1 000 ml
D. >1 500 ml　　　　E. >500 ml

【重点梳理】

1. 大出血　指24小时内出血量超过1 000 ml以上或血容量减少20%以上，病人多会出现明显的急性循环衰竭，往往需输血才能纠正。

2. 失血严重程度的估计

(1) 轻度失血：失血量<500 ml，占循环血量的10%~15%。血红蛋白、血压脉搏基本无变化，多数患者有些头晕。

(2) 中度失血：失血量500~1 000 ml，约占循环血量的20%。血红蛋白70~100 g/L，血压稍有下降，脉搏在100次/min左右，患者有口渴、心慌、烦躁、尿少症状，甚至有一过性晕厥。

(3) 重度失血：失血量>1 000 ml，约占循环血量的30%以上。血红蛋白<70 g/L，收缩压<70 mmHg，脉搏在120次/min以上，患者四肢湿冷，脉搏细速，神志改变，无尿或者少尿。

例题 5

不能判断上消化道出血已经停止的实验室指标的是（A）

A. 血沉　　　　　　B. 网织红细胞计数　　　　C. 尿素氮
D. 血红蛋白测定　　E. 血细胞比容

【重点梳理】

急性非静脉曲张性上消化道出血的一般治疗与监测

(1) 卧床休息：保持患者呼吸道通畅，头偏向一侧避免呕血时引起窒息，大量出血者宜禁食，少量出血者可适当进流质食物。

(2) 记录呕血、黑粪和便血的频度、颜色、性质、次数和总量，定期复查红细胞计数、血红蛋白、血细胞比容与血尿素氮等，需要注意血细胞比容在24~72小时后才能真实反映出血程度。推荐对活动性出血或重度急性非静脉曲张性上消化道出血患者应插入胃管，以观察出血停止与否。

(3) 监测意识状态、脉搏和血压(注意排除服用β受体阻滞药或抗胆碱能药物对脉搏和血压的影响)、肢体温度、皮肤和甲床色泽、周围静脉特别是颈静脉充盈情况、尿量等,意识障碍和排尿困难者需留置尿管,危重大出血者必要时进行中心静脉压测定,老年患者常需心电监护、血氧饱和度监测、呼吸监护。

(4) 活动性出血的判断

1) 判断出血有无停止,对决定治疗措施极有帮助。如果患者症状好转、脉搏及血压稳定、尿量足(>30 ml/h),提示出血停止。

2) 临床提示有活动性出血:① 呕血或黑粪次数增多,呕吐物呈鲜红色或排出暗红血便,或伴有肠鸣音活跃;② 经快速输液输血,周围循环衰竭的表现未见明显改善,或虽暂时好转而又恶化,中心静脉压仍有波动,稍稳定后又再下降;③ 红细胞计数、血红蛋白测定与血细胞比容继续下降,网织红细胞计数持续增高;④ 补液与尿量足够的情况下,血尿素氮持续或再次增高;⑤ 胃管抽出物有较多新鲜血。

3) 内镜检查根据溃疡基底特征,可用来判断病变是否稳定,凡基底有血凝块、血管显露等易于再出血。

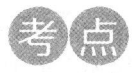

黄 疸

 例题 1

有关黄疸的概念,哪种说法是错误的(C)

A. 胆红素在 17.1~34.2 μmol/L 为隐性黄疸 B. 皮肤黏膜发黄不一定为黄疸

C. 正常胆红素最高为 34.2 μmol/L D. 黄疸既为症状也是体征

E. 是血清中胆红素升高所致

【重点梳理】

概述 黄疸是症状也是体征,指由于血清胆红素过高(>34.1 μmol/L 或 >2 mg/dl)而沉积于组织中,引起巩膜、黏膜、皮肤呈黄色。若血中胆红素浓度升高,而临床上尚未出现肉眼可见的黄疸者,称为隐性黄疸。

 例题 2

下列哪项不是溶血性黄疸的特征(E)

A. 皮肤无瘙痒 B. 有骨髓增生旺盛的表现

C. 脾大
D. 血清非结合胆红素增高
E. 24 小时粪中尿胆原排出量减少

【重点梳理】

1. 溶血性黄疸

（1）病因和发病机制：大量红细胞的破坏，形成大量的非结合胆红素，超过肝细胞的摄取、结合及排泄能力，另一方面，由于溶血性造成的贫血、缺氧和红细胞破坏产物的毒性作用，削弱了肝细胞对胆红素的代谢能力，使非结合胆红素在血中潴留，超过正常的水平而出现黄疸。

（2）临床表现：一般黄疸为轻度，呈浅柠檬色，急性溶血时可有发热、寒战、头痛、呕吐、腰痛，并有不同程度的贫血和血红蛋白尿（尿呈酱油色或茶色），严重者可有急性肾衰竭。慢性溶血多为先天性。除贫血外尚有脾大。

（3）实验室检查：血清总胆红素（TB）增高，以非结合胆红素（UCB）为主，结合胆红素（CB）基本正常。由于血中 UCB 增加，CB 形成也代偿性增加，从胆道排至肠道量也增加，致尿胆原增加，粪胆素随之增加，粪色加深；尿中尿胆原亦增加，但无胆红素。急性溶血时尿中有血红蛋白排出，隐血试验阳性。血液检查除贫血外尚有网织红细胞增加、骨髓红细胞系列增生旺盛等。

2. 先天性非溶血性黄疸

（1）Gilbert 综合征：是常染色体隐性遗传疾病，是非结合性胆红素升高患者中最常见的病因。系由肝细胞摄取 UCB 功能障碍及微粒体内葡萄糖醛酸转移酶不足，至血中 UCB 增高而出现黄疸。这类患者除黄疸外症状不多，其他肝功能也正常。饥饿、感染、发热、手术、女性月经期等可诱发或加重黄疸。Gilbert 综合征属于良性疾病，不需要特殊的治疗。

（2）Crigler - Najjar 综合征：属常染色体隐性遗传。患者 UDPGT 的活性约只有正常人的 10%，而Ⅰ型则完全没有 UDPGT 活性。由于肝细胞缺乏葡萄糖醛酸转移酶，致 UCB 不能形成 CB，导致血中 UCB 增多而出现黄疸，本病由于血中 UCB 甚高，故可产生核黄疸，见于新生儿，预后极差。

（3）Roter 综合征：常为家族性发病，属常染色体显性遗传，系由肝细胞对摄取 UCB 和排泄 CB 存在先天性障碍致血中胆红素增高而出现黄疸。

（4）Dubin - Johnson 综合征：是常染色体隐性遗传疾病，肝对胆红素的结合和摄取功能正常，但对结合性胆红素和其他阴离子的运输和向毛细胆管排泌功能障碍，使结合胆红素反流入血，导致高结合胆红素血症。肝穿刺所得肝组织也呈暗绿或深褐色，有提示本病诊断的意义。

例题 3

不属于引起假性黄疸的原因是（A）

A. 长期服用四环素
B. 进食过量胡萝卜
C. 进食过量南瓜、西红柿
D. 长期服用阿的平
E. 进食过量柑橘

【重点梳理】

1. **确立黄疸的存在**　首先要确立是否有黄疸,注意排除假性黄疸,后者见于服用米帕林、进食过多胡萝卜、南瓜、西红柿及柑橘等食物,使胡萝卜素在血中的含量增加(超过 2.5 g/L)也可使皮肤黄染,但发黄的部位多位于手掌、足底、前额及鼻部皮肤,一般不发生于巩膜和口腔黏膜。假性黄疸时,血清胆红素正常。

2. **明确黄疸类型及其病因**　确定黄疸后,应进一步明确黄疸的类型并探讨黄疸的病因,这对于指导治疗及判断预后有重要意义。目前临床上应用较多的分类仍是溶血性黄疸、肝细胞性黄疸及胆汁淤积性黄疸。溶血性黄疸较少见,诊断比较容易;肝细胞性及胆汁淤积性黄疸比较多见,两者鉴别有时比较困难,应细致收集必要的资料,认真加以鉴别。

例题 4

下列哪项不符合肝细胞性黄疸(B)

A. 肝活检以肝细胞病变为主

B. 粪中尿胆原增多

C. 尿胆原阳性,肝内淤胆时减少或缺如

D. 血中结合及非结合胆红素都升高

E. 尿胆红素阳性

【重点梳理】

肝细胞性黄疸的临床特征

(1) 病因和发病机制:各种使肝细胞广泛损害的疾病均可发生黄疸,如病毒性肝炎、肝硬化、中毒性肝炎、钩端螺旋体病、败血症等。由于肝细胞的损伤致肝细胞对胆红素的摄取、结合及排泄功能降低,因而血中的 UCB 增加。而未受损的肝细胞仍能将 UCB 转变为 CB。一部分 CB 经已损害或坏死的肝细胞反流入血中,致血中 CB 亦增加而出现黄疸。

(2) 临床表现:皮肤、黏膜浅黄至深黄色,疲乏、食欲减退,严重者可有出血倾向。

(3) 实验室检查:血中 CB 与 UCB 均增加,黄疸型肝炎时 CB 增加多高于 UCB。尿中 CB 定性试验阳性,尿胆原可因肝功能障碍而增加。此外,血液检查有不同程度的肝功能损害。

例题 5

不是胆汁淤积性黄疸特征的是(B)

A. 皮肤瘙痒多见

B. 尿内尿胆原增高,尿胆红素阴性

C. 粪中尿胆原减少或缺如

D. 血 AKP 增高,脂蛋白 X 阳性

E. 血清结合胆红素增高

【重点梳理】

胆汁淤积性黄疸的临床特征

(1) 病因和发病机制：胆汁淤积可分为肝内性或肝外性。肝内胆汁淤积主要见于毛细胆管型病毒性肝炎、药物性胆汁淤积(如氯丙嗪、甲睾酮等)、原发性胆汁性肝硬化、妊娠期复发性黄疸等。肝外性胆汁淤积(即原来所称梗阻性黄疸)可由胆总管结石、狭窄、炎症水肿、肿瘤及蛔虫等阻塞所引起。

(2) 临床表现：皮肤呈暗绿色，完全阻塞者颜色更深，甚至呈黄绿色，并有皮肤瘙痒及心动过速，尿色深，粪便颜色变浅或呈白陶土色。

(3) 实验室检查：血清CB增加，尿胆红素试验阳性，尿胆原及粪胆素减少或缺如，血清碱性磷酸酶及谷氨酰转肽酶增高。

考点 腹　水

 例题

当腹内有游离腹水出现移动性浊音时，腹腔游离腹水量最少应超过(D)

A. 100 ml　　　　　　　B. 200 ml　　　　　　　C. 500 ml
D. 1 000 ml　　　　　　E. 2 000 ml

【重点梳理】

腹水的诊断

(1) 病史和体格检查

1) 询问病史：详细的病史有助于初步判断腹水的病因，如是否有慢性肝炎的病史，是否长期大量饮酒等。同时，还应注意询问有无引起腹水的其他疾病，如心力衰竭(心瓣膜病或心肌病)、限制性心包炎、肾病综合征、肿瘤、结核等。

2) 全面的体格检查：腹水的常见体征包括视诊可见腹部膨隆，叩诊移动性浊音阳性。如果移动性浊音阳性，说明腹腔内至少有1 000 ml 的腹水。如果移动性浊音阴性，则只有不到10%的患者存在腹水。腹水伴有颈静脉怒张或肝静脉回流征者高度提示存在心脏疾病。

(2) 腹腔穿刺：腹腔穿刺抽取腹水进行相应的检查是鉴别腹水性质最有效、最经济的方法，它可以很快地鉴别门脉高压性腹水和其他病因所致的腹水，同时也可以发现是否存在腹水感染。

(3) 实验室检查

1) 腹水细胞计数：对所有腹水的患者都应进行腹水细胞计数和腹水培养，以判断是否存在自发性腹膜炎。腹水中性粒细胞计数≥250/mm³（0.25×10⁹/L）可诊断自发性腹膜炎。血性腹水（红细胞>50 000/mm³）多见于腹膜肿瘤和结核性腹膜炎所致的腹水，或肝癌破裂出血。

2) 腹水培养：如果考虑患者存在腹水感染，如有发热、腹痛或不能解释的肝性脑病等症状，则需要行腹水细胞培养检查。

3) 腹水蛋白：现认为，应用血清-腹水白蛋白梯度（SAAG）对腹水进行分类更为准确。应用 SAAG 判断是否为门脉高压性腹水的准确率较高。

4) 腹水细胞学检查：如果怀疑患者存在腹膜肿瘤，可以行腹水细胞学检查。腹水细胞学检查的阳性率很低。一般不用来诊断原发性肝细胞癌。

5) 腹水淀粉酶和脂肪酶：两者均升高是诊断胰性腹水的重要依据，常见于各种胰腺炎、胰腺假性囊肿、结石或胰头癌。

6) 其他：腹水腺苷脱氨酶（ADA）对结核性腹水的诊断具有较高的特异性，腹水检测甲胎蛋白和癌胚抗原对诊断癌性腹水有一定帮助。

(4) 其他辅助检查：在病史、体格检查及腹水的生化检查基础上，可行腹部超声显像检查，必要时还可进行腹部计算机断层扫描（CT）及磁共振成像（MRI）等检查。这些影像学检查可以帮助估计腹水的量、测量门脉的宽度及血流流速，判断是否存在门脉高压、脾是否增大，同时还可以诊断是否存在肝细胞癌、门脉栓子以及肝静脉栓塞。心脏超声检查有助于判断有无心肌、心包或心瓣膜疾病。

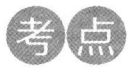

肝功能试验异常及其检查程序

例题

常用肝功能试验指标包括（ABCDE）

A. 氨基酸转移酶　　　　　　　　B. 碱性磷酸酶

C. γ-谷氨胺转移酶　　　　　　　D. 胆红素

E. 血清白蛋白和凝血酶原时间

【重点梳理】

常用肝功能指标

(1) 转氨酶：血清转氨酶包括谷丙转氨酶（GPT）和谷丙转氨酶（GOT），其升高是反映肝细胞损伤(炎症坏死)的标志。正常情况下,它们存在于肝细胞内,肝细胞膜发生损伤后,转氨酶"漏"出肝细胞,在随后的几个小时内,血清转氨酶出现升高。GPT是反映肝细胞损伤相对特异的指标,而GOT不仅存在于肝细胞内,也存在于骨骼肌和心肌中。

(2) 碱性磷酸酶(ALP)和γ-谷酰胺转移酶(GGT):这两酶均明显升高者主要见于胆管损伤和肝内外胆汁淤积,亦可见于占位性病变。单纯ALP明显升高可见于正常骨骼生长(少年)、骨病或妊娠期;而单纯GGT升高,可见于长期大量饮酒者、非酒精性脂肪性肝病及服用某些药物者。

(3) 胆红素:胆红素是血红蛋白的代谢产物,不溶于水,能被肝细胞摄取。在肝细胞中,胆红素与葡萄糖醛酸结合生成单葡糖醛酸化合物和二葡糖醛酸化合物。胆红素与葡萄糖醛酸结合后胆红素能够溶于水,且被肝细胞分泌至胆管中。

(4) 血清白蛋白和凝血酶原时间:白蛋白和凝血酶原时间是反映肝合成功能的重要指标,它们的明显异常提示可能存在严重肝病,应及时进行其他相关检查。

第三章

消化系统疾病患者的临床营养

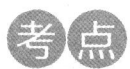

临床营养评价

例题

营养不良的类型包括(ABC)

A. 消瘦型　　　　　　　　　　B. 低蛋白血症型

C. 混合型　　　　　　　　　　D. 低脂型

E. 反流型

【重点梳理】

营养不良的类型

(1) 消瘦型：该型的主要原因是热量摄入不足，常见于长期饥饿或慢性疾病的患者。临床表现为严重的脂肪和肌肉消耗，营养评定可见皮褶厚度和上臂围减少，躯体和内脏肌肉量减少，血浆白蛋白显著降低。但免疫力、伤口愈合能力和应激能力尚完好，精神和食欲尚可。

(2) 低蛋白血症型：该型常见于长期蛋白质摄入不足或应激状态下。临床表现为明显的生化指标异常，主要为血浆白蛋白明显下降和淋巴细胞计数下降，患者的脂肪储备和臂围可在正常范围，因而一些人体测量指标仍正常。但内脏蛋白量迅速下降，毛发易脱落，水肿，伤口延迟愈合。对此型患者若不进行有效的营养支持，可因免疫力受损而导致败血症或严重的真菌感染。

(3) 混合型：该型是临床上最常见的营养不良类型，是由于蛋白质和热量的摄入均不足所致。常见于晚期肿瘤、消化道疾病等患者。这类患者原本能量储备就少，在应激状态下，机体蛋白急剧消耗，极易发生感染和伤口不愈合等并发症，死亡率高。

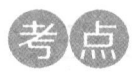

临床营养支持

例题 1

肠内营养的制剂种类包括（ABCD）

A. 要素型
B. 非要素型
C. 组件型
D. 特殊应用型
E. 氨基酸制剂

【重点梳理】

肠内营养的临床特征

(1) 制剂种类

1) 要素型：是由氨基酸或多肽、葡萄糖、脂肪、矿物质和维生素混合而成的制剂，不需消化过程即可直接或接近直接被吸收，因此主要适用于胃肠道消化和吸收功能部分受损的患者，如短肠综合征、胰腺炎等。

2) 非要素型：是以整蛋白或蛋白游离物为氮源，需要机体的消化过程进行吸收前的处理，主要适用于胃肠道功能较好的患者。

3) 组件型：是以某种营养素为主的制剂，可以作为补充或强化营养的手段，弥补完全型营养制剂在适应个体差异方面不够灵活的特点，适合患者的特殊需要，如蛋白质组件、脂肪组件、糖类组件、维生素和矿物质组件等。

4) 特殊应用型：是针对某种疾病的特点而设计的制剂，以适应不同的疾病状态和治疗需要，如肝功能衰竭患者的氮源以支链氨基酸为主，芳香族氨基酸较少，以纠正氨基酸失衡，改善肝性脑病的症状。

(2) 途径：肠内营养的输入途径有口服、鼻胃管、鼻十二指肠管、鼻空肠管、胃造口术、空肠造口术等。具体方式的选择取决于疾病情况、患者精神状态、胃肠道功能、营养支持时间长短等。

(3) 优点

1) 营养物质经过肠道黏膜吸收进入门静脉系统，输送至肝内，有利于内脏蛋白质合成和代谢调节。

2) 肠内营养可以维持和改善肠道黏膜结构和功能的完整性，有效地防止肠道细菌移位。

3) 肠内营养技术和设备要求低、操作方便、安全有效、费用和并发症相对较低。

(4) 适应证

1) 因意识障碍或精神异常所致的不能正常进食。

2) 吞咽困难、上消化道梗阻以及手术后的患者。

3）高代谢状态、慢性营养不良等患者，而日常口服进食不能满足营养的需求。

4）营养不良患者的术前准备。

5）常见的需要营养支持的消化系统疾病：如炎症性肠病、短肠综合征、胰腺炎（重症急性胰腺炎或严重的慢性胰腺炎）等。

6）肠外营养的补充或过渡治疗。

(5) 禁忌证

1）完全性机械性肠梗阻、消化道出血、严重腹腔感染等。

2）严重应激状态早期、休克状态、持续麻痹性肠梗阻等。

3）短肠综合征早期、高流量空肠瘘、严重吸收不良等。

4）持续严重呕吐、顽固性腹泻、严重肠道炎症等。

5）急性胰腺炎早期。

6）无法建立肠内营养途径者。

例题 2

肠外营养的并发症有（ABC）

A. 导管相关并发症　　B. 代谢性并发症　　C. 器官功能损害

D. 机械性并发症　　　E. 感染性并发症

【重点梳理】

1. 肠内营养的并发症

(1) 机械性并发症：临床表现为黏膜损伤，导管堵塞移位，造瘘口出血、炎症、继发腹膜炎、疝气等。防治措施：选择细软导管，改变营养途径，导管和皮肤的规范护理，正确使用导管等。

(2) 胃肠道并发症：临床表现为恶心、呕吐、腹泻、腹痛、腹胀、便秘、倾倒综合征等。防治措施：循序渐进地实施，规范操作，选择合适的营养制剂（渗透压、组件、温度、速度等），辅助药物治疗，体位调整等。

(3) 代谢性并发症：临床表现为脱水、血糖异常、电解质紊乱，维生素、矿物质及必需脂肪酸缺乏等。防治措施：正确设计营养方案、及时监测调整剂量、选择合适的制剂种类和途径、辅助药物治疗等。

(4) 感染性并发症：临床表现为吸入性肺炎、管饲污染、造瘘口感染等。防治措施：抬高床头，选择合适的营养途径，促进胃动力，规范制剂的配置、保存、输注等环节，抗感染治疗，必要时细菌培养监测等。

2. 肠外营养的并发症

(1) 导管相关并发症：临床表现为气胸、血管损伤、导管堵塞移位、血栓形成、静脉炎、败血症等。防治措施：严格无菌操作、导管和皮肤的规范护理、选择适合的导管、正确使用导管、必要时细菌培养监测等。

(2) 代谢性并发症：临床表现为脱水、血糖异常、电解质紊乱、高脂血症、氮质血症、酸碱平衡紊乱、维生素和矿物质缺乏等。防治措施：正确设计营养方案、及时监测调整剂量、选择合适的制剂种类、注意观察各种营养素缺乏的临床表现以利于及时发现等。

（3）器官功能损害：临床表现为肝损害、胆道系统疾病、肠道结构和功能损害。防治措施：避免长期大量使用、正确设计营养方案和各种营养素之间的比例、辅助相关药物治疗等、注意复查相关检查以利于早期发现、酌情选择某些特殊的制剂等。

第四章

消化内镜的临床应用

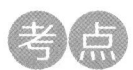

消化内镜诊断应用进展

例题 1

近年来涌现的新一代的内镜诊断技术包括（ABCDE）
A. 窄带成像技术　　　　　　　　　　B. 散射分光镜技术
C. 内镜光学相干断层成像技术　　　　D. 荧光内镜
E. 共聚焦激光内镜

【重点梳理】

新一代内镜诊断技术　　近年来，一些具有发展前途的新一代内镜诊断技术陆续涌现，如窄带成像、红外内镜、激光诱导荧光光谱技术、光动力诊断技术、散射分光镜技术、免疫荧光内镜、内镜光相干成像技术、共聚焦激光内镜等。

（1）窄带成像技术：是将传统的宽光谱光通过滤镜转换成窄光谱光，对黏膜微细血管显示更清楚。用于中下咽部早期癌、食管上皮内癌、Barrett 食管、胃结肠早期癌等的诊断。

（2）散射分光镜技术：是一种检测组织对紫外线、可见光及接近红外线波长的光线散射强度的检测技术。该方法主要用于 Barrett 食管的诊断和指导活检。

（3）内镜光相干成像技术：主要用于黏膜层或黏膜下层病变的检测，如癌前病变或早期癌症等。目前有关 OCT 成像技术的临床应用主要集中在 Barret 食管和早期食管癌方面。

（4）荧光内镜及免疫荧光内镜：根据正常组织与病变、特别是癌和癌前病变的荧光特性的差异，对胃肠道黏膜、胃液等进行的荧光光谱检查，对于检测胃肠道肿瘤或癌前病变有一定的意义。

（5）共聚焦激光内镜：共聚焦内镜在食管疾病应用最早的是诊断 Barrett 食管及其相关腺癌。目前研究发现在共聚焦内镜下可以发现非糜烂性胃食管反流病（NERD）的微观改变。对共聚焦内镜诊断胃黏膜相关淋巴组织淋巴瘤的研究正在进行中。共聚焦内镜对结肠早期肿瘤的检出有重要价值。

例题 2

超声内镜的探查方式有（ABC）

A. 直接接触法　　　　B. 水囊法　　　　C. 水囊法＋水充盈法

D. 注气法　　　　　　E. 水囊法＋注气法

【重点梳理】

1. 超声内镜的探查方式

（1）直接接触法：将内镜顶端超声探头外水囊的空气抽尽后，直接接触消化管黏膜进行扫描。

（2）水囊法：水囊注水 3～5 ml，使其接触消化道壁，以显示壁的层次及其外侧相应器官。

（3）水囊法＋水充盈法：超声内镜插至检查部位后，先抽尽腔内空气，再注入无气水 300～500 ml，使已充水的水囊浸泡在水中。适用于胃底、胃体中上部及周围邻近脏器的检查，持续注水时也可用于食管、十二指肠、大肠病变的检查。

2. 主要适应证

（1）消化系统恶性肿瘤术前分期。超声内镜可明确病变侵犯深度、范围、有无周围淋巴结转移及有无周围组织器官的侵犯。对决定是否能手术及选择何种手术方案具有重要的指导意义。

（2）黏膜下肿瘤诊断。超声内镜能显示病变发生层次，对病变定性诊断有帮助，超声内镜还能鉴别黏膜下肿瘤和管壁外压迫。

（3）对常规影像学检查诊断不明确的胆管及胰腺病变进行进一步的诊断，例如早期胰腺癌等。

（4）判断食管静脉曲张内镜治疗效果。

（5）贲门失弛缓症诊断和鉴别诊断。

（6）判断消化性溃疡的愈合质量。

（7）炎症性肠病诊断和鉴别诊断。

（8）纵隔病变诊断。

（9）超声内镜引导下诊断性穿刺。

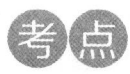

消化内镜治疗应用进展

例题 1

EMR 的适应证包括（D）

A. 进展期胃癌　　　　B. sm_2 期食管癌　　　　C. 进展期结肠癌

D. m_1 期食管癌　　　　　　E. 进展期食管癌

【重点梳理】

内镜下黏膜切除术（EMR）的适应证

（1）食管癌：m_1 或 m_2 病变，病变累及<50%食管壁，通过内镜治疗可以治愈；sm_2、sm_3 淋巴结转移概率在40%以上，需手术治疗；m_3 及 sm_1 的处理尚有不同意见。

（2）胃癌：隆起型病变直径<20 mm；平坦或凹陷型病变直径<10 mm，无溃疡或瘢痕；局限于黏膜内直径<30 mm的肠型腺癌；无淋巴结转移。对疑有淋巴结转移、拒绝外科手术的黏膜下癌患者或有手术禁忌证者可视为相对指征。

（3）大肠癌：黏膜下注射抬举征阳性；m_1 或 m_2 病变。另外，结肠侧向发育型肿瘤病变主要在黏膜层，故也适宜于行EMR，sm_1 癌可采用内镜治疗。对于 sm_2 癌，原则上不应采用内镜治疗，而行外科根治术。

例题 2

EMR的方法主要有（ABCDE）

A. 剥离活检法　　　B. 双管道内镜法　　　C. 透明帽法
D. 套扎器法　　　　E. 分次切除

【重点梳理】

内镜下黏膜切除术（EMR）的方法

（1）剥离活检法：先在病变黏膜下层注射使病变隆起，随后使用高频圈套器切除的方法。

（2）双管道内镜法：通过黏膜下层注射使病变隆起，应用双管道内镜将抓取钳和圈套器分别插入两个活检孔，并将抓取钳伸入圈套器内，用抓取钳抓起病灶黏膜后再用高频圈套器切除。

（3）透明帽法：将透明帽安装在内镜前端，黏膜下层注射使病变隆起后，圈套器安装在透明帽凹槽内，通过负压吸引将病变吸入透明帽内，用圈套器切除。

（4）套扎器法：将套扎器套在内镜前端，高频圈套器安装在套扎器内，黏膜下层注射使病变隆起后，通过负压吸引将病变吸入套扎器内，将橡胶圈套扎在病灶处，再用圈套器在橡胶圈下方切除。

（5）分次切除：较大病灶不能一次切除者、凹陷性病变注射隆起不明显者，可以通过分次切除病灶。

例题 3

ESD操作，色素内镜确定切除病变范围后，在病变（A）

A. 外缘外 5 mm 处标记　　　　B. 外缘处标记
C. 外缘外 1 cm 处标记　　　　D. 外缘外 2 cm 处标记
E. 外缘外 3 cm 处标记

【重点梳理】

内镜黏膜下剥离术（ESD）的方法

（1）色素内镜确定切除病变范围，在病变边缘外 5 mm 处标记。

（2）黏膜下注射使被剥离部位的病变黏膜充分隆起，注射液包括肾上腺溶液、高渗性葡萄糖溶液或透明质酸盐溶液，可加入少量亚甲蓝，防止分离过深，根据需要随时补充。

（3）在标记的外缘开始剥离病变。剥离时不要过深，保证不要发生穿孔，要时刻保持被剥离处黏膜处于隆起状态。

（4）检查创面并进行止血等处置。

（5）切除标本的回收和处理，与 EMR 法相同。

例题 4

MRCP 的优点包括（ABC）

A. 无创　　　　　　　B. 无 X 线照射　　　　　C. 不需造影剂

D. 用于胰胆疾病治疗　E. 可获得组织学标本

【重点梳理】

胰胆管疾病首选的诊断技术　内镜下逆行胰胆管造影术（ERCP）诞生于 20 世纪 60 年代后期，随着影像技术的进步，磁共振胰胆管成像（MRCP）因其无创、无 X 线照射、不需造影剂等优点已逐步取代诊断性 ERCP，成为胰胆疾病首选的诊断方法。ERCP 逐渐转向胰胆疾病的治疗，成为当今胰胆疾病重要的治疗手段。

第五章

多器官累及疾病

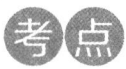

蛋白丢失性胃肠病

例题（Ⅰ～Ⅳ题共用题干）

女,28岁。因颜面、双下肢水肿1年,腹胀1个月就诊。既往体健,但结婚5年未孕。查体:体温36.5℃,轻度贫血貌,心、肺(-),腹部膨隆,无压痛,肝、脾未及,移动性浊音(+),双下肢轻度水肿。

Ⅰ. 根据患者主诉,对进一步检查有重要提示作用的常规检查包括(ABCDEG)

A. 血常规   B. 尿常规   C. 粪常规
D. 肝功能   E. 肾功能   F. 测定hCG
G. 心电图

【重点梳理】

1. **病因**　蛋白丢失性胃肠病继发于其他基础疾病,这些基础疾病本身的病因各不相同。可以引起蛋白丢失性胃肠病的基础疾病包括多种消化道本身的疾病以及众多的其他系统疾病。

2. **机制**　造成蛋白质从胃肠道丢失的机制为:① 胃肠道黏膜破损,如糜烂、溃疡,血浆蛋白直接漏入胃肠道;② 胃肠道黏膜完整,但对蛋白质的通透性增加;③ 胃肠道淋巴管阻塞,或静脉回流障碍,间接造成胃肠道淋巴管内的压力增高。

3. **一般检查**

(1) 血常规:由淋巴管阻塞引起的蛋白丢失性胃肠病,会出现淋巴细胞比例和绝对计数的明显降低。

(2) 粪常规:随基础疾病而不同,在存在胃肠道黏膜损伤的疾病可出现红细胞、白细胞或粪隐血阳性,而在其他机制引起时正常。

(3) 血清白蛋白:通常明显降低,其程度较肝疾病和一般肾疾病显著。

(4) 血清免疫球蛋白:可有IgG、IgM、IgA降低,程度不等。IgE通常不降低。

(5) 其他血液成分:补体、凝血因子、转铁蛋白、铜蓝蛋白等均可能出现不同程度的降低。

Ⅱ. 根据上述常规检查结果,初步诊断考虑为[提示:常规检查显示 Hb 92 g/L,WBC 4.3×10^9/L,中性粒细胞 0.80,血小板正常,尿常规正常,粪常规正常,血沉 33 mm/h,转氨酶和胆红素正常,总蛋白 51 g/L,白蛋白 22 g/L,肾功能正常,PPD(+),心电图示窦性心动过速,肢导低电压](BEF)

A. 肾病综合征   B. 结核性腹膜炎
C. 肝硬化失代偿,门静脉高压,脾功能亢进   D. 克罗恩病
E. 蛋白丢失性胃肠病   F. 小肠淋巴管扩张症
G. 腹膜间皮瘤   H. 卵巢肿瘤

【重点梳理】

1. **诊断** 在水肿、低白蛋白血症的患者,诊断应当从白蛋白生成不足和丢失过多两方面考虑。前者包括摄食和吸收障碍引起的营养不良以及肝硬化时的白蛋白合成能力降低,后者包括从肾、胃肠道以及少数情况下经皮肤或向组织间隙的丢失。在排除上述除胃肠道以外的其他因素,尤其是存在消化系统临床表现时,应考虑存在蛋白丢失性胃肠病。

2. **鉴别诊断**

(1) 小肠淋巴管扩张症

1) 小肠淋巴管扩张症是蛋白丢失性胃肠病的代表性疾病,本病分为原发性和继发性,原发性小肠淋巴管扩张症属先天性淋巴管发育异常性疾病,而继发性小肠淋巴管扩张症是由于腹腔结核、充血性心力衰竭、缩窄性心包炎、腹膜后肿瘤、系统性硬化、腹膜后纤维化、腹部或胸部手术及外伤后、腹腔炎症等直接或间接阻塞淋巴管所致。本病独特的临床特征是同时存在明显的低蛋白血症和外周血淋巴细胞减少。

2) 应行有关淋巴管疾病方面的检查,包括淋巴管造影和核素淋巴管显像,淋巴管造影结合 CT 检查可使诊断准确率明显提高。

3) 内镜检查是诊断小肠淋巴管扩张症的重要手段,尤其是胶囊内镜和小肠镜的广泛应用使本病的诊断率大大提高。黏膜活检病理发现小肠绒毛内有扩张的淋巴管可以确诊本病。

(2) 系统性红斑狼疮:系统性红斑狼疮是一种典型的可以引起蛋白丢失性胃肠病的非消化系统疾病。因此,在系统性红斑狼疮患者出现胃肠道症状并有明显低蛋白血症时,需做有关胃肠道蛋白丢失方面的检查,以做出全面的诊断。

Ⅲ. 为证实初步诊断,还应做的影像学和内镜检查有(CDFGHI)

A. 肝、脾 B 型超声   B. 双肾 B 型超声   C. 心脏超声
D. 全消化道造影   E. 腹腔血管造影   F. 小肠镜
G. 胶囊内镜   H. 核素淋巴管显像   I. 淋巴管造影

【重点梳理】

1. **影像学检查** 超声、X 线、内镜等,对蛋白丢失性胃肠病没有特异性,但有助于基础疾病

的诊断。

2. 证实蛋白质从胃肠道丢失的检查 目前临床应用的用于证实蛋白质从胃肠道丢失的检查分为 3 类：① 静脉注入放射性同位素标记蛋白质或其他物质，检测粪便中的同位素活性；② 静脉注入放射性同位素标记蛋白质或其他物质，行腹部核素显像，证实存在胃肠道蛋白丢失的同时可对丢失部位进行定位；③ 直接测定粪便中的内源性蛋白质。

(1) 粪便 ^{51}Cr 白蛋白测定：是诊断胃肠道蛋白丢失的经典方法，自 1961 年开始使用，是第一个公认可以准确诊断蛋白从胃肠道丢失的方法。

(2) 粪便 α_1 抗胰蛋白酶测定：α_1 抗胰蛋白酶具有抗蛋白水解酶的特性，在肠道中不被水解而以原型从粪便排出，但在 pH<3 的环境中被分解。因此，分别测定血清和粪便 α_1 抗胰蛋白酶含量并计算其清除率，可以反映是否存在肠道蛋白丢失并对其定量。

(3) ^{99m}Tc 标记人血清白蛋白核素显像：静脉注射新鲜标记的 ^{99m}Tc 人血清白蛋白，按一定时间间隔行腹盆腔 γ 照相，如果出现早期核素胃肠道显影，可以确定有胃肠道蛋白丢失，本法的敏感性和特异性均较高。也可以用 ^{99m}Tc 标记右旋糖酐代替人血白蛋白进行核素显像。本法不需要收集粪便，相对方便，并可对蛋白丢失部位粗略定位。缺点是不能定量，且涉及同位素的应用。

Ⅳ. 根据腹腔积液检查结果，并结合病史和常规检查，可能参与患者腹腔积液形成的疾病是[提示：腹腔积液检查显示外观白色微混，细胞总数 1 800/μl，白细胞 700/μl，单核 0.90，比重 1.012，黎氏试验(-)，总蛋白 1.8 g/L，白蛋白 0.8 g/L，找抗酸杆菌和瘤细胞均(-)](DEF)

A. 肝硬化
B. 肾病综合征
C. 结核性腹膜炎
D. 缩窄性心包炎
E. 小肠淋巴管扩张症
F. 蛋白丢失性胃肠病
G. 肿瘤腹膜转移
H. 腹膜后纤维化
I. 腹腔黏液瘤

【重点梳理】

1. 临床表现

(1) 症状

1) 腹泻：程度不等，可能主要与原发的胃肠道基础疾病有关，如伴随脂肪和(或)糖类的吸收不良则更易出现。腹泻并不是蛋白丢失性胃肠病必然出现的症状。

2) 腹胀：发生机制为消化吸收不良、腹水或基础疾病本身造成。

3) 腹痛：与基础疾病有关，不是蛋白丢失性胃肠病的主要症状。

4) 脂溶性维生素缺乏表现：在伴随脂肪吸收不良时出现。

5) 乏力：由营养不良引起。

6) 易发感染：免疫球蛋白降低、补体降低、淋巴细胞减少、白蛋白降低以及营养不良均为易感因素，但反复严重感染在蛋白丢失性胃肠病的患者并不常见。

7) 出血倾向：虽然存在多种凝血因子的丢失，但出血倾向不常见。

(2) 体征

1) 水肿：是蛋白丢失性胃肠病的最突出共同临床表现，主要为双下肢可凹性水肿，也可以有上肢、面部、腹壁甚至全身水肿，但有少数患者可能不出现水肿。肢体不对称水肿可见于淋巴管疾病。

2) 体重减轻及其他营养不良体征：水肿可部分抵消体重减轻，应注意识别。各种脂溶性维生素缺乏可出现相应体征。

3) 浆膜腔积液：通常为漏出性，由白蛋白降低引起。由淋巴管阻塞引起者可为乳糜性。有心包积液时应注意其可能为胃肠道蛋白丢失的病因而非后果。

2. 治疗

(1) 基础疾病的治疗：针对基础疾病的治疗是对蛋白丢失性胃肠病的最根本治疗，包括肿瘤的切除、炎症的控制、心力衰竭的纠正等。

(2) 对症治疗

1) 静脉输注人血白蛋白：主要用于有明显水肿和浆膜腔积液的患者，剂量根据具体情况掌握。在基础疾病未去除的情况下，其疗效有限且不持久，尤其是在病史较长的患者。因此，对一般患者不要求积极静脉补充白蛋白来纠正低蛋白血症。

2) 营养支持：提高饮食营养质量，特别应当注意各种脂溶性维生素的补充。

3) 中链甘油三酯饮食：应用中链甘油三酯饮食可以降低肠道淋巴管内压力，减轻其扩张程度，减少蛋白经肠道的丢失。有效者需要长期应用。

(3) 手术治疗：淋巴-静脉分流术主要用于小肠淋巴管扩张症，有时可完全缓解病情。对病变局限者（包括肿瘤和其他良性疾病）可以行局部肠道切除，部分患者可以得到根治效果。缩窄性心包炎也可以进行手术治疗。

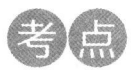

妊娠期胃肠道疾病

例题（Ⅰ～Ⅲ题共用题干）

女，32岁。孕1产0，孕33周，主因餐后上腹部持续剧烈疼痛18 h入院，腹痛于坐位及膝胸位减轻。既往有胆石症病史。

Ⅰ. 为明确诊断应紧急检查的项目包括（提示：查体：T 37.5℃，P 100次/min，R 22次/min，BP 90/50 mmHg。巩膜轻度黄染，腹部稍膨隆，腹软，上腹部压痛明显，Murphy征阳性，肠鸣音减弱）（ACDFGH）

A. 血常规　　　　　　　　　　B. 胃肠造影

C. 血清淀粉酶　　　　　　　　D. 血淀粉酶/肌酐清除率测定

E. 腹部X线平片　　　　　　　 F. 血GPT、GOT、GGT、ALP

G. 血脂肪酶　　　　　　　　　H. 血细胞比容

【重点梳理】

妊娠期急性胰腺炎的实验室及辅助检查

(1) 实验室检查

1) 血淀粉酶、脂肪酶：血淀粉酶在起病后6~12 h开始升高，持续3~5 d，一般高于正常值的3倍或以上，结合其他检查可诊断急性胰腺炎；血脂肪酶常在发病后24 h开始上升，特异性较高，对急性胰腺炎诊断的价值高；血清淀粉酶和脂肪酶活性和疾病严重程度没有相关关系。

2) 血常规：急性胰腺炎患者早期会有血常规中白细胞增高。

3) 血钙、血糖：持续性低(<2 mmol/L)及持续性空腹血糖增高(>10 mmol/L)常提示重症急性胰腺炎。

4) 甘油三酯的测定：文献报道急性胰腺炎发病时，甘油三酯如>11 mmol/L(1 000 mg/dl)可考虑发病诱因为高脂血症。

5) C反应蛋白(CRP)：如48 h后CRP值超过150 mg/L则提示预后差。

(2) 影像学检查

1) 腹部B型超声：在发病初期24~48 h行B超检查，可以初步判断胰腺组织形态学变化，同时有助于判断有无胆道疾病。

2) 腹部CT：中国急性胰腺炎指南推荐CT扫描作为诊断急性胰腺炎的标准影像学方法。必要时可以进行增强CT(CE-CT)或动态增强CT检查。但建议在72 h后进行CT评价急性胰腺炎的严重程度。

3) 磁共振胰胆管造影(MRCP)：怀疑胆道疾病的患者可做MRCP明确诊断。

Ⅱ. 诊断考虑的疾病是(提示：血淀粉酶700 U/L，血脂肪酶3 000 U/L。患者腹部压痛阳性，无反跳痛及肌紧张，Hb 105 g/L，WBC $16.4×10^9$/L，N 0.75，L 0.20。B型超声检查见胆囊内有强回声的光团伴声影，胆总管1.0 cm)(E)

A. 胃穿孔　　　　　　　　　　B. 消化性溃疡　　　　　　　　C. 肠梗阻

D. 肝脓肿　　　　　　　　　　E. 胆源性急性胰腺炎　　　　　F. 阑尾炎

G. 胆囊炎　　　　　　　　　　H. 胆管蛔虫病

【重点梳理】

妊娠期急性胰腺炎的临床表现、诊断与鉴别诊断

(1) 临床表现

1) 腹痛：是急性胰腺炎最常见的症状，腹痛多与体位有关，仰卧位时腹痛会加剧，而屈髋侧卧位或弯腰前倾坐位腹痛常会缓解。80%的患者会出现恶心和呕吐,呕吐物常为所进食物,呕吐后腹痛不减轻。少数患者出现皮肤、巩膜黄染及腹胀、腹泻等症状。

2)体征:上腹压痛伴肌紧张和反跳痛,肠鸣音减弱,发热,皮下瘀斑、皮下结节、腹水。然而与非妊娠期急性胰腺炎比较,妊娠期急性胰腺炎腹部体征与其所致剧烈腹痛相比相对较轻。有症状重、体征轻的特点。

(2)诊断标准:临床上表现为急性、持续性腹痛(偶无腹痛),血清淀粉酶活性增高≥正常值上限 3 倍,影像学提示胰腺有(无)形态改变,并排除其他疾病者。可有(无)其他器官功能障碍。少数病例血清淀粉酶活性正常或轻度增高。

(3)鉴别诊断

1)严重的早孕反应可与急性胰腺炎的早期表现混淆。

2)妊娠中、晚期由于增大的子宫使大网膜不能对炎症形成包裹局限,使炎性渗出物流至下腹部,引起疼痛或腹泻,可被误诊为阑尾炎或急性胃肠炎。妊娠中、晚期急性胰腺炎发生的腹痛症状还可与流产、早产及正常分娩时的宫缩痛相混淆。重症胰腺炎的腹膜炎体征可被误认为胎盘早剥。

3)合并妊娠期高血压疾病者易和胎盘早剥、HELLP 综合征相混淆。产后子宫回缩至盆腔内,腹壁更加松弛,炎性渗出物易积聚在盆腔使腹痛症状不典型,并被产后宫缩痛所掩盖。出现胰腺炎腹部不适时自认为是与妊娠有关,这类患者大多就诊产科。

Ⅲ. 此时,应优先采取的诊断和治疗措施包括(提示:入院第 2 天患者腹痛加重,出现寒战、发热,体温 39℃,WBC 17.8×10^9/L,N 0.80,L 0.20,Hb 90 g/L,B 型超声提示:胆总管 1.7 cm)(DEF)

A. 腹部穿刺　　　　　　　　B. 腹部 CT 判断严重度
C. 胃肠 X 线钡剂造影　　　　D. 血培养
E. 经验性应用抗生素治疗　　　F. 逆行胰胆管造影(ERCP)
G. 终止妊娠

【重点梳理】

1. **妊娠期轻症急性胰腺炎的治疗**　一般有自限性,大多数人可以在密切监测下顺利度过。

2. **妊娠期重症急性胰腺炎的治疗**

(1)监测病情变化:监测血压、脉搏、尿量、体温等,监测生化指标变化如血常规、血淀粉酶和脂肪酶、血钙、血糖、血电解质、肌酐、尿素氮和血气分析等,密切监测心、肺、肾功能,以及产科胎心、胎动和宫缩等。

(2)维持生命体征、水电解质平衡及营养支持:目的是纠正水、电解质紊乱,急性胰腺炎时机体处于高分解代谢状态,应给予足够的能量供应,防止局部及全身并发症。治疗过程中要充分考虑到胎儿生长对营养的要求,尽早给予静脉营养支持。

(3)给予抑制胰液分泌:生长抑素及其类似物(奥曲肽)可以通过直接抑制胰腺外分泌而

发挥作用,中国急性胰腺炎指南主张在重症急性胰腺炎治疗中应用。

(4) 针对病因治疗:应尽可能明确急性胰腺炎病因,并努力去除病因,以防复发。如胆管结石患者,医生要考虑是否需要做逆行胰胆管造影(ERCP)及内镜下 Oddi 括约肌切除术。胆源性急性胰腺炎合并胆道梗阻而短期内未缓解者,首选经十二指肠镜下行 Oddi 括约肌切开取石及鼻胆管引流,已被证实对母亲和胎儿相对安全。

(5) 抗生素应用:轻症非胆源性急性胰腺炎不推荐常规使用抗生素。中国急性胰腺炎指南对抗生素的应用原则:对于胆源性轻症急性胰腺炎,或重症急性胰腺炎应常规使用抗生素。由于存在血胰屏障,选用的药物要求在胰腺组织中有较高的浓度,并对坏死胰腺组织中的常见病原菌有良好的抗菌活性。

(6) 血液滤过治疗:近年研究显示炎性细胞因子释放紊乱是重症急性胰腺炎发病的重要因素,采用血液滤过治疗调控细胞因子释放,可终止过度的炎症反应。

(7) 及时终止妊娠:急性胰腺炎虽非终止妊娠的适应证,早期、准确的诊断,正确、适当有效的治疗措施,以及产科严密的监测可很好的保护胎儿。但有以下情况:① 明显的流产或早产征象;② 胎儿宫内窘迫;③ 严重感染或 MODS;④ 已到临产期,应以最快、对母体影响最小的方式终止妊娠,以保证母亲的安全。

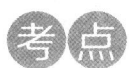

放射性胃肠道损伤

例题 1

使严重放射性胃肠损伤的发生率明显升高的最低放射剂量是(D)

A. 20 Gy B. 30 Gy C. 40 Gy
D. 50 Gy E. 60 Gy

【重点梳理】

1. 胃肠道放射性损伤的发生与以下因素有关

(1) 放疗剂量与照射时间。不论何种放射源在 5 周内照射量超过 50 Gy 时,患者严重的放射性胃肠道损伤的发生率都会明显升高。因肿瘤治疗所需放射剂量与产生放射性胃肠损伤的放射剂量非常接近,因此放射治疗的安全范围很小,很易发生胃肠道并发症。

(2) 不同部位对放射的耐受不一。胃肠道的不同部位对辐射耐受性强度依次为直肠、乙状结肠、横结肠、回肠、空肠、十二指肠和胃。淋巴组织对放射极度敏感,因末端回肠含有丰富的淋巴结,所以其放射性肠炎的发病率最高为 30%~50%。

(3) 有腹部手术或盆腔炎史及局部肠粘连固定者易发生放射性肠炎。

(4) 年龄与放射性胃肠损伤的发生有关,40 岁以下患者更易发生。

(5) 个体差异对胃肠道放射性损伤的发生有一定影响:消瘦、化疗、体弱、贫血、炎症性肠病、糖尿病、高血压、血管硬化性疾病和憩室病等可增加放射性胃肠道损伤的发生。

2. 放射性胃肠道损伤的发病机制

(1) 上皮细胞增生受抑制:胃肠黏膜的更新是通过干细胞增殖而完成的。放射线抑制了干细胞的增殖,干扰了黏膜的更新,发生黏膜病变。增殖迅速的细胞对照射最敏感,遭到损伤的危险性最大,而血管、间质结缔组织的病变进展相对较缓慢。

(2) 肠黏膜下小动脉受损:肠黏膜下小动脉内皮细胞对放射线极为敏感,常在黏膜急性损伤后数周出现细胞肿胀、增生、纤维样变,形成闭塞性血管炎,最后导致肠壁缺血、黏膜糜烂、溃疡。

(3) 肠壁组织受损:经广泛照射后肠壁呈水肿,各层纤维母细胞增生,结缔组织和平滑肌呈透明样变,最后致纤维化、肠管狭窄。由于胶原再合成受抑制,肠壁易穿孔。

(4) 其他:近年研究表明,前列腺素和 COX 对于胃肠道有积极的保护作用。

3. 放射性胃肠道损伤的病理

(1) 急性期病变:指在照射中或其照射后即发生的病变。包括有异常的上皮细胞增殖和成熟;隐窝细胞有丝分裂减少;黏膜变薄、绒毛缩短;毛细血管扩张;黏膜充血、水肿、广泛的炎细胞浸润和隐窝脓肿。如果照射量大而持久,黏膜可发生局部或弥漫性糜烂和溃疡。

(2) 亚急性病变期:指照射后 2~12 个月发生的病变。黏膜有反复、不同程度的损伤、再生和愈合。血管损伤最为突出。肠黏膜下小动脉的内皮细胞肿胀,与基底膜分离,最后发生变性,使管腔闭塞。黏膜下层纤维增生,出现大量异形的放射性纤维母细胞。血管内膜下出现大的"泡沫"细胞,这对人类放射性血管损害有诊断意义。缺血严重可引起溃疡、穿孔脓肿、肠瘘。

(3) 慢性期病变:指照射 12 个月后发生的病变。是隐伏的血管闭塞引起的病损,慢性病变因血管病损发展缓慢,肠壁缺血程度不重而迁延不愈,症状多在放射后 1~5 年出现,受累的部位有糜烂、深溃疡、肠壁增厚、瘢痕收缩、狭窄和瘘管形成,可进一步发生肠梗阻、腹膜炎、腹腔脓肿等。小肠病变严重时可造成吸收不良。直肠的慢性病变除溃疡与糜烂外,可引起黏液便及血便。晚期可发生癌变,但不多见。

例题 2(Ⅰ、Ⅱ题共用题干)

男,65 岁。2 个月前出现吞咽困难、胸骨后疼痛、进食后呕吐。症状逐渐加重,近日呕吐物内有少量鲜血。无明显反酸,无发热。4 个月前诊断为肺癌中晚期,经 γ 刀治疗后,肺部病灶基本消失。查体:上腹部轻压痛。血常规:白细胞总数 $3.8 \times 10^9/L$,血红蛋白 $85 g/L$。多次粪检无红、白细胞,无寄生虫及虫卵,隐血(+)。体重明显减轻。

Ⅰ. 该患者最可能的诊断是(C)

A. 消化性溃疡   B. 反流性食管炎   C. 放射性食管炎

D. 贲门失弛缓症　　　　　　E. 霉菌性食管炎

【重点梳理】

1. 放射性胃肠道损伤的临床表现　主要有恶心、呕吐、胸痛、腹痛、腹泻、便次增多、里急后重、血便、瘘管形成、吸收障碍、贫血等。

(1) 早期表现：可在放疗后数小时发生，多数出现在放疗后 1~2 周内。常表现为恶心、呕吐、食欲缺乏、腹痛、腹泻、便次增多、脓血便和里急后重。由于血液和淋巴液不断从损伤的小血管和淋巴管外流，加之频繁的呕吐及腹泻导致大量液体丢失而造成水、电解质紊乱和循环衰竭。如肠腔内毒素及细菌直接进入血液引起中毒和感染可加重症状，这是急性放射性肠炎患者死亡的主要原因。

(2) 晚期表现：复杂多样，与受损部位、肠壁血管炎以及持续病变密切相关。

1) 放射性食管炎：吞咽痛、胸骨后痛、胸骨后烧灼感、呕吐、呕血等。

2) 放射性胃炎：上腹痛、呕吐、呕血等，可发生穿孔和幽门梗阻。

3) 放射性小肠炎：在晚期以吸收不良为主要表现，伴有间歇性剧烈腹痛、恶心、呕吐、腹胀、血样腹泻、脂肪泻、消瘦、乏力、贫血、梗阻等，小肠发生狭窄时肠内容滞留所致大量细菌繁殖、小肠结肠瘘及小肠胆盐吸收不良均加重腹泻。

4) 放射性结肠、直肠炎：主要为腹泻、腹痛、便血、黏液便及里急后重。并发狭窄时出现完全或不完全肠梗阻表现。严重病损可并发瘘管形成、腹腔或盆腔脓肿及腹膜炎。粪形变细、排便困难提示直肠受累严重。患者普遍有吸收不良和营养不良。晚期可有癌变。

2. 放射性胃肠道损伤的治疗

(1) 主要采取对症治疗和支持疗法。

(2) 一般不采用手术治疗，只有在狭窄、梗阻、穿孔、肠瘘及腹腔脓肿时，经内科治疗无效才考虑外科手术。

(3) 急性放射性肠炎，一般无须终止放疗。可以通过调整饮食减轻症状，如避免刺激性食物、粗纤维食物、牛奶和乳制品饮食及乳糖等食物的摄取。腹泻及肠痉挛可采用收敛解痉药，但应用时要谨慎，需防止不良反应。

(4) 上消化道病变可试用黏膜保护药和抑酸药。胃肠动力药可缓解患者恶心、呕吐。温水坐浴可缓解腹泻及直肠疼痛。有感染者可应用抗生素抗感染治疗。必要时可局部或全身应用激素治疗。

(5) 胃肠出血者可在内镜直视下止血或使用止血药，常用药物有 4% 甲醛、云南白药。近年来内镜下氩激光电灼止血也用于治疗出血性放射性肠炎，但有可能并发肠穿孔。如出血仍不能控制时，可以动脉栓塞治疗或手术治疗。

(6) 有食管狭窄时可行扩张及内支架置入。

(7) 严重腹泻吸收不良和营养不良者可给予肠外营养支持治疗，但长期直接向循环系统注入营养素能引发严重的并发症，并影响患者生活质量，故当腹泻和出血得到控制后，营养方式应向肠内过渡。

Ⅱ. 为明确诊断首选的检查是(A)
A. 胃镜下活检
B. 上消化道造影
C. 幽门螺杆菌呼气试验
D. 心电图
E. 血肿瘤标志物检查

【重点梳理】

放射性胃肠道损伤的辅助检查

(1) 实验室检查：可有外周血白细胞计数明显减少。晚期患者可有血红蛋白和白蛋白下降，合并感染可有白细胞计数增多。部分患者便隐血和苏丹Ⅲ染色阳性。但均对诊断和鉴别诊断没有价值。

(2) 影像学检查

1) X线表现缺乏特异性。X线钡剂和钡灌肠检查有助于病变范围及性质的确定。

2) 钡剂造影时可见胃肠黏膜局限性增厚、皱襞不规则、管壁僵硬、肠管狭窄及扩张、溃疡和瘘管形成等。一些征象酷似癌，鉴别很困难。

(3) 内镜检查

1) 急性期可见胃肠道黏膜充血、水肿、颗粒样改变，黏膜脆性增加，接触易出血。重者可见糜烂溃疡。

2) 慢性期可见黏膜增厚、变硬及特征性的毛细血管扩张、溃疡和肠腔狭窄。严重者肠壁坏死穿孔形成瘘管，如直肠-阴道瘘、直肠-膀胱瘘等。

3) 按Sherman评分标准，将放射性肠炎内镜下表现按严重程度分级如下。

Ⅰ级：黏膜局限或慢性充血、血管扩张、组织变脆，容易出血及触血，可伴糜烂无溃疡。

Ⅱ级：溃疡形成，圆形或不规则形，表面附灰白苔样坏死物，边缘平坦，如个别边缘隆起，有周堤形成者应疑有癌变发生。

Ⅲ级：除溃疡外有各种程度直肠炎，同时伴肠腔狭窄。

Ⅳ级：除溃疡、直肠炎外，伴瘘管形成，常见阴道直肠瘘。

(4) 小肠吸收功能检查：包括粪便脂肪测定、维生素B_{12}及D-木糖吸收试验。有助于了解小肠的吸收功能和诊断。

(5) 血管造影：肠系膜血管造影有助于发现小血管病变，对放射性肠炎的早期诊断与鉴别诊断有一定价值。

(6) 一氧化氮测定：近年来试验发现急性放射性肠炎的肠组织匀浆中一氧化氮含量明显高于正常，提示一氧化氮测定在放射性肠炎的早期诊断中有一定应用价值。

(7) 直肠指检：在放射性直肠炎时可有直肠前壁水肿、增厚、变硬、指套染血，有时触及溃疡及瘘管。

考点
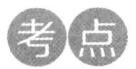

肠白塞病

例题 1

肠白塞病的病理基础为血管炎,以下说法正确的是(A)

A. 可累及全身各大、中、小血管,其中以静脉受累最多
B. 仅累及大血管,并以静脉受累最多
C. 仅累及大血管,并以动脉受累最多
D. 仅累及中、小血管,并以静脉受累最多
E. 仅累及中、小血管,并以动脉受累最多

【重点梳理】

1. **概述** 白塞病(贝赫切特综合征)是一组以复发性口腔溃疡、外生殖器溃疡及眼色素膜炎为特点累及多系统的自身免疫性疾病。可以累及全身各个器官,包括皮肤黏膜、关节、眼、血管、神经、消化道、肺、肾等。男性发病略高于女性。消化道是白塞病常见受累部位。现多将有消化道症状的白塞病称为肠白塞病。

2. **病理** 白塞病的病理改变为血管炎,可以累及大、中、小、微血管,且动、静脉均可受累。

例题 2

肠白塞病的典型临床特点不包括(A)

A. 消化道多部位均可累及,以食管多见
B. 肠白塞病主要表现为溃疡
C. 主要临床症状为腹痛
D. 肠道受累最常见部位是回盲部
E. 以青年男性多见

【重点梳理】

肠白塞病的临床表现

(1) 由于白塞病可累及全身各系统,但病程迁延,多种临床表现常需经历数年甚至更长的时间才相继发生。有研究发现肠白塞病患者消化道症状一般在首发症状出现后 4(1~7)年出现,且并不特异。以腹痛最为常见,其次依次为腹泻、消化道出血、腹部包块、不全肠梗阻等,并有以穿孔或肛周病变首发者。本病自食管至直肠的消化道任何部位均可受累,以回盲部多见。依病变部位不同可有相应表现,如累及食管多有胸骨后疼痛及吞咽困难,而回盲部病变则表现为右下腹痛,需注意与相似症状的其他消化系统疾病鉴别。

(2) 还应注意白塞病的系统表现,如复发性口腔溃疡、眼炎、生殖器溃疡、特征性皮肤损害以及神经系统、心血管系统等其他脏器受累表现。

 例题 3（Ⅰ、Ⅱ题共用题干）

女,41岁。间断腹痛1年,血便2d。反复口腔溃疡,查体：BP120/70 mmHg,HR 70次/min。右下腹压痛,无反跳痛、肌紧张。肠鸣音活跃。内镜可见回盲部深大溃疡。病理提示：血管炎。

Ⅰ. 诊断首先考虑为（A）

A. 肠白塞病　　　　　B. 克罗恩病　　　　　C. 溃疡性结肠炎
D. 肠结核　　　　　　E. 肠肿瘤

【重点梳理】

1. 辅助检查

(1) 实验室检查：活动期可见 WBC 升高、CRP 阳性及 ESR 加快等非特异性炎症表现,并可有 α_2、γ 球蛋白、IgG、IgA 增高。HLA-B51 阳性率为 57%～88%,但由于方法尚未普及,临床开展存在一定困难。

(2) 影像学检查：常用消化道影像学检查包括消化道造影、腹部 CT、超声及 MRI。以回盲部为中心的回肠末端、盲肠及右结肠的单发或多发溃疡龛影为肠白塞病常见 X 线表现,并可见黏膜皱襞粗大、肠腔狭窄及瘘管形成及肠管运动障碍、气体潴留等。仍无明显特异性,不能作为诊断依据。

(3) 内镜检查：肠白塞病病变主要表现为溃疡,多为圆形或卵圆形,底较深,周围黏膜充血水肿。溃疡大都位于肠系膜对侧,可单发或多发,并以孤立溃疡为主。本病基本病变为小血管渗出性病变,以小血管和静脉为主。镜下表现为血管腔充血、血栓形成、中性粒细胞浸润及红细胞外渗,小动静脉内膜增生肥厚、纤维素渗出和坏死,并有炎性肉芽组织形成等非特异性改变。

2. 诊断　　由于肠白塞病常导致严重并发症,故早期诊断尤为重要。一般白塞病肠道受累出现在病程4年左右,但也有以消化道症状起病者。医师应提高对本病的认识,通过详细询问病史及仔细体格检查,把握其特征性表现,如针刺反应阳性、反复发作性口腔及外生殖器溃疡等,以助鉴别。临床中若青壮年患者反复发作性腹痛、腹泻、便血应警惕该病的可能,特别是发现食管、胃、肠道溃疡同时合并口腔溃疡时要高度警惕肠白塞病。

Ⅱ. 患者确定诊断为肠白塞病,治疗原则不包括（C）

A. 监测生命体征
B. 根据疾病的严重程度可酌情联合应用免疫抑制剂治疗
C. 立即输血
D. 应用激素
E. 肠内、肠外营养治疗

【重点梳理】

1. 治疗

(1) 本病目前尚无公认的有效根治办法。多种药物均有效,但停药后大多易复发。治疗的目的在于控制现有症状,防治重要脏器损害,减缓疾病进展。激素仍是治疗首选药物。常规以口服给药为主,严重者可静脉应用或联合应用免疫抑制药。最新临床研究表明 TNF-α 单抗治疗所有的白塞病快速有效,特别是英利昔单抗。

(2) 由于本病术后并发症多、复发率较高,一般不提倡常规手术。

2. 并发症 消化道出血、穿孔、腹膜炎、瘘管形成、肠梗阻为肠白塞病常见并发症,可引起严重后果。

3. 预后 本病病程迁延,预后相对较好。若发生消化道出血、穿孔、瘘等严重并发症者可能危及生命。有报道出现穿孔、瘘的患者术后复发率高,但手术方式、病变位置及数量与是否复发无明显相关。特别是累及眼部及回肠,病变广泛的患者,突发外科急症的风险大,而外周血 $CD8^+$、DR^+ 淋巴细胞计数增多亦可能为疾病复发的危险因素。

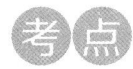

结缔组织疾病的消化系统表现

例题 1

女,46 岁。近 1 年来出现双手掌指、近端指间关节疼痛,肿胀,晨起时不能握拳,2 小时后症状可缓解。查体:无皮疹,浅表淋巴结不大。心肺无异常。双手近端指间关节呈梭形肿胀,活动稍受限。实验室检查:血常规示血小板 $450 \times 10^{12}/L$,尿常规正常。血清 ANA 阳性,RF 2 561 U/L。该患者的诊断首先考虑(C)

A. 系统性红斑狼疮   B. 骨关节炎   C. 类风湿关节炎

D. 反应性关节炎   E. 脊柱关节病

【重点梳理】

1. 辅助检查

(1) 常有贫血、ESR 及 CRP 增高,特征性的关节 X 线改变,RF 升高等。

(2) RF 是诊断 RA 的标准之一,不是唯一标准,并非 RA 特有。多种结缔组织病(SLE、SD、SS、PM/DM)、感染疾病(SBE、TB、肝炎)、肝硬化、弥漫性肺纤维化及结节病等均可阳性;部分正常人和部分老年人可阳性。RF 在发病后半年才产生,RA 有关节外表现者,RF 滴度高;

持续高滴度RF预示疾病严重,预后差。

2. 诊断　类风湿关节炎的诊断主要依靠临床表现、自身抗体及X线改变。而符合RA诊断标准的患者如果出现关节外症状,应考虑到RA的系统损害。

3. 治疗　当前国内外应用的药物,包括植物药制剂均不能完全控制关节破坏,而只能缓解疼痛、减轻或延缓炎症的发展。治疗RA的常用药物包括非甾体抗炎药(NSAIDs)、改善病情的抗风湿药(DMARDs)、糖皮质激素和植物药制剂。

例题2（Ⅰ～Ⅳ题共用题干）

女,24岁。主因恶心、呕吐、便次增多半年,尿频4个月入院。查体:体型消瘦,体重指数14.52 kg/m²,口腔颊部可见2处口腔溃疡。心、肺(-),腹平坦,全腹无压痛、反跳痛,肝、脾肋下未及,肠鸣音弱,2次/min,移动性浊音(-),双下肢无水肿,四肢关节(-),肛诊(-)。

Ⅰ. 此时为明确诊断应该选择的检查手段为(提示:尿蛋白1 g/L,上消化道造影及胃镜均显示胃黏膜弥漫性充血、水肿,黏膜粗大,胃壁僵硬。泌尿系统超声:双肾积水伴双侧输尿管全程扩张,膀胱壁弥漫增厚,膀胱腔小)(ABCDE)

　　A. ANA+dsDNA　　　　B. ENA　　　　　　　　C. 补体
　　D. CA系列　　　　　　E. 胃黏膜活检　　　　　F. 剖腹探查
　　G. 幽门螺杆菌检测　　　H. 胃液分析

【重点梳理】

系统性红斑狼疮（SLE）的辅助检查　主要体现在抗核抗体谱(ANAs)方面。免疫荧光抗核抗体(IFANA)是SLE的筛选检查。对SLE的诊断敏感性为95%,特异性相对较低为65%。除SLE之外,其他结缔组织病的血清中也常存在ANA,一些慢性感染也可出现低滴度的ANA。

(1) ANAs:包括一系列针对细胞核中抗原成分的自身抗体。

1) 抗双链DNA(dsDNA)抗体:对SLE的特异性95%,敏感性为70%,它与疾病活动性及预后有关。

2) 抗Sm抗体的特异性高达99%,但敏感性仅25%,该抗体的存在与疾病活动性无明显关系。

3) 抗核糖体P蛋白抗体与SLE的精神症状有关;抗单链DNA、抗组蛋白、抗u1RNP、抗SSA和抗SSB等抗体也可出现于SLE的血清中,但其诊断特异性低,因为这些抗体也见于其他自身免疫性疾病。抗SSB与继发干燥综合征有关。

(2) 其他自身抗体:与抗磷脂抗体综合征有关的抗磷脂抗体(包括抗心磷脂抗体和狼疮抗凝物);与溶血性贫血有关的抗红细胞抗体;与血小板减少有关的抗血小板抗体;与神经精神性狼疮有关的抗神经元抗体。另外,SLE患者还常出现血清类风湿因子阳性,高γ球蛋白血症和低补体血症。

(3) SLE的免疫病理学检查:包括皮肤狼疮带试验,表现为皮肤的表真皮交界处有免疫球蛋白(IgG、IgM、IgA等)和补体(C3c、C1q等)沉积,对SLE具有一定的特异性。

Ⅱ. 诊断考虑的疾病是[提示：胃黏膜多次活检均未见癌细胞，CA 系列正常；补体 C3 56.5 mg/dl；抗 ENA：扩散法抗 SSA(+)原液、ANA(+)1∶160；自身抗体：AMA(+)1∶80；LA、ACL、ANCA、dsDNA(-)](E)

A. Mallory-Weiss 综合征
B. 胃 MALT 淋巴瘤合并膀胱癌
C. 胃腺癌
D. 胃泌素瘤
E. 系统性红斑狼疮的内脏受累
F. 自身免疫性肝炎
G. 卵巢癌胃及膀胱转移
H. MEN-1

【重点梳理】

1. **考虑 SLE 的情况** 有多系统受累表现和有自身免疫的证据，应警惕狼疮。

2. **早期不典型 SLE 的表现** 原因不明的反复发热，抗炎退热治疗往往无效；多发和反复发作的关节痛和关节炎，往往持续多年而不产生畸形；持续性或反复发作的胸膜炎、心包炎；抗生素或抗痨治疗不能治愈的肺炎；不能用其他原因解释的皮疹，网状发绀，雷诺现象，肾疾病或持续不明原因的蛋白尿；血小板减少性紫癜或溶血性贫血；不明原因的肝炎；反复自然流产或深静脉血栓形成或脑卒中发作等。对这些可能为早期不典型 SLE 的表现，需要提高警惕，避免诊断和治疗的延误。

Ⅲ. 此时考虑患者最有可能的诊断是[提示：入院后 1 周患者突发腹胀、全腹痛，查体：中上腹肌紧张，压痛(+)，反跳痛(+)，听诊肠鸣音消失。(急查：胰腺功能：血清淀粉酶 149 U/L，脂肪酶 1 617 U/L；腹部 B 型超声：胰腺增大并回声不均，肝回声不均，肝外胆管扩张；胆囊壁增厚，胆囊内胆汁淤积；脾略大)](G)

A. 急性胆囊炎
B. IBS
C. 胆源性胰腺炎
D. 急性肠梗阻
E. 急性腹膜炎
F. 急性化脓性胆管炎
G. 系统性红斑狼疮合并自身免疫性胰腺炎

【重点梳理】

SLE 消化系统受累临床表现

(1) 食管：一半以上的患者由于食管运动障碍有胃灼热和吞咽困难。对于吞咽困难，有人认为是食管肌层及纵隔的结缔组织受累所致。

(2) 胃肠

1) 50% 的患者有恶心、食欲缺乏或呕吐。SLE 可出现腹腔积液，可能系腹膜炎或肠系膜血管炎、胰腺炎、肾病综合征、浆膜炎或心力衰竭所造成。患者服用皮质激素可发生自发的细菌性腹膜炎，在排除其他可能病因后，活动期 SLE 患者腹膜炎可诊断为狼疮性腹膜炎。气囊性肠炎可以是一个单独的症状或伴随有狼疮性血管炎或坏死性小肠、结肠炎。

2) 约 2% 的 SLE 患者发生胃肠道血管炎。通常表现为溃疡出血、穿孔和梗阻。最典型的病理改变在肠壁小血管,而很少累及中等大小的系膜血管,尽管内脏动脉造影偶尔可发现多动脉炎改变,但经常很难做出血管炎的诊断。

(3) 肝:肝病的表现少见,但亚临床的肝受累常见,50%的患者转氨酶升高,30%的患者肝大,小儿更多见。最常见的组织学改变是肝脂肪变,可能同使用皮质激素有关。其他一些非特异性的改变有炎性细胞对门脉管浸润、肉芽肿性肝炎、慢性活动性肝炎、急性肝炎、胆汁梗阻,甚至肝硬化。

(4) 脾:20%的患者有轻到中度的脾大,儿童多见,与溶血性贫血不相关。向心性动脉周围纤维化造成15%的患者脾动脉葱皮样变,这被认为是局灶性动脉炎的晚期阶段。

(5) 胰腺:单独合并胰腺炎并不常见,而常在急性期且有多系统受累时出现。5%~10%的患者有胰腺炎,急性胰腺炎少见。急性胰腺炎与狼疮的活动度相关。Reynold 的研究表明,急性胰腺炎时的平均受累器官为6.2个。

Ⅳ. 能逆转病情进展的根本治疗是(A)
A. 激素冲击治疗　　　　B. 抗感染治疗　　　　C. 化疗
D. 手术治疗　　　　　　E. 肠内、外营养　　　　F. 输血
G. 输白蛋白

【重点梳理】

SLE 的治疗
(1) 一般治疗:① 患者宣教;② 对症治疗和去除各种影响疾病预后的因素,如注意控制高血压,防治各种感染。

(2) 药物治疗

1) 目前还没有根治的办法,但恰当的治疗可以使大多数患者达到病情的完全缓解。强调早期诊断和早期治疗,以避免或延缓组织脏器的病理损害。

2) 重型 SLE 的治疗主要分两个阶段,即诱导缓解和巩固治疗。诱导缓解目的在于迅速控制病情,阻止或逆转内脏损害,力求疾病完全缓解(包括血清学指标、症状和受损器官的功能恢复),但应注意过分免疫抑制诱发的并发症,尤其是感染、性腺抑制等。目前,多数患者的诱导缓解期需要超过半年至1年才能达到缓解,不可急于求成。

第六章

消化内科常见疾病

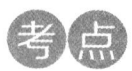

胃食管反流病

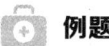

例题 1

胃食管反流病的发病机制包括（ABCD）
- A. 胃排空延迟
- B. 食管黏膜防御功能减弱
- C. 食管酸清除功能减弱
- D. 食管下括约肌不适当松弛
- E. 反流防御机能增强

【重点梳理】

概述 胃食管反流病（GERD）是由多种因素造成的消化道动力障碍性疾病。主要发病机制是抗反流防御机制减弱和反流物对食管黏膜攻击作用的结果。病因和发病机制如下。

（1）抗反流屏障

1）食管下括约肌（LES）压力低下：是引起胃食管反流的主要原因。

2）LES 周围组织作用减弱

a. 最常见的异常病为食管裂孔疝，是指部分胃经过膈肌的食管裂孔后进入胸腔，相当多的食管裂孔疝患者有 GERD。裂孔疝并不总是伴有 GERD，反之亦然。

b. 裂孔疝除了作为反流性食管炎的一个病因，在某些病例还可能是一个结果。

3）一过性食管下括约肌松弛（TLESR）：TLESR 是与吞咽无关的 LES 松弛，这类 GERD 患者 LES 无解剖学异常。

（2）食管廓清能力降低：食管廓清能力以推进性蠕动最为重要。当食管蠕动振幅减弱或消失，或出现病理性蠕动时，食管通过蠕动清除反流物的能力下降，同时也延长了反流的有害物质在食管内的停留时间，增加了对黏膜的损伤。

（3）食管黏膜的屏障功能破坏：食管黏膜屏障作用下降在反流性食管炎发病中起重要作用。反流物中的某些物质（主要是胃酸、胃蛋白酶，次为十二指肠反流入胃的胆盐和胰酶）使食管黏膜的屏障功能受损，黏膜抵抗力减弱，引起食管黏膜炎症。

(4) 反流物对食管黏膜攻击作用：胃酸与胃蛋白酶是反流物中损害食管黏膜的主要成分。典型的 GERD 症状更多地与胃酸反流有关。十二指肠胃食管反流在 GERD 的发病中不仅起协同作用，而且可能起独立和重要的作用，尤其是在 Barrett 食管中。

(5) 胃、十二指肠功能异常

1) 胃排空功能低下使胃内容物和压力增加，当胃内压增高超过 LES 压力时可诱发 LES 开放；胃容量增加又导致胃扩张，致使贲门食管段缩短，使抗反流屏障功能降低。缓慢的近端（而非全胃）排空与反流发病次数增加和餐后酸暴露之间显著相关。

2) 十二指肠病变时，十二指肠胃反流可增加胃容量，贲门括约肌关闭不全导致十二指肠胃反流。

(6) 食管感觉异常：GERD 患者有食管感觉过敏，特别是 NERD 患者食管对球囊扩张感知阈和痛阈降低，酸敏感增加，抗酸治疗后食管对酸的敏感性恢复。

(7) 其他因素：婴儿、妊娠、肥胖易发生胃食管反流，硬皮病、糖尿病、腹水、高胃酸分泌状态也常有胃食管反流。推测心理因素在本病中起着一定的作用。

  例题 2

食管测压，当食管下括约肌(LES)静息压降低至下列何种程度以下易导致胃食管反流(D)

A. 食管下括约肌(LES)静息压<20 mmHg

B. 食管下括约肌(LES)静息压<40 mmHg

C. 食管下括约肌(LES)静息压<10～30 mmHg

D. 食管下括约肌(LES)静息压<6 mmHg

E. 食管下括约肌(LES)静息压<15 mmHg

【重点梳理】

LES 压力情况

(1) 在生理情况下，正常人静息状态下的 LES 保持张力性收缩（高于胃内压，是 10～30 mmHg），当有吞咽动作时 LES 反射性松弛，压力下降，通过正常的食管蠕动推动食物进入胃内，然后又恢复到正常水平，并出现一个反应性的压力增高以防止食物反流；当胃内压和腹内压升高时，LES 会发生反应性主动收缩使其压力超过增高的胃内压，起到抗反流作用。如 LES 压力降低(<6 mmHg)，就会造成胃内容物自由反流至食管。

(2) 引起 LES 压力降低的因素有食物（高脂肪、巧克力、咖啡等）、药物（钙离子拮抗药、地西泮、茶碱等）、某些激素（胆囊收缩素、促胰液素、胰高血糖素、血管活性肠肽等）。如因某种因素使这种正常的功能发生紊乱时即可引起胃内容物反流入食管。

例题 3

女，49 岁，近半月来出现上腹部隐痛、烧灼感、反酸、嗳气，弯腰或躺下时加重，但食欲良好，体重无减轻，胃镜如图，最可能的诊断是(C)

A. 慢性胃炎 B. 胃癌
C. 胃食管反流病 D. 食管癌
E. 胃溃疡

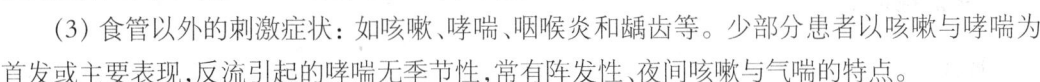

【重点梳理】

1. **临床表现**　胃食管反流病最典型的症状是胃灼热和反酸。患者症状的严重程度与病情的严重程度并不相关。

(1) 反流症状为主：反酸、反食、反胃、嗳气等，多在餐后明显或加重，平卧或躯体前屈时易出现；因反流物多呈酸性，反酸常伴胃灼热，是胃食管反流病最常见的症状。

(2) 反流物刺激食管引起的症状：包括胃灼热、胸痛、吞咽困难等。反流物刺激食管痉挛导致胸痛，疼痛发生在胸骨后或剑突下。胃灼热是指胸骨后烧灼感，常由胸骨下段向上伸延，常在餐后 1 h 出现，卧位、弯腰或腹压增高时可加重。

(3) 食管以外的刺激症状：如咳嗽、哮喘、咽喉炎和龋齿等。少部分患者以咳嗽与哮喘为首发或主要表现，反流引起的哮喘无季节性，常有阵发性、夜间咳嗽与气喘的特点。

(4) 其他：一些患者诉咽部不适，有异物感、棉团感或堵塞感，但无真正吞咽困难，称为癔球症。

2. **诊断**

(1) 有典型的胃灼热和反流症状，又无幽门梗阻或消化道梗阻证据，临床上可考虑是 GERD。

(2) 有食管外症状，又有反流症状，可考虑是反流相关或可能相关的食管外症状，例如反流相关的咳嗽、反流相关的哮喘。

(3) 仅有食管外症状，而无典型的胃灼热和反流症状，尚不能诊断 GERD。宜进一步了解食管外症状发生的时间、与进餐和体位的关系以及其他诱因。

例题 4

下列有关胃食管反流病胃灼热的描述，错误的是(B)
A. 胃灼热是指胸骨后或剑突下烧灼感　　B. 常在餐后半小时出现
C. 腹压增高时可加重　　D. 弯腰时可加重
E. 卧位时可加重

例题 5

下列哪项检查最能阐明胸痛与酸反流的关系(C)
A. 钡餐检查　　B. 核素胃食管反流　　C. 食管 24 h pH 监测
D. 食管测压　　E. 内镜检查

【重点梳理】

食管 24 h pH 监测 pH 监测可用来评价症状与酸反流的相关性,尤其对于内镜检查无食管炎,但有典型胃食管反流症状者及可疑症状(如非心源性胸痛、慢性声嘶等)是否系反流引起及抗反流疗效差时尤其有价值。24 h pH 监测可确定是否存在食管酸反流、酸反流的程度(频率及时间)、类型以及症状是否与酸反流有关,从而推算出食管接触反流胃酸的时间等情况。

例题 6

根据下列哪几项检查可以诊断胃食管反流病(CDE)

A. 胃液分析　　　　　　　　　B. 食管黏膜脱落细胞检查
C. 内镜检查　　　　　　　　　D. 食管测压
E. 食管 24 h pH 监测

【重点梳理】

胃食管反流的辅助检查

(1) 钡剂检查:食管吞钡检查能发现部分食管病变,如食管溃疡或狭窄,但亦可能会遗漏一些浅表溃疡或糜烂。气钡双重造影对反流性食管炎的诊断特异性很高,但敏感性较差,钡剂还可以排除食管恶性疾病。

(2) 内镜检查:内镜可对食管黏膜进行直视检查,是判断酸产生食管黏膜损伤及其并发症的有效方法,并可评估疗效及预后。内镜加活检是评判反流形成食管损伤类型及程度的"金标准"。反流性食管炎内镜下表现为非特异性的,如弥漫性黏膜红斑、水肿、脆性增加、糜烂、溃疡、狭窄及 Barrett 上皮。目前确诊 Barrett 食管(BE)唯一可靠的方手术法是内镜检查,敏感性在 90% 左右。

(3) 功能检查

1) 食管 24 h pH 监测:广泛应用于临床并成为诊断胃食管反流性疾病的重要方法。

2) 食管胆汁动态监测:监测食管内胆汁含量可得到十二指肠胃食管反流(DGER)的频率和量。

3) 食管测压:该检查对 GERD 患者选用适当的手术方式及术后疗效判断有重要指导意义。

4) 核素胃食管反流测定:放射性核素显像是一种非侵入性检查。通过测定胃以上放射性试餐量可判断有无胃食管反流。

5) 激发试验:最常用的食管激发试验为 Bern-stein 试验(酸灌注试验),对于确定食管反流与非典型胸痛之间的关系具有一定价值。但是,检查阴性不能排除反流的存在,亦不能区别不同程度的反流。临床上仅在无条件进行 24 h pH 监测时才采用激发试验。

6) PPI 试验:对有胃灼热、反酸等反流症状而疑及 GERD 的患者,可服用奥美拉唑 20 mg,

每日2次,连服1周;以确定是否为GERD。若症状消失或基本好转可诊断GERD。

7) 新技术:无线食管 pH 测定和腔内阻抗技术联合应用食管 pH 监测等。

例题 7

在治疗胃食管反流病时,为增加食管下括约肌(LES)压力,选择的主要药物是(A)

A. 促进胃动力药　　　B. H_2 受体阻滞剂　　　C. 硝酸甘油
D. 质子泵抑制剂　　　E. 钙通道阻滞剂

【重点梳理】

治疗　治疗 GERD 的目的是为了治愈食管炎,减轻症状,维持缓解,提高生活质量并防止出现并发症。

(1) 一般治疗:生活方式的改变应作为治疗的基本措施。脂肪、巧克力、茶、咖啡等食物会降低 LES 压力,宜适当控制。烟草、酒精可削弱食管酸廓清能力,降低 LES 压力,削弱食管上皮的保护功能,故 GERD 患者应戒烟戒酒。避免睡前 3 h 饱食,同样可以减少夜间反流。

(2) 药物治疗

1) H_2 受体阻滞剂(H_2RAS):是目前临床治疗 GERD 的主要药物。此类药物与组胺竞争胃壁细胞上 H_2 受体并与之结合,抑制组胺刺激壁细胞的泌酸作用,减少胃酸分泌,从而降低反流液对食管黏膜的损害作用,缓解症状及促进损伤食管黏膜的愈合。目前临床广泛应用西咪替丁、雷尼替丁、法莫替丁及尼扎替丁。

2) 质子泵抑制药:① PPI 是控制症状和治疗食管炎最有效的药物。PPI 治疗 GERD 的疗效已在世界各国得到认可。② 目前临床常用奥美拉唑、埃索美拉唑、雷贝拉唑、兰索拉唑和泮托拉唑等。

3) 促动力药:① GERD 是一种动力障碍性疾的复发病,常存在食管、胃运动功能异常,H_2RAS 及 PPI 治疗无效时,可应用促动力药。促动力药对于伴随腹胀、嗳气等动力障碍症状者效果明显优于抑酸剂。② 比如多潘立酮、西沙必利、左舒必利、红霉素等。促动力药可作为抑酸药物治疗的辅助用药。

4) 黏膜保护药:① 硫糖铝作为一种局部作用制剂,能通过黏附于食管黏膜表面,提供物理屏障抵御反流的胃内容物,对胃酸有温和的缓冲作用,但不影响胃酸或胃蛋白酶的分泌,对 LES 压力没有影响。② 铝碳酸镁能结合反流的胆酸,减少其对黏膜的损伤,并能作为物理屏障黏附于黏膜表面。现已在临床上广泛应用。

5) 其他药物:① 现认为 TLESR 是造成反流的主要病理生理基础,很多研究者正致力于寻找能降低 TLESR 的药物用于治疗 GERD。② 其中阿托品和吗啡是最早针对 TLESR 的药物。

6) 联合治疗:抑酸药治疗无效,且经食管测压证实有食管动力异常的患者可试用促动力药联合抑酸药治疗。

7) 维持治疗:强调维持治疗是控制 GERD 的关键。

(3) 外科手术治疗:凡长期服药无效、需终生服药者、不能耐受扩张者、需反复扩张者都可考虑行外科手术。

(4) 内镜下治疗:内镜操作总体上可分为缝补、植入或注射合成药物,以及射频能量传递到胃食管交界处。GERD 的腔内治疗能改善症状。

(5) 并发症的治疗:根据不同的并发症采用不同的治疗方法。

例题 8

关于胃食管反流病所致的食管狭窄的治疗,正确的是(ABD)

A. 可用内镜下食管扩张术治疗
B. 大部分狭窄经扩张术可达治疗效果
C. 大多数严重的瘢痕性狭窄均需手术切除
D. 扩张术后应予长疗程 PPI 维持治疗
E. 老年患者可考虑行抗反流手术

例题 9

胃食管反流病的并发症包括(ABCDE)

A. 上消化道出血　　B. 食管狭窄　　C. 食管癌
D. Barrett 食管　　　E. 食管溃疡

【重点梳理】

并发症　GERD 可导致许多严重的并发症,胃肠道的并发症主要包括食管溃疡、出血、狭窄、Barrett 食管及食管腺癌(EAC)。

(1) 上消化道出血:反流性食管炎患者,因食管黏膜炎症、糜烂及溃疡可以导致上消化道出血,临床表现可有呕血和黑粪以及不同程度的缺铁性贫血。

(2) 食管狭窄:食管炎反复发作致使纤维组织增生,最终导致瘢痕狭窄。对于轻微的食管狭窄,可以通过饮食限制及药物(PPI)治疗改善。短期单纯性狭窄可以用 Teflon 扩张器治疗,弯曲或成角的狭窄可以通过内镜预置的引导钢丝或在 X 线监视下进行扩张。食管腔重建至 13~15 mm 时,则患者可无吞咽困难。如果狭窄进行性加重,每 4~6 个月宜扩张 1 次,必要时可行支架置入治疗。部分患者亦可行外科抗反流手术。

(3) Barrett 食管:在食管黏膜的修复过程中,食管贲门交界处的齿状线以上的食管鳞状上皮被特殊的柱状上皮取代称之为 Barrett 食管。Barrett 食管发生溃疡时,又称 Barrett 溃疡。Barrett 食管尤其伴有特殊肠上皮化生者是食管腺癌的主要癌前病变。应进行内镜随访及活检。当患者有低度异型增生时,可采用大剂量的 PPI 治疗,3~6 个月后内镜随访并活检,以观察病情的进展程度,中重度异型增生或出现结节状增生时可行内镜下激光、电凝、氩离子凝固术甚至局部食管切除。

真菌性食管炎

例题 1

可以导致真菌性食管炎的病原体是(ABCDE)
A. 白念珠菌 B. 热带念珠菌 C. 克鲁斯念珠菌
D. 植物真菌 E. 隐球菌

【重点梳理】

概述 真菌性食管炎,即真菌侵入食管黏膜造成的食管感染。病原菌以念珠菌最为多见,其中最常见的是白念珠菌,其次是热带念珠菌和克鲁斯念珠菌。其他少见的有放线菌、毛霉、组织胞浆菌、曲霉、隐球菌、芽生菌以及一些植物真菌等,这些菌是从外环境中获得的,而不是内生菌丛,其所引起的原发性食管感染仅见于严重免疫低下的患者。

例题 2

下列患者需要警惕合并有真菌性食管炎可能的是(ABDE)
A. 晚期肿瘤,并接受放射治疗或抗肿瘤药物治疗者
B. 长期接受抗生素或类固醇激素治疗者 C. 胃溃疡患者
D. 免疫缺陷性疾病患者 E. 食管溃疡患者

【重点梳理】

病因 真菌性食管炎病原菌以念珠菌最多见,念珠菌存在于正常人体的皮肤和黏膜,当机体全身和局部抵抗力降低或大量使用广谱抗生素,使其他微生物的生长受到抑制时,念珠菌便会大量生长而致病。因此,念珠菌食管炎多见于:① 肿瘤患者,尤其是晚期肿瘤,并接受放射治疗或抗肿瘤药物治疗者;② 长期接受抗生素或类固醇激素治疗者;③ 某些慢性病,如糖尿病或再生障碍性贫血患者;④ 反流性食管炎,食管黏膜有明显糜烂或溃疡者;⑤ 艾滋病或艾滋病病毒携带者等免疫缺陷性疾病患者。

例题 3 (Ⅰ~Ⅲ题共用题干)

男,67岁。半日前间断呕血 2 次,量约 20 ml,无头晕、心悸,查体血压、心率正常,既往糖尿病史 20 年。

Ⅰ.首先考虑的检查方式是(A)
A. 食管内镜检查 B. 食管钡餐检查 C. 食管 24 h pH 监测

D. 食管测压　　　　　　E. 食管滴酸试验

【重点梳理】

辅助检查

(1) 血常规：常可发现中性粒细胞减少。

(2) 血清学试验：测定已感染患者血清凝集滴度有2/3患者高于1∶160；用放免法和酶联法检测血清中甘露聚糖抗原(念珠菌细胞壁上的多糖)；用琼脂凝胶扩散和反向免疫电泳检测念珠菌抗体；在已感染者血清中抗原及其抗体滴度有1/3迅速升高。

(3) X线检查：食管X线钡剂造影较常用，可见食管运动紊乱、黏膜弥漫性不规则、毛糙或溃疡，因征象多种多样，无明显特异性，诊断价值相对较低。

(4) 内镜：内镜检查是目前唯一具有确诊价值的方法，敏感性和特异性均高。内镜下典型征象为食管黏膜弥漫性充血水肿，表面有散在的白色或黄色厚假膜附着，不易剥脱，大小及程度不等，其下黏膜糜烂、质脆、易出血。严重者黏膜见大片豆腐渣样污秽斑块、广泛出血、变脆、糜烂溃疡或息肉样增生，完全剥脱则呈光滑、灰色、质脆，偶见真菌性肉芽肿。

(5) 病原菌检查：多需在内镜下取材进行。真菌性食管炎确诊需内镜下刷检涂片见有真菌菌丝和芽孢，或活检组织病理学检查见组织有菌丝侵入。

Ⅱ. 如果内镜检查发现食管黏膜弥漫性充血、水肿，表面有散在的白色假膜附着，不易剥脱，其下黏膜糜烂、质脆、易出血，考虑诊断为(C)

A. 反流性食管炎　　　　B. 食管静脉曲张　　　　C. 真菌性食管炎
D. 食管结核　　　　　　E. 腐蚀性食管炎

【重点梳理】

1. 临床表现　真菌性食管炎临床表现轻重差别很大，与发病缓急及炎症范围有关。常见症状为吞咽疼痛，吞咽不畅感或吞咽困难以及胸骨后疼痛或烧灼感，多呈慢性经过，也可呈急性发作或亚急性表现。较少见症状有厌食、恶心、呕吐、出血或高热，严重者甚至可出现穿孔或播散性念珠菌病等，病程较长者可出现营养不良。轻者可无任何症状。真菌性食管炎可伴口腔念珠菌病(即鹅口疮，婴儿多见)，口腔及咽部见白色或黄色斑片附着，但并不完全一致。

2. 诊断和鉴别诊断　主要依靠内镜检查，结合真菌检查。须与下列疾病相鉴别。

(1) 食管静脉曲张：本病大多有肝脏病史，查体可见门脉高压体征，如脾大、腹水、腹壁静脉曲张等。无吞咽疼痛，也极少发生吞咽困难。胃镜可见食管黏膜呈灰蓝色串珠状、蚯蚓状或团块状曲张静脉。

(2) 食管癌：本病多发于中老年人。临床主要表现有进行性吞咽困难、消瘦、贫血等。通过纤维胃镜检查及病理活检可确诊，可合并真菌性食管炎。

(3) 其他类型食管炎：化脓性食管炎；疱疹性食管；食管结核：多数食管结核患者年龄轻，造影所见食管扩张性好，即使有狭窄通过亦较顺利，纤维内镜下食管黏膜本身为炎症浸润和溃疡,活检病理可发现干酪样肉芽肿,抗酸染色可找到抗酸杆菌。

Ⅲ. 应该给予的治疗是(D)
A. 法莫替丁　　　　B. 阿莫西林　　　　C. 吗丁啉
D. 氟康唑　　　　　E. 奥美拉唑

【重点梳理】

治疗

(1) 抗真菌药物治疗是真菌性食管炎治疗的核心。目前临床上使用的抗真菌药物主要有氟康唑、酮康唑、制霉菌素、两性霉素 B、伊曲康唑等,国内仍以制霉菌素应用最广。

(2) 治疗期间应密切注意药物不良反应,特别是肝功能损害。氟康唑疗效最好,不良反应较少。还有氟胞嘧啶(5-氟胞嘧啶)和咪唑衍生物如克霉唑也可治疗念珠菌感染。

(3) 如有全身性真菌感染,可选用两性霉素 B 静注,其副作用大,小心慎用,注意毒性反应。在治疗上尚应积极设法消除诱因,特别是合理应用抗生素和皮质激素。

(4) 真菌性食管炎后期并发食管狭窄者可试行内镜下扩张治疗,扩张无效或不宜扩张以及狭窄范围广泛者需手术治疗。

例题 4

真菌性食管炎的并发症不包括(D)
A. 食管狭窄　　　　B. 真菌团引起梗阻　　　C. 上消化道出血
D. 幽门螺杆菌感染　E. 食管穿孔

【重点梳理】

并发症　真菌性食管炎的并发症有食管狭窄、真菌团引起梗阻、上消化道出血、食管穿孔、食管-气管瘘、真菌扩散以及继发性细菌感染所致的败血症。

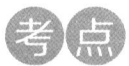

腐蚀性食管炎

例题 (Ⅰ、Ⅱ题共用题干)

男,21 岁,30 min 前企图自杀,口服工业用硫酸数口,由家人送至医院。诉胸痛、剧烈腹痛,呕血 1 次。查体:脉搏 120 次/min,血压 85/50 mmHg,体温 38.5℃,呼吸 23 次/min。

Ⅰ. 下面处理措施中最恰当的是(B)
A. 急诊内镜检查明确诊断及病变程度
B. 积极补液、支持对症治疗
C. 钡餐造影明确病变范围及程度
D. 予以洗胃处理
E. 急诊手术治疗

【重点梳理】

腐蚀性食管炎的治疗

(1) 早期治疗

1) 立即终止与致病物质接触,停用可疑药物,并促进已吸收的毒物排出。根据毒物的性质,可考虑选择应用相应的解毒药,如强酸中毒时可采用弱碱、肥皂水、氢氧化铝凝胶、蛋清及牛奶等中和。强碱可用弱酸中和,常用稀醋、果汁等。

2) 除以上治疗外,补充血容量、预防感染及其他支持疗法亦很必要。另外,要注意避免洗胃或催吐,以防已进入胃内的化学腐蚀物再次与食管、气管接触而加重损伤。

3) 抗酸药、H_2 受体阻滞药、硫糖铝、质子泵抑制药等可能有助于控制化学品引起的食管炎,但确切效果有待进一步研究证实。亦有学者主张在急性期置入鼻胃管,既可以给予鼻饲营养支持,并为日后的扩张食管起到引导作用。

(2) 晚期食管狭窄的治疗:多采用探条扩张,其目的是防治食管腔狭窄,一般在4~6周进行扩张。亦可采用激光、微波等方法。如若上述治疗仍不满意,则应行外科手术治疗,行食管切除和食管胃吻合,或用结肠代食管以恢复消化道的功能。

Ⅱ. 目前最需要明确的诊断是(D)
A. 是否合并急性胃炎   B. 是否存在腐蚀性食管炎
C. 是否合并消化道出血   D. 是否合并消化道穿孔
E. 是否合并呼吸道感染

【重点梳理】

1. 临床表现

(1) 服入化学腐蚀物后立即会出现口腔、咽喉及胸骨后、上腹剧烈烧灼痛,可伴吞咽疼痛、吞咽困难、流涎、恶心、呕吐等,如发生剧烈胸痛、皮下气肿、感染症状或休克,提示食管穿孔;出现上腹痛、呕血表明胃可能被涉及;剧烈腹痛可能因胃穿孔所致。损伤呼吸道者可有呼吸困难、咳嗽。严重者还可有高热、大量呕血、休克、昏迷等表现。生存者约1周后临床症状可渐缓解。起病后4~6周,因食管瘢痕形成而致吞咽困难常持续或更趋明显,也有部分患者延迟至数月后才出现吞咽困难。

(2) 急性期口咽部黏膜损伤的体征,可因吞服的腐蚀剂不同而有差别,如吞服硫酸可见黑色痂,硝酸为黄色痂,盐酸为灰棕色痂,醋酸呈白色痂,强碱造成黏膜明显水肿,呈红或棕色并有溃疡。但口腔的烧伤程度与食管损失程度不一定平行。

(3) 药物引起的食管炎也可有急性症状,如胃灼热、吞咽困难和吞咽痛等。停药或换用剂型,经一般处理后症状可在1周内缓解。少数患者发生呕血、黑粪。

2. 并发症

(1) 全身并发症:服毒量较多,则有全身中毒现象,重者在数小时内或1~2 d内死亡。

(2) 局部并发症

1) 出血:在服毒后数天内可出现少量呕血,但大量出血则多为坏死组织脱落所致,常出现于1~2周内,严重者可致死亡。

2) 食管穿孔:一般碱性腐蚀物较酸性者更易发生食管穿孔,多在食管下端破裂至左侧胸腔,有时穿至气管,形成气管食管瘘。

3) 腐蚀性胃炎、胃穿孔和腹膜炎:以酸性腐蚀物者为多,可呈急腹症表现,病情危重。

4) 呼吸系统并发症:喉水肿、吸入性肺炎、肺脓肿等可以并发于腐蚀性食管炎急性期和瘢痕狭窄时期,尤易发生于儿童患者。

5) 食管瘢痕狭窄:常为难以避免的晚期并发症,胃瘢痕狭窄也常并发于吞咽酸性腐蚀物的患者中。

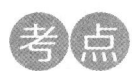

贲门失弛缓症

例题 1

有关食管贲门失弛缓症的叙述,错误的是(A)

A. 病程长,可有进行性消瘦　　　　B. 表现为间歇性吞咽困难

C. 常有食物反流　　　　　　　　　D. 可有胸骨后不适或疼痛

E. 是由于食管神经肌间神经丛病变所致

【重点梳理】

1. 临床表现

(1) 吞咽困难:是本病最常见、最突出的表现。吞咽困难的特点是时轻时重,多不进行性发展,而呈间歇性发作,常因情绪因素及进食刺激性食物诱发,当疾病发展至食管明显扩张时,吞咽困难反而减轻。后期症状可为持续性,普食或流食都可出现梗阻,但很少有食管癌的从固体到流食到液体的规律性吞咽困难的发病过程。

(2) 反食：常在进餐或餐后发生反食，因反流物未与胃酸接触，故多不呈酸性反应。患者常主诉仰卧位睡眠时床上有反流物。由于食管所在位置及其与气道的密切关系，反食可造成误吸，部分患者可出现咳嗽、咳痰、发生呼吸道反复感染乃至吸入性肺炎。极度扩张的食管压迫邻近组织器官可发生发绀及声嘶等。

(3) 疼痛：多位于胸骨后，常在进食后发生，并时常迫使患者停止进食。疼痛性质不一，可以是闷痛或刺痛，类似心绞痛的胸痛，与快速进餐关系密切，有热饮缓解，冷饮加重的特点。

(4) 体重减轻：重症、病程较长时，可出现体重减轻，但营养不良一般不重。小儿则影响生长发育。

2. 并发症

(1) 反流所致的食管外并发症：食管反流物被吸入气道时可引起支气管和肺部感染，尤其在熟睡时更易发生。反流物刺激还可诱发咽炎、哮喘等疾病。

(2) 食管本身的并发症：本病可继发食管炎、食管黏膜糜烂、溃疡和出血、压出型憩室、食管气管瘘、自发性食管破裂和食管癌等。

3. 治疗

(1) 药物治疗：目前报道最多的是应用硝酸酯类和钙离子拮抗药。口服药物仅用于临时缓解吞咽困难或用于术前准备。

(2) 肉毒毒素注射治疗：作用于神经肌肉接头处，抑制乙酰胆碱的释放，导致肌肉松弛和麻痹肉毒毒素的副作用较少，且持续时间短暂，大多能耐受。

(3) 扩张治疗：扩张治疗是目前治疗贲门失弛缓症首选的非手术治疗方法。可采用常规探条扩张器和气囊扩张器。扩张治疗的主要并发症有食管穿孔、吸入性肺炎、食管撕裂、消化道出血等，其中最严重的是食管穿孔。如果患者术后出现疼痛、皮下气肿，均应想到食管穿孔的可能，可行水溶性造影剂造影确诊，及早进行手术修补。

(4) 支架治疗：食管支架是治疗食管狭窄方法之一，在食管支架置放术中及术后可出现胸痛、异物感、胃食管反流、出血、穿孔、支架阻塞及移位等并发症。

(5) 手术治疗：目的是降低 LES 的压力，减轻患者的吞咽困难，又要保持一定的 LES 张力以避免术后的反流。经腔镜改良 Heller 手术，已经成为手术治疗的首选。

 例题 2

一患者食管 X 线吞钡检查示：食管下端狭窄呈鸟嘴状，边缘光滑，狭窄上方食管扩张，其最可能的诊断是(D)

A. 反流性食管炎　　　　B. 贲门撕裂征　　　　C. 食管良性狭窄
D. 食管贲门失弛缓症　　E. 食管静脉曲张

【重点梳理】

辅助检查

(1) 胸部 X 线平片：贲门失弛缓症早期，胸片多无异常表现。典型的贲门失弛缓症晚期，胸片可发现纵隔旁阴影,食管内可见液平面,胃泡区无气体等。

(2) 食管钡剂造影:食管吞钡摄片为本症的首选诊断方法,有确诊价值。动态造影可见食管的推进性收缩蠕动消失,食管上段有蠕动收缩,卧位时不能再被推进,立位时钡剂充盈食管,食管体部远段明显扩张,与近端形成鲜明对照。

(3) 上消化道内镜检查:为本症必不可少的鉴别诊断方法。镜检时可见食管体部管腔扩张或弯曲变形,可伴憩室样膨出,并可见到腔内存留有未消化食物和液体,常影响细微观察。有时可见到体部食管呈环形收缩。

(4) 食管测压:能从病理生理角度反映本症特征,是早期诊断本症或鉴别有疑问病例的有效手段。贲门失弛缓症测压所见的特征性改变为:① 体部食管缺乏蠕动;② 吞咽时 LES 松弛不完全,LES 呈现高压状态(超过 30 mmHg)。

例题 3

男,28 岁。进食 30 min 后呕吐已 7 年,加重半年。吐出物为带酸臭食物,钡餐检查见食管扩大,食管下段光滑呈鸟嘴状狭窄。最可能诊断为(B)

A. 胃底贲门癌 B. 贲门失弛缓症
C. 先天性膈疝 D. 食管瘢痕性狭窄
E. 食管良性肿瘤

【重点梳理】

诊断与鉴别诊断

(1) 诊断:具有典型的临床症状,持续时间至少 6 个月,一般情况较好,无明显体征。X 线有食管下端"鸟嘴样"改变的典型征象或经食管测压均可确诊本病。

(2) 鉴别诊断

1) 伴食管狭窄的反流性食管炎:本病患者反流的内容物与食管贲门失弛缓症不同,其反流物多呈酸臭味,有时含有胆汁。X 线检查时食管下端无典型的鸟嘴样改变,食管测压时 LES 的压力下降且压力带较短。

2) 冠心病:胸痛明显的患者应和冠心病相鉴别。冠心病发作时有典型的心电图改变,且疼痛多因劳累而诱发。

3) 弥漫性食管痉挛:本病也是一种原发性食管动力性障碍性疾病,X 线钡剂检查时有开塞钻样表现,与贲门失弛缓症不同。

4) 结缔组织病:不少结缔组织病都可出现不同程度的吞咽困难、胸痛、反食等症状,此类疾病共同的临床特征有长期不规则发热,关节痛,不同程度的皮肤及内脏损害,病程缓解和加剧交替,免疫球蛋白增高,狼疮细胞阳性等。

5) 假性失弛缓症:易发生于年龄较大的患者,症状发生突然,早期即可出现消瘦,主要是由于肿瘤浸润造成的功能损害。

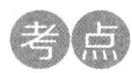

食管贲门黏膜撕裂综合征

例题 1

食管贲门黏膜撕裂综合征患者出血可自行停止的比例(E)

A. 20%~30% B. 30%~40% C. 40%~50%
D. 60%~70% E. 75%~90%

【重点梳理】

概述 食管贲门黏膜撕裂综合征,是指因频繁的剧烈呕吐,或因腹内压骤然增加的其他情况(如剧烈咳嗽、举重、用力排便等),导致食管下部和(或)食管胃贲门连接处或胃黏膜撕裂而引起以上消化道出血为主的综合征。本病是消化系统的常见急症,具有起病急,症状重,但一般预后良好的特点。因为75%~90%的患者出血可自行停止,且很少会发生再出血,所以治疗只需支持疗法和对症处理。

例题 2

剧烈呕吐后的呕血多见于(D)

A. 消化性溃疡 B. 急性胃黏膜病 C. 胆石症
D. 食管贲门黏膜撕裂伤 E. 慢性胃炎

【重点梳理】

病因与发病机制

(1) 食管贲门黏膜撕裂综合征多发生在反复剧烈呕吐和酗酒的患者,由于反射性幽门括约肌收缩和胃窦剧烈痉挛,导致幽门闭锁,经实验测量,当幽门闭锁,胃内压升高到 160 mmHg 时,下段食管黏膜和黏膜下层即可发生破裂,甚至发生食管肌层破裂。

(2) 临床上凡可引起剧烈恶心、呕吐或其他致腹内压增加的情况,均可导致食管贲门黏膜撕裂,其中较常见原因有大量饮酒、剧烈咳嗽、顽固性便秘、顽固性呃逆、妊娠反应、抬举重物、幽门梗阻、肿瘤患者应用化疗后剧烈呕吐、胃镜检查中 U 形反转观察贲门时手法过猛、观察时间过长等。

例题 3

食管贲门黏膜撕裂综合征的主要临床表现包括(ACD)

A. 上消化道出血 B. 剧烈腹痛 C. 呕吐
D. 黑粪 E. 消瘦

【重点梳理】

临床表现　本病可发生于任何年龄,但临床以 40～50 岁的男性病例多见。典型表现为突发急性上消化道出血,且出血前有反复干呕或呕吐,继之呕血,多为新鲜血液。但也有部分患者出血前无恶心、呕吐,且有 5%～10% 的患者仅表现为黑粪或便血。由于是动脉出血,少数患者特别是有多处裂伤的患者,因出血量大可导致失血性休克而死亡。

例题 4（Ⅰ～Ⅲ题共用题干）

男,40 岁。平素体健,与朋友聚会大量饮酒后感上腹部不适,恶心,呕吐数次,为胃内容物,此后出现呕吐鲜血 3 次,每次量约 500 ml。伴乏力、出汗、眩晕。被送至急诊时面色苍白,血压 80/60 mmHg,心率 110 次/min。

Ⅰ. 该患者的临床诊断考虑为(E)
A. 消化性溃疡伴出血　　　　　　　　B. 食管-胃底静脉曲张破裂出血
C. 糜烂出血性胃炎　　　　　　　　　D. 胃癌
E. 食管贲门黏膜撕裂综合征

【重点梳理】

1. **诊断**　根据病史,临床表现,特别是结合内镜检查,对本病做出正确诊断并不难,关键是要及时进行胃镜检查。

2. **鉴别诊断**

(1) 糜烂出血性胃炎:可表现为呕咖啡样物,部分患者可呕鲜血。但一般伴有无规律的上腹部疼痛,发病前多有服用非甾体抗炎药或大量饮酒史。另外,一些急危重症或严重感染的患者在晚期可出现因糜烂出血性胃炎所致的上消化道出血,胃镜见胃黏膜呈多处糜烂出血,可予鉴别。

(2) 消化性溃疡并出血:以呕咖啡样物和排黑粪多见,既往多有慢性上腹部疼痛,秋冬季发作,空腹痛及夜间痛多见,并伴有反酸、胃灼热等症状,出血后疼痛反而减轻,胃镜见胃或十二指肠溃疡形成,可确诊。

(3) 食管胃底静脉曲张破裂出血:可表现为呕鲜血,但呕血量大,常合并失血性休克,既往多有慢性肝病史,查体可见蜘蛛痣、肝掌、脾大和腹水等肝硬化或门脉高压表现,胃镜检查见食管和(或)胃底静脉曲张,可以鉴别。

(4) 食管癌合并出血:可表现为呕血,但既往有进行性吞咽困难、消瘦、贫血等表现,胃镜可见食管腔内肿物,并通过活检病理证实。

(5) 食管自发性破裂:表现为剧烈呕吐后出现突发胸痛、呼吸困难、纵隔或皮下气肿,也可有呕血,因为是食管全层破裂,不同于食管贲门黏膜撕裂症,后者是食管-胃黏膜的不完全撕裂。

Ⅱ.该患者经给予补液抑酸治疗后仍有少量呕血,首选的检查是(B)

A. 血常规   B. 急诊胃镜   C. 上消化道造影
D. 腹部 CT   E. 粪隐血

【重点梳理】

辅助检查

(1) 急诊胃镜检查:为诊断本病最有效的方法。内镜表现为贲门部或胃食管连接处黏膜呈纵行撕裂。内镜不但可明确病因,还可进行治疗,但最好在 24 h 内急诊胃镜检查,因本病在发病 72 h 后撕裂即可自愈。胃镜操作时 U 形反转检查可能使裂伤加重,应注意操作手法轻柔。

(2) 双重对比钡剂造影:多于入院 24 h 内或出血停止后进行检查,出血部位的小动脉可表现为一小的圆形透明影;钡剂不能顺利流过黏膜面,而是受阻出现异向流动,在出血灶附近形成一个钡剂充盈缺损区;钡剂不能涂布于活动性出血部位,严重出血时,可被血流截断或冲走形成特征性表现。然而因滞留于胃内的钡剂可妨碍内镜观察或选择性腹腔动脉造影检查,所以双重造影应安排在这些检查之后进行。

(3) 选择性腹腔动脉造影:对无法耐受或有其他严重疾病而不能做急诊胃镜的患者,以及内镜或钡剂未发现病变者,可行血管造影检查。

Ⅲ.如进一步检查发现有活动性出血灶应首选的治疗(C)

A. 静脉快速补液   B. 输血   C. 血管夹
D. 手术治疗   E. ICU 监测

【重点梳理】

治疗

(1) 一般治疗:对剧烈呕吐者给予止吐药。如肌内注射异丙嗪或甲氧氯普胺,静滴维生素 B_6。疼痛烦躁者可给予镇静止痛药如苯巴比妥和地西泮。对失血较多的患者,可给予静滴血浆代用品如 706 代血浆和血定安等,达到输血指征的可输血。

(2) 药物治疗:是治疗本病的关键,可静滴 H_2 受体拮抗药和质子泵抑制药,以减少胃液分泌,中和胃酸,防止反流入食管的胃酸继续损伤撕裂的局部黏膜,以免引起再出血。除此之外,静滴垂体后叶素可收缩小血管以促进止血,但对患有高血压、冠心病者要慎用或禁用。另外还可用一些一般止血药如酚磺乙胺和巴曲酶等。

(3) 内镜下治疗:内镜下局部止血为本病的主要治疗手段,而且有效、及时、安全。

1) 局部喷洒法:常用巴曲酶、凝血酶或去甲肾上腺素喷洒出血处,收缩血管,减少出血。还可喷洒重要如云南白药等。

2) 电凝或激光治疗:通过高频热效应或使光能转化为热能,使组织蛋白变性达到止血目的,尤其激光止血迅速安全,成功率可达 94%。

3) 局部注射：对出血的小动脉还可选用局部注射硬化药如鱼肝油酸钠或乙氧硬化醇。

4) 血管夹：一般来说，用血管夹止血效果好，通过对病变部位及附近组织的紧箍，阻断血流，达到止血目的。

(4) 血管造影后栓塞治疗：如患者出血不止，胃镜检查又未能发现出血灶，则可选择血管造影栓塞治疗。

(5) 手术治疗：有5%~10%的患者因大出血或持续性出血经内科治疗无效，最终需采取手术治疗，多采用撕裂黏膜叠层缝合术。

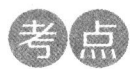

Barrett 食管

例题 1

食管的癌前病变是(D)

A. 食管炎 B. 食管憩室 C. 食管狭窄
D. Barrett 食管 E. 贲门失弛缓症

【重点梳理】

病因 尚不清楚，可能与以下因素相关。

(1) 能引起胃食管反流的疾病：食管上皮长期暴露于酸环境中导致慢性食管炎症，在食管上皮损伤修复过程中，食管鳞状上皮被柱状上皮所替代形成了 Barrett 食管。这种上皮的化生称为肠上皮化生，肠上皮化生可进一步发展成为异型增生，并最终进展为腺癌。因此胃食管反流病是 Barrett 食管的重要病因，其他还包括食管下括约肌缺如、食管裂孔疝、全胃切除术后等。

(2) 人种：白种人较其他人种 Barrett 食管的发病率要高。

(3) 其他：男性、肥胖、吸烟以及年龄同样与 Barrett 食管密切相关。

例题 2（Ⅰ~Ⅲ题共用题干）

女，45岁。主因"间断反酸、胃灼热5年，加重3周"就诊，5年前行胃镜检查诊断为反流性食管炎，近3周上述症状加重，并自觉吞咽困难，上消化道造影未见占位性病变。

Ⅰ. 患者最宜进行的检查是(D)

A. 食管动力学检查 B. 上消化道造影 C. 放射性核素检查
D. 内镜检查 E. CT

【重点梳理】

1. 临床表现　Barrett食管患者无特异性症状,约51%的患者可存在胃灼热、反酸、胸骨后痛等反流性食管炎的症状,并发食管腺癌时还可有吞咽困难等表现,但患者往往在行胃镜检查时才可发现。食管狭窄也较为常见,突出症状为吞咽困难,狭窄部位多位于食管鳞状上皮和胃柱状上皮交界线(SCJ)。溃疡多发生于柱状上皮,称为Barrett溃疡,部分可合并隐性出血。

2. 诊断

(1) 内镜诊断:Barrett食管的诊断主要依靠胃镜筛查及病理来进行诊断。Barrett食管患者在筛查后若无异型增生,可在1年后复查胃镜,仍无异型增生者可在3～5年后再行胃镜检查;Barrett食管患者在筛查时有轻度异型增生则需在1年内重复胃镜及病理活检,直至无异型增生为止;Barrett食管患者在筛查时若有重度异型增生,则需在3个月内进行复查,以确定有无癌变的可能。

(2) 其他诊断方法:Barrett食管还可通过上消化道造影、放射性核素检查等方式进行诊断,但诊断的敏感性和特异性都较内镜检查逊色。

Ⅱ. 最可能为其病理表现的是(提示:患者经胃镜检查考虑为反流性食管炎、SSBE,于食管下端取活检,病理诊断为Barrett食管)(B)

A. 红色病变累及全周并且长度≥3 cm　　　B. 未累及全周或虽累及全周但长度<3 cm
C. 红色病变长度≥3 cm　　　D. 红色病变长度<3 cm
E. 红色病变长度<1 cm

【重点梳理】

内镜下的分类

(1) Barrett食管根据其在内镜下的形态分为3型。

1) 全周型:病变红色黏膜向食管延伸,累及全周,与胃黏膜无明显界限,其游离缘距食管下括约肌在3 cm以上。

2) 岛型:齿状线处1 cm以上出现斑片状红色黏膜或红色黏膜内残留岛状灰白色黏膜。

3) 舌型:与齿状线相连,伸向食管呈舌形或半岛状。

(2) Barrett食管根据其内镜下的长度分为2型。

1) 长段BE(LSBE):粉红色病变累及全周并且长度≥3 cm。

2) 短段BE(SSBE):未累及全周或虽累及全周但长度<3 cm。

Ⅲ. 其最易发展为(A)

A. 食管腺癌　　　B. 食管鳞癌　　　C. GERD
D. 食管裂孔疝　　　E. 食管穿孔

【重点梳理】

1. **伴发症和并发症** BE 中伴发食管裂孔疝为 17.90%,并发食管狭窄的有 39.09%。BE 中伴异型增生为 13.31%,其中低度异型增生(LGD)9.55%。腺癌发病率为 0.61%～15%,尤其具有以下危险因素更应提高警惕:男性、吸烟或饮酒、肠型上皮型 BE 有持续重度反流或吞咽困难、高度异型增生、合并硬皮病、抗反流手术后再发狭窄或反流未能控制。

2. **治疗** Barrett 食管的治疗宗旨是长期消除食管反流症状,促进食管黏膜的愈合。

(1) 内科药物治疗:主要采用抑酸药,最常用的是质子泵抑制药和 H_2 受体拮抗药。Barrett 食管的内镜治疗方法包括激光、热探头、氩气刀(APC)、光动力(PDT)、内镜下黏膜切除术等。

(2) 外科治疗:有 Nissen 手术(360°全周胃底折叠术)、Hill 手术(经腹胃后固定术)、Dor 手术(贲门前胃底固定术)、腹腔镜抗反流术等,主要针对抗反流治疗,使用较少。

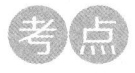

食管癌

例题 1

下列有食管癌的病因描述正确的是(ACDE)
A. 饮食刺激
B. 蛋白质、维生素的摄取增加
C. 遗传因素
D. 亚胺酸类化合物
E. 食管慢性刺激

【重点梳理】

概述 食管癌是原发于食管的恶性肿瘤,以鳞状上皮癌多见。临床上最典型的症状是进行性吞咽困难。食管癌的发生与该地区的生活条件、饮食习惯、存在强致癌物、缺乏一些抗癌因素以及有遗传易感性有关。

例题 2

早期食管癌的病变范围是(A)
A. 限于黏膜层
B. 侵入或侵透肌层
C. 远处淋巴结转移
D. 其他器官转移
E. 病变长度>5 cm

【重点梳理】

早期食管癌的分期 早期食管癌是指癌变局限于黏膜层内,而没有突破黏膜肌层。理论上可以分为 M_1(局限于上皮层内)、M_2(突破上皮层,而未累及黏膜肌层)、M_3(未突破黏膜肌层),而依靠内镜检查很难分清楚。

例题 3

食管癌的最常见的好发部位是(C)

A. 颈段 B. 上段 C. 中段
D. 下段 E. 贲门

【重点梳理】

食管癌的病变部位 以中段居多,下段次之,上段最少。部分胃贲门癌延伸至食管下段,常与食管下段癌在临床上不易区别,故又称为食管贲门癌。

例题 4

关于食管癌病理分型哪项是错误的(C)

A. 缩窄型 B. 蕈伞型 C. 阻塞型
D. 髓质型 E. 溃疡型

例题 5

中晚期食管癌最常见的肉眼形态是(B)

A. 形成明显的环形狭窄 B. 形成较深的溃疡缺损 C. 如蘑菇状突入管腔
D. 灰白色、质地较软 E. 灰红色、质地较软

【重点梳理】

1. **食管癌的病理形态分型**

(1) 早期食管癌的分型:隐伏型、糜烂型、斑块型和乳头型。

(2) 中晚期食管癌的分型:髓质型、蕈伞型、溃疡型、缩窄型和未定型。

2. **食管癌的组织学分类** 我国约90%为鳞状细胞癌。少数为腺癌,另有少数为恶性程度高的未分化癌。

3. **临床表现**

(1) 早期症状:吞咽时胸骨后有烧灼感或针刺样轻微疼痛,尤以进粗糙过热或过刺激性食物时为显著。食物通过缓慢或有滞留感。上述症状时轻时重,持续时间长短不一,甚至可无症状。

(2) 中晚期症状:进行性吞咽困难是最常见的主诉。狭窄的食管腔最初导致固体食物的吞咽困难,随着疾病的进展管腔进一步阻塞,导致液体食物吞咽困难。吞咽困难常常在管腔明

显狭窄时才表现出来,并导致营养物质摄入的减少和体重下降。食管癌中晚期出现的症状可能与食管肿瘤的位置有关。疼痛可能与吞咽困难或肿瘤扩展到纵隔有关;梗阻部位以上的食物或肿瘤侵入气道可以引起反流、咳嗽和误吸;声嘶或声音改变可能由于喉返神经受侵和(或)反复的反流引起。有长期反流症状的患者,如最近出现进行性吞咽困难,同时反流的症状减轻,则很有可能在他们 Barrett 食管的部位发生了腺癌。显性胃肠道出血如呕血或黑粪并不常见。贫血常常出现,且慢性的、亚临床的出血正是贫血的原因。

例题 6

食管癌易直接侵犯邻近器官的原因是(A)
A. 食管无浆膜层　　　　B. 食管癌恶性程度高　　　　C. 食管淋巴组织丰富
D. 食管血供丰富　　　　E. 食管免疫防御差

【重点梳理】

食管癌的扩散和转移途径

(1) 直接转移:早中期食管癌主要为壁内扩散,因食管无浆膜层,容易直接侵犯邻近器官。

(2) 淋巴转移:是食管癌的主要转移方式。

(3) 血行转移:晚期可转移到肝、肺、骨、肾、肾上腺、脑等处。

例题 7 (Ⅰ～Ⅳ题共用题干)

男,70 岁。近 2 年出现消瘦,进行性吞咽困难,胸骨后疼痛症状,遂来院就诊。

Ⅰ. 据患者病史,该患者可通过以下什么检查方法明确诊断(ACEH)
A. X 线钡餐透视　　　　B. 心电图　　　　C. 胃镜
D. 肠镜　　　　　　　　E. 食管 CT　　　　F. 胸片
G. 肺 CT　　　　　　　H. 超声内镜　　　I. 喉镜

【重点梳理】

食管癌的常用辅助检查

(1) 胃镜:是食管癌诊断的首选方法,可直接观察病灶形态,并取活检以确诊。色素内镜、电子染色内镜、放大内镜及共聚焦激光显微内镜等可提高早期食管癌的检出率。

(2) 上消化道造影:在内镜检查前或者食管扩张治疗后怀疑食管穿孔时,应该考虑上消化道造影检查。如果食管近乎完全梗阻、食管狭窄扭曲内镜难以完成时应该考虑上消化道造影检查。另外,食管气管瘘以及食管动力受损也是上消化道造影检查的指征。

(3) 内镜检查:是发现和诊断食管癌的首选方法。可直接观察病灶的形态,并可在直视下做活组织病理检查,以确定诊断。

(4) 食管 CT 扫描检查:可清晰显示食管与邻近纵隔器官的关系。如食管壁厚度>5 cm,与周围器官分界模糊,表示有食管病变存在。

Ⅱ. X线钡餐透视可见食管管腔不规则狭窄,管壁蠕动消失,黏膜紊乱,见一巨大不规则充盈缺损,可判断为(C)

A. 初期食管癌　　　　　B. 早期食管癌　　　　　C. 中期食管癌
D. 食管炎　　　　　　　E. 食管憩室

【重点梳理】

上消化道造影的表现

(1) 早期食管癌 X 线钡剂造影的征象:① 黏膜皱襞增粗,纡曲及中断;② 食管边缘毛刺状;③ 小充盈缺损与小龛影;④ 局限性管壁僵硬或有钡剂滞留。

(2) 中晚期征象:可见病变处管腔不规则狭窄、充盈缺损、管壁蠕动消失、黏膜紊乱、软组织影以及腔内型的巨大充盈缺损。如果造影表现为典型的"鸟嘴征"提示贲门失弛缓的诊断。

Ⅲ. 若患者为上段食管癌,治疗上首选(B)

A. 手术治疗　　　　　　B. 放疗　　　　　　　　C. 化疗
D. 综合治疗　　　　　　E. 内镜下介入治疗　　　F. 抑酸治疗

【重点梳理】

放射治疗　鳞癌和未分化癌对放疗有效,而腺癌相对不敏感。放疗主要适用于手术难度大的上段食管癌和不能切除的中、下段食管癌。上段食管癌的放疗效果不亚于手术,故放疗作为首选。手术前放疗可使肿瘤体积缩小,提高切除率和存活率。手术中未能完全清除的病灶或病灶附近有残余未清除的淋巴结行术后放疗有益。

Ⅳ. 进展期食管癌的患者,进行内镜下介入治疗的方法有(BDE)

A. 内镜下黏膜切除术　　　　　　B. 内镜下单纯食管扩张术
C. 内镜下癌肿套扎术　　　　　　D. 内镜下癌肿消融术
E. 食管内支架放置术　　　　　　F. 内镜下血管硬化治疗
G. 内镜下局部药物注射

【重点梳理】

内镜介入治疗的方法

(1) 食管早癌的内镜治疗:随着越来越多的早期癌的发现,内镜下黏膜切除(EMR)的应用越来越广泛,可以同时用来进行早期食管癌的诊断以及治疗。

适应证:① 原位癌,黏膜内癌和重度不典型增生,后者基本上为不易逆转的癌前病灶;② 病灶最大直径<3 cm。这是相对指征,如果病灶较大,可以同期切除 2 次或更多;③ 病灶侵及食管周径不超过 2/4,而 2/4~3/4 可作为相对适应证;④ 最佳部位,病灶位于食管中下段,3~9 点时钟方位。但任何部位均可由转动内镜,将病灶调整到容易操作的 6 点时钟方位。

禁忌证：① 病变广泛，病灶>3 cm 或超过食管周径 3/4 的原位癌和黏膜内癌；② 黏膜下浸润癌；③ 身体一般情况较差和心、肺、肝、肾等重要脏器功能不佳，不能承受内镜下手术操作者；④ 有食管静脉曲张者；⑤ 出凝血时间不正常或有出血倾向者。

(2) 进展期食管癌内镜下治疗

1) 单纯扩张：方法简单，但作用时间短且需要反复扩张；对病变广泛者常无法应用。

2) 食管内支架置放术：是治疗食管癌性狭窄的一种姑息治疗，可以较长时间的缓解梗阻，改善患者的生活质量。

适应证：食管的恶性梗阻，患者已无手术机会；食管气管瘘是应用带膜支架的适应证；放疗引起的食管狭窄以及食管肿瘤复发。

禁忌证：穿孔引起的腹膜炎或张力性气腹；多发的食管狭窄，1~2 枚支架不能完全覆盖的；腹膜肿物是相对禁忌证。

3) 内镜下消融术：最常用的是 Nd-YAG 激光。适用于外生型或息肉型肿瘤，并且病灶位于食管中段和下段的直线段，最好是<5 cm 的肿瘤。多次内镜激光治疗可以减小腔内肿瘤的大小而改善吞咽。

4) 光动力治疗：是一种新的实验性治疗，用于治疗局部食管癌的闭塞。

例题 8

早期食管癌患者治疗首选(D)

A. 化学疗法　　　　　B. 放射疗法　　　　　C. 激光疗法
D. 手术疗法　　　　　E. 免疫疗法

【重点梳理】

食管癌的治疗　有手术、放疗、化疗、内镜下治疗和综合治疗。使用哪种方法应根据病史、病变部位、肿瘤扩展的范围以及患者的全身情况来决定。而本病的根治关键在于对食管癌的早期诊断。

(1) 手术治疗：我国食管外科手术切除率已达 80%~90%，早期切除常可达到根治效果。

(2) 放射治疗：根据适应证选择本法。

(3) 化疗：食管癌的化疗敏感性较低，主要是因为食管增殖细胞较少，生长比例小的原因。单独应用化疗效果很差。联合化疗比单药疗效有所提高，但总的化疗现状是不令人满意的。

(4) 综合治疗：通常是放疗加化疗，两者可以同时进行或序贯应用，能提高食管癌的局部控制率，减少远处转移，延长生存期。化疗可加强放疗的作用，但严重不良反应发生率较高。

(5) 内镜介入治疗：选用时注意适应证。

例题 9

男，48 岁。吞咽困难 6 个月，食管吞钡造影示"半月形"压迹，食管镜检查见肿物表面光滑，最可能的诊断是(C)

A. 食管癌　　　　　B. 贲门失弛缓症　　　　C. 食管良性肿瘤
D. 食管炎　　　　　E. 食管痉挛

【重点梳理】

食管癌的鉴别诊断

（1）食管结核：较少见的临床表现有进食发噎史。X线所见病变部位缩窄发僵，有较大溃疡，周围的充盈缺损及黏膜破坏不如食管癌明显。胃镜检查可确定诊断。

（2）胃食管反流病：是指胃十二指肠内容物异常反流至食管而引起了慢性症状和（或）组织损伤。临床症状主要表现为反酸、胃灼热、吞咽疼痛或吞咽困难。内镜检查可以有黏膜炎症、糜烂或溃疡，有并发症时可以出现食管狭窄，但没有肿瘤证据。

（3）贲门失弛缓症：是一种原因不明的以下食管括约肌松弛障碍和食管体部无蠕动为主要特征的原发性食管动力紊乱性疾病。临床常见症状为吞咽困难、食物反流以及下段胸骨后不适或疼痛。X线诊断最重要特征是：下食管括约肌（LES）不随吞咽出现松弛，而呈间歇性开放。远端食管光滑变细如鸟嘴状。狭窄部边缘是对称的、光滑的，食管壁柔软绝无僵硬感。

（4）食管良性狭窄：一般由腐蚀性或反流性食管炎所致，也可因长期留置胃管、食管手术或食管胃手术引起。X线可见食管狭窄、黏膜消失、管壁僵硬、狭窄与正常食管黏膜过渡边缘整齐、无钡影残缺征。内镜检查可确定诊断。

（5）其他：尚需与肺纵隔淋巴结转移、纵隔肿瘤、纵隔淋巴结炎、食管裂孔疝、左心房明显增大、主动脉瘤外压等食管外压改变，以及食管平滑肌瘤，食管静脉曲张等疾病相鉴别。癔球症患者多为女性，间有咽部球样异物感，进食时消失，常有精神因素诱发，无器质性食管疾患。

例题 10

下列关于食管癌预后，错误的是（A）

A. 下段食管癌较上段食管癌预后差

B. 早期及时根治预后良好，手术切除5年生存率大于90%

C. 症状出现后未经治疗的患者，生存期约1年

D. 病变已侵犯食管肌层者，预后不良

E. 癌细胞分化程度低已有转移者，预后不良

【重点梳理】

食管癌的预后　早期食管癌及时根治预后良好，内镜或手术切除5年生存率大于90%。已出现症状且未经治疗的食管癌患者一般在1年内死亡。病灶位于食管上段、病变长度超过5 cm、已侵犯食管肌层、癌细胞分化差或伴有转移者，预后不良。

食管裂孔疝

例题 1

女,70岁。进食后上腹胀满伴剑突下疼痛及气短10个月,乏力、消瘦1个月。胸片提示左心影后气液平面,首先考虑该患者为(D)

A. 心绞痛 　　　　　　B. 慢性胃炎 　　　　　　C. 贲门癌
D. 食管裂孔疝 　　　　E. 肺包虫病

【重点梳理】

临床表现　食管裂孔疝的临床症状轻重与食管裂孔增宽程度不一定平行,食管裂孔疝易并发反流性食管炎。

(1) 致使食管裂孔疝容易出现症状的诱因:过量进食、便秘、肥胖、平卧、弯腰、皮带过紧、妊娠、剧咳、猛抬重物、吸烟及饮酒等。

(2) 食管裂孔疝的临床症状:① 不同部位不同性质的腹痛。多因胃底疝入膈上裂孔及反流性食管炎所致,主要为隐痛、胀痛、顶痛或牵拉痛,多在餐后0.5 h发生。② 烧灼感及反流症状:系因裂孔疝破坏了正常食管抗反流机制,贲门口松弛,食管下括约肌功能障碍引起。③ 出血、贫血。④ 梗阻感和吞咽困难:多因饱餐后胃内压力增高,胃底疝入裂孔后引起梗阻感。吞咽困难是由于食管疝太大而压迫食管或者食管炎晚期引起食管狭窄所致。⑤ 其他:咽部异物感、胸闷、心悸、气短等。

例题 2 (Ⅰ~Ⅲ题共用题干)

男,60岁。患者3年来时有胸骨后烧灼感,饭后及平卧时明显,偶有吞咽困难,行X线钡餐检查发现食管裂孔疝。

Ⅰ. 患者可出现的并发症有(ABDE)

A. 食管溃疡 　　　　　B. 食管出血 　　　　　C. 食管破裂
D. 食管狭窄 　　　　　E. 疝囊嵌顿或绞窄 　　F. 疝囊出血
G. 疝囊破裂 　　　　　H. 疝囊感染

【重点梳理】

1. 病因　食管裂孔疝可分为先天性(少见)和后天性(多见),先天性者因膈食管裂孔发育不全,比正常人的宽大松弛所致。后天性者可有以下几种原因:① 随年龄增长而出现食管裂孔周围支持组织松弛和长期慢性疾病削弱了膈肌张力而使食管裂孔扩大。② 腹内压增高(如肥胖、腹水、妊娠、便秘等)。③可继发于长期反流性食管炎,是由于食管纤维化而缩短以及炎症引起继发性食管痉挛导致部分胃囊拉向胸腔而引起。

2. 分类

(1) 滑动型食管裂孔疝:又称可回复性裂孔疝,最常见。此型食管裂孔疝表现为食管胃连接部和一部分胃经增宽了的食管裂孔向上移位至纵隔,裂孔较大时部分结肠、大网膜亦可凸入胸腔,多在平卧时出现,立位时消失。因系沿食管纵轴方向向上滑动,也称为轴性食管裂孔疝。由于食管胃连接部移位入胸腔,食管正常的抗反流机制遭到破坏,可出现病理性胃食管反流。

(2) 食管旁疝:此型食管裂孔疝是食管胃连接部仍固定在腹膜后原来的位置上,一部分胃从增宽的食管裂孔经食管旁进入胸腔,有完整的腹膜作为疝囊。此型少见,有时可伴有结肠、大网膜的疝入。此型可以发生胃腔阻塞,疝囊内食物和胃酸因排空障碍而淤滞,由此而导致血流障碍、黏膜淤血,可以发生溃疡,出血、嵌顿、绞窄和穿孔等并发症。

(3) 混合型食管裂孔疝:少见,是指滑动型疝和食管旁疝同时存在。食管胃连接部和一部分胃都疝入胸腔,常出现胃扭转,脾、结肠脾曲和小肠也可随同疝入胸腔。此型食管裂孔疝常为膈食管裂孔过大的结果,通常由食管旁疝发展而来。

Ⅱ. 该患者可为(AD)

A. 滑动疝 B. 绞窄疝
C. 嵌顿疝 D. 可无疝囊存在
E. 不可能没有疝囊存在 F. 膈疝

【重点梳理】

诊断及鉴别诊断

(1) 胃肠X线钡剂造影:食管裂孔疝主要依靠特殊手法进行胃肠X线钡剂造影检查确诊。滑动型裂孔疝的X线征象是:直接征象包括膈上显示疝囊及胃黏膜皱襞,膈上出现Schatski环(即B环,正常人无此环)。间接征象包括His角增大(正常为锐角常<30°);食管裂孔增宽;胃食管反流。具备直接征象其中一项者诊断即可成立,或同时具备间接征象中两项者诊断亦成立。

(2) 内镜检查:可见:① 齿状线上移2 cm或更多;② 贲门口松弛;③ 胃体口移向食管纵轴线;④ 食管下段有炎症表现时食管裂孔疝的诊断可以成立。

(3) 鉴别诊断:下段食管癌:食管下段发生肿瘤,使管腔呈囊性扩张,腔内黏膜中断、破坏,肿瘤下缘食管括约肌无明显收缩环,管壁僵硬,扩张的膈上食管无蠕动,固定不变。内镜下活检有确诊价值。另外,还需要与胆石症、溃疡病、冠心病等进行鉴别,应该无困难。

Ⅲ. 对该患者的治疗为(CD)

A. 无需特殊治疗 B. 手术治疗
C. 应用奥美拉唑治疗 D. 应用莫沙必利治疗

E. 应用钙离子通道阻滞剂治疗　　　　F. 内镜下治疗

【重点梳理】

治疗

(1) 内科治疗：目的在于减少和防止胃食管反流、尽量避免胃底疝入胸腔,治疗主要靠生活调理。

1) 一般治疗：① 慢进食;② 不饱食;③ 少吃大油、太黏、太辣、太甜、太稀及较难消化的食物;④ 不吸烟、不饮酒;⑤ 午饭后不宜上床平卧;⑥ 夜间若仍有症状出现时,可将床头抬高;⑦ 保持大便通畅,每日1次;⑧ 不用力猛抬重物;⑨ 腹部避免挤压。

2) 药物治疗：可用抗酸药、抑酸药及促胃肠动力药。

(2) 外科治疗：手术治疗没有绝对的适应证,如反流症状明显,并经消化内科正规治疗1年,疗效不明显或停药后短期复发者,应考虑手术治疗,特别是微创内镜手术治疗。

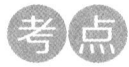

急、慢性胃炎

急性胃炎

例题 1

男,20岁,昨晚吃剩饭一碗。当夜发生上腹痛,持续恶心、呕吐,呕吐后腹痛有一定缓解。体温36.5℃,上腹部压痛,肠鸣音活跃。白细胞总数、分类及粪常规正常,应考虑(A)

A. 急性胃炎　　　　　　B. 胃溃疡　　　　　　C. 胆囊炎
D. 胆道蛔虫　　　　　　E. 急性胰腺炎

【重点梳理】

急性胃炎的诊断及鉴别诊断　　急性胃炎主要由病史和症状作出拟诊,而经胃镜检查得以确诊。但吞服腐蚀物质者禁忌胃镜检查。有长期服NSAIDs、酗酒以及临床重危患者,均应想到急性胃炎可能。对于鉴别诊断,腹痛为主者,应通过反复询问病史而与急性胰腺炎、胆囊炎和急性阑尾炎等急腹症甚至急性心肌梗死相鉴别。

例题 2

急性糜烂性胃炎主要临床症状是(A)

A. 呕血、黑便 B. 恶心、呕吐 C. 腹胀、腹泻
D. 腹痛不适 E. 食欲减退

【重点梳理】

急性胃炎的临床表现

(1) 症状：部分患者可有上腹痛、腹胀、恶心、呕吐和嗳气及食欲缺乏等。如伴胃黏膜糜烂出血，则有呕血和(或)黑粪，大量出血可引起出血性休克。有时上腹胀气明显。细菌感染者可出现腹泻等，并有疼痛、吞咽困难和呼吸困难(由于喉头水肿)。腐蚀性胃炎可吐出血性黏液，严重者可发生食管或胃穿孔，引起胸膜炎或弥漫性腹膜炎。化脓性胃炎起病常较急，有上腹剧痛、恶心和呕吐、寒战和高热，血压可下降，出现中毒性休克。

(2) 体征：上腹部压痛是常见体征，尤其多见于严重疾病引起的急性胃炎出血者。腐蚀性胃炎因口腔黏膜、食管黏膜和胃黏膜都有损害，口腔、咽喉黏膜充血、水肿和糜烂。化脓性胃炎有时体征酷似急腹症。

例题 3

急性糜烂性胃炎的发病原因主要是(A)
A. 胃黏膜缺血，胃酸分泌较多 B. 血栓素、白三烯合成增加 C. 黏液分泌不足
D. 前列腺素合成减少 E. 肾上腺皮质激素分泌增加

【重点梳理】

病因 急性胃炎的病因众多，大致有外源和内源两大类，包括急性应激、化学性损伤和急性细菌感染等。

(1) 外源因素

1) 药物：各种非甾体类抗炎药包括阿司匹林、吲哚美辛、吡罗昔康和多种含有该类成分复方药物。另外常见的有糖皮质激素和某些抗生素及氯化钾等均可导致胃黏膜损伤。

2) 乙醇：主要是大量酗酒可致急性胃黏膜胃糜烂甚或出血。

3) 生物性因素：沙门菌、嗜盐菌和葡萄球菌等细菌或其毒素可使胃黏膜充血水肿和糜烂。

4) 其他：某些机械性损伤(包括胃内异物或胃柿石等)可损伤胃黏膜。放射疗法可致胃黏膜受损。偶可见因吞服腐蚀性化学物质(强酸或强碱或来苏尔及氯化汞、砷、磷等)引起的腐蚀性胃炎。

(2) 内源因素

1) 应激因素：多种严重疾病如严重创伤、烧伤或大手术及颅脑病变和重要脏器功能衰竭等可导致胃黏膜缺血缺氧而损伤。

2) 局部血供缺乏：主要是腹腔动脉栓塞治疗后或少数因动脉硬化致胃动脉的血栓形成或栓塞引起供血不足。另外，还可见于肝硬化门静脉高压并发上消化道出血者。

3) 急性蜂窝织炎或化脓性胃炎：甚少见。

例题 4（Ⅰ～Ⅲ题共用题干）

女，24岁。口服吲哚美辛数片后觉胃部疼痛，6 h 前排黑色成形便约 100 g。既往无胃病史。BP 90/60 mmHg，P 86 次/min，Hb 100 g/L，粪便隐血（+++）。

Ⅰ．最可能的诊断是（B）
A. 消化性溃疡　　　　　　B. 急性糜烂出血性胃炎　　　C. 胃黏膜脱垂
D. 食管贲门黏膜撕裂综合征　E. 胃癌

【重点梳理】

病理学改变　急性胃炎主要病理和组织学表现以胃黏膜充血水肿，表面有片状渗出物或黏液覆盖为主。黏膜皱襞上可见局限性或弥漫性陈旧性或新鲜出血与糜烂，糜烂加深可累及胃腺体。显微镜下则可见黏膜固有层多少不等的中性粒细胞、淋巴细胞、浆细胞和少量嗜酸性细胞浸润，可有水肿。表面的单层柱状上皮细胞和固有腺体细胞出现变性与坏死。重者黏膜下层亦有水肿和充血。对于腐蚀性胃炎若系接触了高浓度的腐蚀物质且长时间，则胃黏膜出现凝固性坏死、糜烂和溃疡，重者穿孔或出血甚至腹膜炎。

Ⅱ．应首选的检查是（E）
A. X 线钡餐　　　　B. 腹部 B 超　　　　C. 选择性动脉造影
D. 放射性核素　　　E. 胃镜

【重点梳理】

辅助检查　急性糜烂出血性胃炎的确诊有赖于急诊胃镜检查，一般应在出血后 24～48 h 内进行，可见到以多发性糜烂、浅表溃疡和出血灶为特征的急性胃黏膜病损。黏液湖或者可有新鲜或陈旧血液。一般急性应激所致的胃黏膜病损以胃体、胃底部为主，而 NSAIDs 或乙醇所致的则以胃窦部为主。注意，X 线钡剂检查并无诊断价值。出血者作呕吐物或大便隐血试验，红细胞计数和血红蛋白测定。感染因素引起者，白细胞计数和分类检查，大便常规和培养。

Ⅲ．应首选的治疗是（A）
A. 质子泵抑制剂　　B. 止血芳酸　　　　C. 6-氨基己酸
D. 紧急输血　　　　E. 血管升压素

【重点梳理】

治疗

（1）基础治疗：包括给予安静、禁食、补液、解痉、止吐等对症支持治疗。此后给予流质或半流质饮食。

(2) 针对病因治疗：包括根除 Hp、去除 NSAIDs 或乙醇等诱因。

(3) 对症处理

1) 表现为反酸、上腹隐痛、烧灼感和嘈杂者,给予 H_2 受体拮抗药或质子泵抑制药。以恶心、呕吐或上腹胀闷为主者可选用甲氧氯普胺、多潘立酮或莫沙必利等促动力药。以痉挛性疼痛为主者,可以莨菪碱等药物进行对症处理。

2) 有胃黏膜糜烂、出血者,可用抑制胃酸分泌的 H_2 受体拮抗药或质子泵抑制药外,还可同时应用胃黏膜保护药如硫糖铝或铝碳酸镁等。对于较大量的出血则应采取综合措施进行抢救。当并发大量出血时,可以冰水洗胃或在冰水中加去甲肾上腺素。凝血酶是有效的局部止血药,并有促进创面愈合作用,大剂量时止血作用显著。常规的止血药,如卡巴克络、抗血栓溶芳酸和酚磺乙胺等可静脉应用,但效果一般。内镜下止血往往可收到较好效果。

慢性胃炎

例题 1

A 型胃炎的好发部位是(C)

A. 胃大弯　　　　　B. 胃小弯　　　　　C. 胃体部
D. 胃底　　　　　　E. 胃窦部

【重点梳理】

慢性萎缩性胃炎的主要病因

(1) 慢性萎缩性胃炎分为 A、B 两型,A 型是胃体弥漫萎缩,导致胃酸分泌下降,影响维生素 B_{12} 及内因子的吸收,因此常合并恶性贫血,与自身免疫有关;B 型在胃窦部,少数人可发展成胃癌,与幽门螺杆菌、化学损伤(胆汁反流、非皮质激素消炎药、吸烟、酗酒等)有关,我国 80%以上的属于第二类。

(2) 胃内攻击因子与防御修复因子失衡是慢性萎缩性胃炎发生的根本原因。具体病因与慢性非萎缩性胃炎相似。包括 Hp 感染;长期饮浓茶、烈酒、咖啡、过热、过冷、过于粗糙的食物,可导致胃黏膜的反复损伤;长期大量服用非甾体类消炎药如阿司匹林、吲哚美辛等可抑制胃黏膜前列腺素的合成,破坏黏膜屏障;烟草中的尼古丁不仅影响胃黏膜的血液循环,还可导致幽门括约肌功能紊乱,造成胆汁反流;各种原因的胆汁反流均可破坏黏膜屏障造成胃黏膜慢性炎症改变等。

例题 2 (Ⅰ～Ⅲ题共用题干)

男,44 岁。上腹部饱胀,隐痛不适,嗳气,恶心,查体:上腹部有轻度压痛,肝脾未触及。

Ⅰ. 应首先考虑的诊断是(A)

A. 慢性浅表性胃炎　　　　B. 急性胃炎　　　　C. 慢性萎缩性胃炎
D. 急性糜烂性胃炎　　　　E. 慢性肥厚性胃炎

【重点梳理】

慢性胃炎的临床表现

(1) 流行病学研究表明,多数慢性非萎缩性胃炎患者无任何症状。少数患者可有上腹痛或不适、上腹胀、早饱、嗳气、恶心等非特异性消化不良症状。某些慢性萎缩性胃炎患者可有上腹部灼痛、胀痛、钝痛或胀闷且以餐后为著,食欲缺乏、恶心、嗳气、便秘或腹泻等症状。内镜检查和胃黏膜组织学检查结果与慢性胃炎患者症状的相关分析表明,患者的症状缺乏特异性,且症状之有无及严重程度与内镜所见及组织学分级并无肯定的相关性。

(2) 伴有胃黏膜糜烂者,可有少量或大量上消化道出血,长期少量出血可引起缺铁性贫血。胃体萎缩性胃炎可出现恶性贫血,常有全身衰弱、疲软、神情淡漠、隐性黄疸,消化道症状一般较少。

(3) 体征多不明显,有时上腹轻压痛,胃体胃炎严重时可有舌炎和贫血。慢性萎缩性胃炎的临床表现不仅缺乏特异性,而且与病变程度并不完全一致。

Ⅱ. 为明确诊断应选何种检查(D)

A. UBT 试验　　　　B. 血清胃泌素检查　　　　C. 胃酸测定
D. 胃镜检查　　　　E. X 线钡餐检查

【重点梳理】

诊断依据　胃镜及活组织检查是慢性胃炎诊断的关键。

(1) 胃镜检查:内镜下慢性非萎缩性胃炎可见红斑(点状、片状、条状),黏膜粗糙不平,出血点(斑),黏膜水肿及渗出等基本表现,尚可见糜烂及胆汁反流。萎缩性胃炎则主要表现为黏膜色泽白,不同程度的皱襞变平或消失。在不过度充气状态下,可透见血管纹,轻度萎缩时见到模糊的血管,重度时看到明显血管分支。胃黏膜血管脆性增加可致黏膜下出血,谓之壁内出血,表现为水肿或充血胃黏膜上见点状、斑状或线状出血,可多发、新鲜和陈旧性出血相混杂。如观察到黑色附着物常提示糜烂等致出血。

(2) 病理组织学检查:萎缩的确诊依赖于病理组织学检查。一些因素可影响结果的判断,如:① 活检部位的差异;② Hp 感染时胃黏膜大量炎症细胞浸润,形如萎缩;但根除 Hp 后胃黏膜炎症细胞消退,黏膜萎缩、肠化可望恢复。

Ⅲ. 若胃镜检查及活检为慢性浅表性胃炎伴肠腺化生和重度不典型增生患者担心癌变,以下措施宜选用(B)

A. 质子泵抑制剂治疗　　　　B. 定期复查,必要时行胃镜黏膜下剥离术
C. 多进食酸性食物　　　　　D. 胃镜高频电灼除病灶
E. 预防性胃部分切除

【重点梳理】

预后 在我国,城市和乡村由不同胃癌发生率和医疗条件差异。如果纯粹从疾病进展和预防角度考虑,一般认为,不伴有肠化和异型增生的萎缩性胃炎可1~2年做内镜和病理随访1次;活检有中-重度萎缩伴有肠化的萎缩性胃炎1年左右随访1次。伴有轻度异型增生并剔除取于癌旁者,根据内镜和临床情况缩短至6~12个月随访1次;而重度异型增生者需立即复查胃镜和病理,必要时手术治疗或内镜下局部治疗。

例题 3

慢性胃炎应考虑手术治疗的是(C)

A. 有脐状突起　　　　　　B. 有溃疡形成　　　　　　C. 有重度不典型增生

D. 有反复性上消化道出血　　E. 有血管透见

【重点梳理】

手术治疗 中年以上的慢性萎缩性胃炎患者,如在治疗或随访过程中出现溃疡、息肉、出血,或即使未见明显病灶,但胃镜活检病理中出现中、重度异型增生者,结合患者临床情况可以考虑做部分胃切除,从这类患者的胃切除标本中可能检出早期胃癌。但要严格掌握指征,尤其是年轻患者。胃窦部重度萎缩性胃炎和肠化并不是手术的绝对指征,因为手术后残胃也很容易发生慢性萎缩性胃炎、肠化和癌变。

例题 4

男,30岁。上腹部疼痛3年,疼痛发作与饮食、情绪变化有关。上腹部有范围较广的轻压痛。胃镜检查:主要表现为胃窦部黏膜可透见黏膜下血管,皱襞平坦。诊断应为(C)

A. 慢性浅表性胃炎　　　　B. 胃黏膜脱垂症　　　　C. 慢性萎缩性胃炎

D. 胃癌　　　　　　　　　E. 消化性溃疡

【重点梳理】

1. **诊断** 鉴于多数慢性胃炎患者无任何症状,或即使有症状也缺乏特异性,且缺乏特异性体征,因此根据症状和体征难以作出慢性胃炎的正确诊断。慢性胃炎的确诊主要依赖于内镜检查和胃黏膜活检组织学检查,尤其是后者的诊断价值更大。

2. **鉴别诊断**

(1) 功能性消化不良:慢性胃炎患者可有消化不良的各种症状,一部分有消化不良症状者如果胃镜和病理检查无明显阳性发现,可能仅仅为功能性消化不良。当然,少数功能性消化不良患者可同时伴有慢性胃炎。但一般说来,消化不良症状的有无和严重程度与慢性胃炎的内镜所见或组织学分级并无明显相关性。

(2) 早期胃癌和胃溃疡:几种疾病的症状有重叠或类似,但胃镜及病理检查可鉴别。重要的是,如遇到黏膜糜烂,尤其是隆起性糜烂,要多取活检和及时复查,以排除早期胃癌。病理组织学诊断的影响因素:① 胃黏膜组织学变化易受胃镜检查前夜的食物性质、被检查者近日是否吸烟、胃镜操作者手法的熟练程度、患者恶心反应等诸种因素影响;② 活检是点的调查,而慢性胃炎病变程度在整个黏膜面上并非一致,要多点活检才能作出全面估计;③ 病理诊断易受病理医师主观经验的影响。

(3) 慢性胆囊炎与胆石症:其与慢性胃炎症状十分相似,同时并存者亦较多。对于中年女性诊断慢性胃炎时,要仔细询问病史,必要时行胆囊B超检查,以了解胆囊情况。

(4) 其他:慢性肝炎和慢性胰腺疾病等,也可出现与慢性胃炎类似症状,在详细询问病史后,行必要的影像学检查和特异的实验室检查。

例题 5

血清壁细胞抗体阳性多见于下列哪种疾病(C)
A. 慢性浅表性胃炎
B. 急性糜烂性胃炎
C. 慢性萎缩性胃体胃炎
D. 胃溃疡
E. 慢性萎缩性胃窦胃炎

【重点梳理】

实验室检查

(1) 胃酸分泌功能测定:非萎缩性胃炎胃酸分泌常正常,有时可以增高。萎缩性胃炎病变局限于胃窦时,胃酸可正常或低酸,测定基础胃液分泌量(BAO)及注射组胺或五肽胃泌素后测定最大泌酸量(MAO)和高峰泌酸量(PAO)以判断胃泌酸功能,有助于萎缩性胃炎的诊断及指导临床治疗。A型慢性萎缩性胃炎患者多无酸或低酸,B型慢性萎缩性胃炎患者可正常或低酸,往往在给予酸分泌刺激药后,亦不见胃液和胃酸分泌。

(2) 胃蛋白酶原测定:胃体黏膜萎缩时血清PGⅠ水平及PGⅠ/Ⅱ比例下降,严重时可伴餐后血清G-17水平升高;胃窦黏膜萎缩时餐后血清G-17水平下降,严重时可伴PGⅠ水平及PGⅠ/Ⅱ比例下降。

(3) 血清胃泌素测定:慢性萎缩性胃炎胃体为主者,因壁细胞分泌胃酸缺乏、反馈性地G细胞分泌胃泌素增多,致胃泌素中度升高。此时要与胃泌素瘤相鉴别,后者是高胃酸分泌。慢性萎缩性胃炎以胃窦为主时,空腹血清胃泌素正常或降低。

(4) 自身抗体:血清PCA和IFA阳性对诊断慢性胃体萎缩性胃炎有帮助,尽管血清IFA阳性率较低,但胃液中IFA的阳性,则十分有助于恶性贫血的诊断。

(5) 血清维生素B_{12}浓度和维生素B_{12}吸收试验:慢性胃体萎缩性胃炎时,维生素B_{12}缺乏,常低于200 ng/L。维生素B_{12}吸收试验能检测维生素B_{12}在末端回肠吸收情况且可与回盲部疾病和严重肾功能障碍相鉴别。

例题 6

男,62岁。诊断为慢性萎缩性胃炎,Hp感染阳性,根除幽门螺杆菌后复查首选方法是(A)

A. ^{14}C-呼气试验　　　　　　　B. 血清抗幽门螺杆菌抗体检查
C. 组织学检查　　　　　　　　　　D. 快速尿素酶试验
E. 胃黏膜涂片染色

【重点梳理】

Hp 检测

(1) 活组织病理学检查时可同时检测 Hp,并可在内镜检查时多取 1 块组织做快速尿素酶检查以增加诊断的可靠性。其他检查 Hp 的方法包括:① 胃黏膜直接涂片或组织切片,然后以 Gram 或 Giemsa 或 Warthin-Starry 染色(经典方法);② 细菌培养,为金标准;③ 血清 Hp 抗体测定,多在流行病学调查时用;④ 尿素呼吸试验,是一种非侵入性诊断法;⑤ 多聚酶联反应法(PCR 法),能特异地检出不同来源标本中的 Hp。

(2) 根除 Hp 治疗后,可在胃镜复查时重复上述检查,亦可采用非侵入性检查手段,如 ^{13}C 或 ^{14}C 尿素呼气试验、粪便 Hp 抗原检测及血清学检查。应注意,近期使用抗生素、质子泵抑制药、铋剂等药物,因有暂时抑制 Hp 作用,会使上述检查(血清学检查除外)呈假阴性。

例题 7

关于慢性胃炎的治疗,正确的是(BD)
A. 对 Hp 引起的慢性胃炎,应常规根除 Hp
B. 对消化不良症状的治疗无特效药,主要是经验性治疗
C. 自身免疫性胃炎主张用糖皮质激素治疗
D. 自身免疫性胃炎,伴恶性贫血时,肌注维生素 B_{12} 可纠正贫血
E. 异型增生是癌前病变,应手术治疗

【重点梳理】

1. 一般治疗　慢性萎缩性胃炎患者,不论其病因如何,均应戒烟、忌酒,避免使用损害胃黏膜的药物避免对胃黏膜有刺激性的食物和饮品,饮食宜规律,少吃油炸、烟熏、腌制食物,不食腐烂变质的食物,多吃新鲜蔬菜和水果,所食食品要新鲜并富于营养,保证有足够的蛋白质、维生素(如维生素 C 和叶酸等)及铁质摄入,精神上乐观,生活要规律。

2. 针对病因或发病机制的治疗

(1) 根除 Hp:根除 Hp 可使胃黏膜组织学得到改善;对预防消化性溃疡和胃癌等有重要意义;对改善或消除消化不良症状具有费用-疗效比优势。

(2) 保护胃黏膜:促进黏膜的修复是治疗胃黏膜损伤的重要环节之一。具有保护和增强胃黏膜防御功能或者防止胃黏膜屏障受到损害的一类药物统称为胃黏膜保护药。包括铝碳酸镁、硫糖铝、胶体铋剂、地诺前列酮(喜克溃)、谷氨酰胺类(麦滋林-S)、瑞巴派特(膜固思达)等药物。

(3) 抑制胆汁反流:促动力药如多潘立酮可防止或减少胆汁反流;胃黏膜保护药,特别是

有结合胆酸作用的铝碳酸镁制剂,可增强胃黏膜屏障、结合胆酸,从而减轻或消除胆汁反流所致的胃黏膜损害。考来烯胺可络合反流至胃内的胆盐,防止胆汁酸破坏胃黏膜屏障。

3. 对症处理

(1) 有胃黏膜糜烂和(或)以反酸、上腹痛等症状为主者,可根据病情或症状严重程度选用抗酸药、H_2受体拮抗药或质子泵抑制药(PPI)。

(2) 促动力药如多潘立酮、马来酸曲美布汀、莫沙必利、盐酸伊托必利主要用于上腹饱胀、恶心或呕吐等为主要症状者。

(3) 胃黏膜保护药如硫糖铝、瑞巴派特、替普瑞酮、吉法酯、依卡倍特适用于有胆汁反流、胃黏膜损害和(或)症状明显者。

(4) 抗抑郁药或抗焦虑治疗:可用于有明显精神因素的慢性胃炎伴消化不良症状患者,同时应予耐心解释或心理治疗。

(5) 助消化治疗:对于伴有腹胀、食欲缺乏等消化不良症而无明显上述胃灼热、反酸、上腹饥饿痛症状者,可选用含有胃酶、胰酶和肠酶等复合酶制剂治疗。

(6) 其他对症治疗:包括解痉止痛、止吐、改善贫血等。

(7) 贫血:若为缺铁,应补充铁剂。大细胞贫血者根据维生素B_{12}或叶酸缺乏分别给予补充。

4. 中药治疗 可拓宽慢性胃炎的治疗途径。常用的中成药有温胃舒胶囊、阴虚胃痛冲剂、养胃舒胶囊等。

5. 治疗慢性萎缩性胃炎而预防其癌变 迄今为止尚缺乏公认的、十分有效的逆转萎缩、肠化和异型增生的药物。

6. 手术问题 注意严格掌握手术指征。

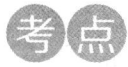

功能性消化不良

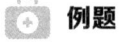

例题1

根据罗马Ⅲ的诊断标准,功能性消化不良患者症状的持续时间应该满足(A)

A. 诊断前症状出现至少6个月,近3个月有症状

B. 诊断前症状出现至少12个月,近6个月有症状

C. 诊断前症状出现至少12个月,至少12周有症状

D. 诊断前症状出现至少6个月,至少12周有症状

E. 诊断前症状出现至少6个月,至少6周有症状

【重点梳理】

概述 功能性消化不良(FD)不是一个症状,而是一组症状。每个患者各不相同,在不同的情况下出现。消化不良通常是指上腹部出现的疼痛或不适,可同时伴有胀气、早饱、餐后胀满感、恶心、纳差、胃灼热、反胃和嗳气,患者常常主诉数个症状。根据罗马Ⅳ的诊断标准,患者有以下一项或多项:① 餐后饱胀不适、早饱、中上腹痛、中上腹烧灼感症状;② 呈持续或反复发作的慢性过程(症状出现至少6个月,近3个月症状符合以上标准);③ 排除可解释症状的器质性疾病(包括胃镜检查)。

例题2

关于功能性消化不良的病因和发病机制哪项不正确(E)

A. 上胃肠动力障碍为主要病理生理基础　　B. 常有胃电异常

C. 胃感觉异常　　D. 与精神和应激因素

E. 主要与幽门螺杆菌感染有关

【重点梳理】

病理生理机制

(1) 胃十二指肠动力异常:高达60%的FD患者存在胃蠕动功能异常。

1) 胃排空延迟:多见于女性和主诉有严重餐后胀满和呕吐的患者。

2) 胃顺应性受损:胃的顺应性是一种迷走神经介导的反射,指近端胃在进餐后出现的松弛来适应食物容积,避免胃内压力明显升高。

(2) 内脏敏感性增高:来自胃肠道的主要刺激(源于顺应性、胃排空、扩张或收缩)并不会被有意识地感觉到,但是这种感觉阈值可能在FD患者中降低,结果导致患者对一些微小刺激的敏感性增加。

(3) 心理社会因素:急性生活应激在促发消化不良和其他胃肠道症状的过程中起重要作用。与健康无症状社区个体相比,消化不良患者在近6个月内发生应激性或威胁生命的生活事件的数量增加(如家庭成员死亡、失业、严重疾病、离婚),这些事件对个人的生活有负面影响。

(4) 幽门螺旋杆菌感染:Hp感染是慢性、活动性胃炎的主要病因,但是否为FD的发病因素尚存在争议。根除Hp可使部分FD患者的症状得到长期改善,对合并Hp感染的FD患者,若应用抑酸药、促动力药治疗无效时,建议向患者充分解释根除的利弊关系,在征得患者同意后予根除治疗。

例题3

根据罗马Ⅳ的诊断标准,功能性消化不良可分为(C)

A. 溃疡样消化不良、动力障碍样消化不良、反流样消化不良3个亚型

B. 溃疡样消化不良、动力障碍样消化不良、非特异性消化不良3个亚型

C. 餐后不适综合征和上腹疼痛综合征2个亚型

D. 溃疡样消化不良、动力障碍样消化不良2个亚型

E. 动力障碍样消化不良、非特异性消化不良2个亚型

【重点梳理】

分类 在罗马Ⅳ诊断标准中,FD分为2个亚型,餐后不适综合征和上腹疼痛综合征。餐后不适综合征的主要表现为早饱及餐后饱胀感,而上腹痛综合征主要为位于上腹部的疼痛或烧灼感,FD是一种排除性诊断。

例题 4

女,46岁。反复发作的上腹疼痛、早饱、嗳气半年,伴失眠、抑郁。经检查排除了食管、胃肠、肝胆胰器质性病变和糖尿病、肾脏病、结缔组织病。经放射性核素检查胃排空时间延迟,诊断为动力障碍型功能性消化不良,关于其治疗以下哪项不适用(E)

A. 避免高脂肪饮食   B. 促胃动力药物   C. 抗抑郁药物

D. 抑酸药物   E. 红霉素

【重点梳理】

1. 功能性消化不良的药物治疗 主要包括抑酸药物、抗酸药物、促动力药物(常用多潘立酮、甲氧氯普胺和莫沙必利等)、胃黏膜保护药、其他药物、治疗Hp感染等。

2. 胃动素受体激动药 胃动素受体激动药包括红霉素等,作为平滑肌细胞和肠神经胃动素受体的配体发挥作用。药理作用呈剂量依赖性。红霉素可用于糖尿病、手术后及特发性胃轻瘫所致的恶心、呕吐。低剂量用于治疗假性肠梗阻的患者。口服疗效不肯定。不适于长期使用。

例题 5（Ⅰ～Ⅲ题共用题干）

女,32岁。平素精神抑郁,失眠。3个月前因家庭不和争吵出现上腹痛、餐后腹胀、早饱、进食量减少,嗳气、恶心、呕吐,呕吐物为当餐内容物;无烧心、反酸。胃镜检查未发现胃及十二指肠溃疡、糜烂、肿瘤等器质性疾病。

Ⅰ. 诊断首先考虑(C)

A. 胃食管反流病   B. 神经性呕吐   C. 功能性消化不良

D. 肠易激综合征   E. 慢性胃炎

【重点梳理】

临床表现

(1) 主要症状包括餐后饱胀、早饱感、中上腹胀痛、中上腹灼热感、嗳气、食欲缺乏、恶心等。常以某一个或某一组症状为主,在病程中症状也可发生变化。起病多缓慢,呈持续性或反复发

作,许多患者有饮食、精神等诱发因素。

(2) 中上腹痛为常见症状,常与进食有关,表现为餐后痛,亦可无规律性,部分患者表现为中上腹灼热感。

(3) 餐后饱胀和早饱常与进食密切相关。餐后饱胀是指正常餐量即出现饱胀感;早饱是指有饥饿感但进食后不久即有饱感。

(4) 不少患者同时伴有失眠、焦虑、抑郁、头痛、注意力不集中等精神症状。

Ⅱ.为了确诊,除下列哪项外均为进一步应排除的疾病(E)

A. 肝胆胰疾病　　　　B. 糖尿病　　　　C. 肾脏病
D. 结缔组织病　　　　E. 慢性胃炎

【重点梳理】

鉴别诊断　需要鉴别的疾病包括:食管、胃和十二指肠的各种器质性疾病如消化性溃疡、胃癌等;各种肝、胆、胰疾病;由全身性或其他系统疾病引起的上消化道症状,如糖尿病、肾脏病、风湿免疫性疾病和精神神经性疾病等;药物引起的上消化道症状,如服用非甾体类抗炎药;其他功能性胃肠病和动力障碍性疾病,如胃食管反流病、肠易激综合征等。应注意,不少FD患者常同时有胃食管反流病、肠易激综合征及其他功能性胃肠病并存,临床上称之为症状重叠。

Ⅲ.有效的治疗药物不包括(A)

A. 地芬诺酯　　　　B. 法莫替丁　　　　C. 奥美拉唑
D. 阿米替林　　　　E. 西沙必利

【重点梳理】

治疗

(1) 药物治疗

1) 抑酸药物:对于有胃食管反流症状的消化不良患者,抑酸药物的治疗,无论 H_2 受体阻断药还是 PPI 都是有帮助的。对于症状缓解的患者,可以按需给患者间断或者长期处方抑酸药物。

2) 抗酸药物:抗酸药如氢氧化铝、铝碳酸镁等可减轻症状,但疗效不如抑酸药。铝碳酸镁除具有抗酸作用外,还具有吸附胆汁的功能,伴有胆汁反流者可选用。

3) 促动力药物:针对胃动力和胃容受性的药物可以改善胃排空和胃容受性,从而治疗FD。多潘立酮对于消化不良症状有明显的治疗效果,个别患者长期服用可出现乳房胀痛或溢乳现象。安全性方面,甲氧氯普胺是一种常用的促动力药物,但由于较容易出现中枢神经系统的不良反应以及锥体外系反应,故不适于长期使用;西沙必利的使用在美国受到严格限制,因它可以导致 Q-T 间期延长和快速型心动过速,已经不能再处方用于FD。而替加色罗,是一种 $5-HT_4$ 受体激动药,也同样由于心血管不良反应而停止使用。莫沙必利可显著改善FD患者早饱、腹胀、嗳气等症状。目前未见心脏等严重不良反应报道,但对 5-HT_4 受体激动药引起的心血管不良反应仍应重视。

4) 胃黏膜保护药:FD 患者可能存在黏膜防御机制的减弱,可以使用对胃黏膜有保护作用的药物,如胶体次枸橼酸铋盐、硫糖铝、磷酸铝、麦滋林-S。

5) 其他药物:消化酶和微生态制剂可作为治疗消化不良的辅助用药。复方消化酶和益生菌制剂可改善与进餐相关的腹胀、食欲缺乏等症状。

6) 治疗 Hp 感染:应用抑酸药、促动力药治疗无效时,如果患者有 Hp 感染,建议向患者充分解释根除治疗的利弊,在征得患者同意后予根除治疗。

(2) 精神心理治疗:抗焦虑、抑郁药对 FD 有一定疗效,对抑酸药和促动力药治疗无效且伴有明显精神心理障碍的患者可选择三环类抗抑郁药或 5-HT_4 再摄取抑制药(SSRI);除药物治疗外,通过群体支持放松训练,认知治疗,心理治疗催眠术进行心理干预可以有短期疗效。精神心理治疗不但可缓解症状,还可提高患者的生活质量。

例题 6

男,41 岁。因反复上腹胀痛、恶心、呕吐 3 月入院。患者紧张、焦虑、失眠。入院查体无阳性体征,肝功能、肾功能、三大常规、血脂、血糖、心电图、B 超等检查均未见异常,胃镜示浅表性胃炎,Hp 阴性,抑酸,对症治疗无效,后经心理治疗和抗焦虑治疗缓解。该患者最可能的诊断为(B)

A. 慢性胃炎　　　　　B. 功能性消化不良　　　　　C. 慢性胆囊炎
D. 慢性胰腺炎　　　　E. 胰腺癌

【重点梳理】

诊断

(1) 病史和体格检查:所有消化不良患者都应有完整的临床病史和体格检查,据此可区分消化不良和大多数胰腺或胆道疾病引起的疼痛。有慢性、无并发症的消化不良患者同时有下腹痛或不适和排便习惯改变时,应该考虑 IBS 的可能并给予相应治疗。肠外症状较多时,如乏力、头痛、肌痛和尿急等,常常提示为功能性疾病。

(2) 排除刺激性药物:应该停用与消化不良有关的常见药物,尤其是阿司匹林、NSAIDs 或 COX_2 抑制药等。对于不能停用阿司匹林或 NSAIDs 的患者,可以考虑给予小剂量 PPI 试验治疗。如果停药或抑酸治疗后症状无改善,或有提示合并溃疡的症状或体征时,应行内镜检查。

(3) 寻找"报警"征象:对于有"报警"征象的消化不良患者应行内镜检查,以除外胃或食管的恶性肿瘤。报警征象包括非有意的体重减轻、进行性吞咽困难、持续呕吐、显性或隐性消化道出血、不能解释的贫血、黄疸、淋巴结肿大和腹部可触及的包块。

(4) 初步试验室检查:可以考虑全血细胞计数、常规白细胞检测、血清钙、血糖、肝、肾功生化试验和甲状腺功能检测;部分病例考虑其他检查如血清淀粉酶、口炎性腹泻抗体、粪找虫卵和寄生虫或贾第虫抗原和妊娠试验。

(5) 内镜检查:胃镜检查可以直接看到消化性溃疡、食管炎和恶性肿瘤,诊断准确性较高。

内镜检查可以指导有针对性的药物治疗。2/3 内镜检查正常的患者是 FD 或者 NERD(即没有食管炎的 GERD)。

消化性溃疡

例题 1

消化性溃疡的发病因素中最主要的是(E)
A. 非甾体消炎药　　　　B. 前列腺素缺乏　　　　C. 胃蛋白酶
D. 胃酸　　　　　　　　E. 幽门螺杆菌

【重点梳理】

消化性溃疡的病因

(1) Hp 感染：大量研究证明 Hp 感染是消化性溃疡的重要病因。因此,对于 Hp 感染阴性的消化性溃疡,应积极寻找原因,其中以 Hp 感染检测手法不当造成假阴性、非甾体类抗炎药(NSAIDs)应用史为常见,其他原因尚包括胃泌素瘤、特发性高酸分泌、克罗恩病、心境障碍等。

(2) 非甾体类抗炎药：一些药物对消化道黏膜具有损伤作用,其中以 NSAIDs 为代表。其他药物包括肾上腺皮质激素、治疗骨质疏松的双磷酸盐、氟尿嘧啶、甲氨蝶呤等均有类似作用。

(3) 胃酸和胃蛋白酶：研究提示胃溃疡的发生主要起因于胃黏膜的局部。由于胃黏膜保护屏障的破坏,不能有效地对抗胃酸和胃蛋白酶的侵蚀和消化作用,而致溃疡发生。

(4) 胃十二指肠运动异常：主要包括胃排空过速、排空延缓和十二指肠液反流。前者可使十二指肠球部酸负荷显著增加而促使十二指肠溃疡发生,而后二者可通过胃窦局部张力增加、胃泌素水平升高、反流的胆汁和胰液对胃黏膜产生损伤而在胃溃疡的发病机制中起重要作用。

(5) 环境和生活因素：吸烟可刺激胃酸分泌增加,引起血管收缩,抑制胰液和胆汁的分泌而减弱其在十二指肠内中和胃酸的能力;烟草中烟碱可使幽门括约肌张力减低,导致胆汁反流,从而破坏胃黏膜屏障。食物对胃黏膜可引起物理和化学性损害。暴饮暴食或不规则进食可能破坏胃分泌的节律性。

(6) 精神因素：心理因素如精神紧张、情绪波动、过分焦虑可直接导致胃酸分泌失调、胃黏膜屏障削弱。消化性溃疡病的人格特征表现为顺从依赖、情绪不稳、过分自我克制、内心矛盾重重等。此类性格特点倾向于使患者在面对外来应激时,情绪得不到宣泄,从而迷走神经张力提高,胃酸和胃蛋白酶原水平上调,促进消化性溃疡的发生。

(7) 遗传因素：消化性溃疡亦为一些遗传性疾病的临床表现之一。

例题 2

消化性溃疡病并发出血时临床表现有（ABCD）

A. 呕血或黑便　　B. 失血性周围循环衰竭　　C. 氮质血症
D. 发热　　　　　E. 腹泻

【重点梳理】

上消化道出血的临床表现　溃疡出血的临床表现取决于溃疡深度、出血的部位、速度和出血量。出血量大者同时表现为呕血和黑粪，出血量较少时则仅表现为黑粪或粪便隐血试验阳性。短时间内大量出血可引起头晕、心悸、晕厥、血压下降甚至急性失血性休克。发生出血前可因病灶局部充血致疼痛症状加剧，出血后疼痛反可好转。

例题 3

消化性溃疡的主要诊断根据是（ACDE）

A. 有慢性、周期性、节律性上腹痛病史　　B. 食欲不振，反酸、呃逆等症状
C. 上腹部有固定的局限性压痛　　　　　　D. X 线检查发现龛影和变形，激惹征
E. 胃镜发现溃疡病灶

【重点梳理】

诊断　根据患者慢性病程、周期性发作的节律性中上腹疼痛等症状，可作出本病的初步诊断。上消化道钡剂检查、特别是内镜检查可确诊。内镜检查应进镜至十二指肠降段，并做到完整、细致。不能接受胃镜检查者，上消化道钡剂发现龛影，可以诊断溃疡，但难以区分其良、恶性。

例题 4（Ⅰ～Ⅴ题共用题干）

男，20 岁。2 个月来中上腹疼痛，疼痛向背部放射，伴反酸与夜间痛。既往曾有 3 次黑便史。

Ⅰ. 为明确诊断应优先检查哪些项目（A）

A. 胃镜检查　　　　B. 钡餐检查　　　　C. 血清胃泌素
D. 胃液分析　　　　E. 大便潜血试验

【重点梳理】

辅助检查

(1) 内镜检查：电子胃镜不仅可直接观察胃、十二指肠黏膜变化及溃疡数量、大小、形态及周围改变，还可直视下刷取细胞或钳取活组织做病理检查，对消化性溃疡作出准确诊断。临床上通常将消化性溃疡的内镜下表现分为活动期、愈合期、瘢痕期。

(2) 上消化道钡剂 X 线检查：上消化道气钡双重对比造影及十二指肠低张造影术是诊

消化性溃疡的重要方法。龛影为钡剂填充溃疡的凹陷部分所形成,是诊断溃疡的直接征象。胃溃疡多在小弯侧,侧面观位于胃轮廓以外,正面观呈圆形或椭圆形,边缘整齐,周围可见皱襞呈放射状向溃疡集中。胃溃疡对侧常可见痉挛性胃切迹。十二指肠球部前后壁溃疡的龛影常呈圆形密度增加的钡影,周围环绕月晕样浅影或透明区,有时可见皱襞集中征象。间接征象多系溃疡周围的炎症、痉挛或瘢痕引起,钡剂检查时可见局部变形、激惹、痉挛性切迹及局部压痛点。

(3) Hp感染的检测: Hp感染状态对分析消化性溃疡的病因、治疗方案的选择具有重要意义。检查方法可分为侵入性和非侵入性。检查前应停用质子泵抑制药、铋剂、抗生素等药物至少2周,但血清学试验不受此限。

(4) 胃液分析: 胃溃疡患者的胃酸分泌正常或稍低于正常;十二指肠溃疡患者则多增高,以夜间及空腹时更明显。胃液分析操作较繁琐,且结果可与正常人群重叠,临床工作中仅用于排除胃泌素瘤所致消化性溃疡。

(5) 血清胃泌素测定: 若疑为胃泌素瘤引起的消化性溃疡,应做此项测定。血清胃泌素水平一般与胃酸分泌呈反比,而胃泌素瘤患者常表现为两者同时升高。

(6) 粪便隐血试验: 溃疡活动期以及伴有活动性出血的患者可呈阳性。经积极治疗多在1~2周内阴转。

Ⅱ. 上消化道出血最常见的原因是(E)

A. 急性胃黏膜病变　　　B. 胃癌　　　　　　C. 食管静脉曲张破裂
D. 食管癌　　　　　　　E. 消化性溃疡　　　F. 胆道出血

【重点梳理】

上消化道出血的病因　　消化性溃疡所致消化道出血是其最常见并发症,也是上消化道出血的首要病因。发生率20%~25%。十二指肠溃疡发生概率多于胃溃疡。部分患者可以消化道出血为首发症状。

Ⅲ. 关于十二指肠球部溃疡的临床表现,哪些是正确的(提示:胃镜提示十二指肠球部溃疡)(ABCE)

A. 有空腹痛　　　　　　　　　　　B. 90%的溃疡好发于球部
C. 前壁溃疡穿孔多见　　　　　　　D. 血清胃泌素水平显著升高
E. 发生癌变机会很少

【重点梳理】

临床表现

(1) 疼痛: 慢性、周期性、节律性上腹痛是典型消化性溃疡的主要症状。典型的十二指肠溃疡疼痛常呈节律性和周期性疼痛,可被进食或服用相关药物所缓解。胃溃疡的症状相对不典型。

1) 疼痛部位：十二指肠溃疡位于上腹正中或偏右，胃溃疡疼痛多位于剑突下正中或偏左，但高位胃溃疡的疼痛可出现在左上腹或胸骨后。疼痛范围一般较局限，局部有压痛。

2) 疼痛的性质与程度：溃疡疼痛的程度不一，其性质视患者的痛阈和个体差异而定，可描述为饥饿样不适感、隐痛、钝痛、胀痛、烧灼痛等，亦可诉为嗳气、压迫感、刺痛等。

3) 节律性：十二指肠溃疡疼痛多在餐后 2~3 h 出现，持续至下次进餐或服用抗酸药后完全缓解。胃溃疡疼痛多在餐后半小时出现，持续 1~2 h 逐渐消失，直至下次进餐后重复上述规律。十二指肠溃疡可出现夜间疼痛，表现为睡眠中痛醒，而胃溃疡少见。

4) 周期性：周期性疼痛为消化性溃疡的又一特征，尤以十二指肠溃疡为突出。除少数患者在第一次发作后不再复发外，大多数患者反复发作，持续数天至数月后继以较长时间的缓解，病程中出现发作期与缓解期交替。发作可能与下列诱因有关：季节、精神紧张、情绪波动、饮食不调或服用与发病有关的药物等。

(2) 其他症状：其他胃肠道症状如嗳气、反酸、胸骨后烧灼感、上腹饱胀、恶心、呕吐、便秘等可单独或伴疼痛出现。恶心、呕吐多反映溃疡活动。频繁呕吐宿食，提示幽门梗阻。部分患者有失眠、多汗等自主神经功能紊乱症状。

(3) 体征：消化性溃疡缺乏特异性体征。疾病活动期可有上腹部局限性轻压痛，缓解期无明显体征。幽门梗阻时可及振水音、胃型及胃蠕动波等相应体征。少数患者可出现贫血、体重减轻等体质性症状，多为轻度。

Ⅳ. 下列哪些药物是根除 Hp 的常用药物(提示：患者幽门螺杆菌阳性)。(ACDE)

A. 奥美拉唑　　　　B. 甲氰米胍　　　　C. 克拉霉素
D. 羟氨苄青霉素　　E. 甲硝唑

【重点梳理】

Hp 感染的治疗

(1) 根除 Hp 可有效治疗消化性溃疡，防止复发，阻遏胃黏膜持续损伤及其引起的一系列萎缩、化生性改变，从而降低胃癌发病的风险。大量证据支持对存在 Hp 感染的溃疡患者，预防溃疡复发和并发症的第一步是给予 Hp 根除治疗。

(2) 一种质子泵抑制药+两种抗生素组成的三联疗法是常用的 Hp 根除方案。

1) 质子泵抑制药常用剂量为奥美拉唑、兰索拉唑、泮托拉唑、雷贝拉唑、埃索美拉唑等；常用抗生素为阿莫西林、克拉霉素、甲硝唑或替硝唑、呋喃唑酮(小儿不宜)、左氧氟沙星(未成年患者不宜)、利福布汀、四环素等。

2) 常用组合如 PPI+阿莫西林+克拉霉素、PPI+阿莫西林/克拉霉素+甲硝唑、PPI+克拉霉素+呋喃唑酮/替硝唑、铋剂+甲硝唑+四环素等。

3) 由于 Hp 耐药性发展很快，在三联疗法的基础上，加上含有铋剂的四联疗法已成为一线标准方案。

(3) 若 Hp 初治失败,挽救疗法应根据患者的 Hp 药敏试验决定;或暂停所有药物 2 个月以上,待 Hp 敏感性恢复后再选择复治方案。近年来有报道认为序贯疗法是治疗 Hp 感染的一种有效方法。

Ⅴ. 下列哪些不是消化性溃疡手术指征(E)
A. 反复大量出血 B. 胃溃疡疑癌变 C. 伴幽门梗阻
D. 急性穿孔 E. 内科治疗 4 周无效

【重点梳理】

手术治疗 外科治疗通常限于:胃泌素瘤患者;大量或反复出血,内科治疗无效者;急性穿孔;慢性穿透性溃疡;器质性幽门梗阻;癌溃疡或高度疑及恶性肿瘤,或伴有高级别上皮内瘤变;顽固性及难治性溃疡。术中应行冷冻切片查明病变性质,避免遗漏恶性肿瘤。

例题 5

消化性溃疡常见的合并症是(AC)
A. 出血 B. 胃黏膜脱垂 C. 幽门梗阻
D. 反流性食管炎 E. 胃癌

【重点梳理】

并发症

(1) 上消化道出血:应争取在出血后 24~48 h 内进行急诊内镜检查,既可进行鉴别诊断,又可明确出血情况,还可进行内镜下治疗。急诊出血量大、内科及内镜处理无效者应外科手术治疗。出血容易复发,对于反复出血的患者,按难治性溃疡再次进行鉴别诊断。

(2) 穿孔

1) 临床表现:消化性溃疡急性穿孔为外科急腹症,症状表现为突发剧烈上腹痛,可累及全腹并放射至右肩,亦常伴恶心、呕吐。患者极度痛苦面容,取蜷曲位抵抗运动。体格检查可见腹肌强直如板状、腹部明显压痛及反跳痛等急性腹膜炎体征。实验室检查提示外周血白细胞总数及中性粒细胞明显增高,大部分患者腹部 X 线片均可见膈下游离气体。腹膜炎症反应累及胰腺时可出现血清淀粉酶升高。

2) 鉴别:溃疡穿孔需与急性阑尾炎、急性胰腺炎、急性胆道感染、宫外孕破裂、附件囊肿扭转等外科急腹症鉴别,尚需与心肌梗死相鉴别。急性穿孔一般均需急诊外科手术,慢性穿透性溃疡可试行内科治疗,疗效不佳时应选择外科手术。

(3) 幽门梗阻

1) 临床表现:幽门梗阻可引起明显的胃排空障碍,表现为上腹饱胀、嗳气、反酸、呕吐等症状。呕吐物为酸臭宿食,不含胆汁,量大,常发生于下午或晚上,呕吐后自觉舒适。由于患者惧怕进食,体重可迅速减轻,并出现消耗症状及恶病质。反复呕吐可致胃液中 H^+ 和 K^+ 大量丢失,引起低氯低钾性代谢性碱中毒,出现四肢无力、烦躁不安、呼吸短促、手足搐搦等表现。晨起上腹部饱胀、振水音、胃型及胃蠕动波是幽门梗阻的特征性体征。

2) 鉴别:幽门梗阻应与食管排空障碍及肠梗阻相鉴别,并需排除恶性肿瘤。禁食、胃肠减压后行胃镜检查或口服水溶性造影剂后行X线摄片可确诊。器质性幽门梗阻和内科治疗无效的幽门梗阻应行外科手术。

例题 6

幽门管溃疡的特点包括(ADE)
A. 易并发幽门梗阻　　　　B. 节律性明显　　　　C. 发生率很高
D. 呕吐常见　　　　　　　E. 内科治疗效果不好

【重点梳理】

幽门管溃疡　指溃疡位于胃窦远端、十二指肠球部前端幽门管处的溃疡。症状极似十二指肠溃疡,表现为进餐后出现腹痛,疼痛剧烈,无节律性,多数患者因进餐后疼痛而畏食,抗酸治疗可缓解症状,但不能彻底,易发生幽门痉挛和幽门梗阻,出现腹胀、恶心、呕吐等症状。疼痛的节律性常不典型,但若合并DU,疼痛的节律可较典型。常伴高胃酸分泌。内科治疗效果较差。

例题 7

应激性溃疡最常见的原因为(ABC)
A. 严重休克　　　　　　　　B. 大面积烧伤,脑外伤
C. 服用过量的水杨酸和肾上腺皮质激素　　D. 精神因素
E. 进食过多

【重点梳理】

应激性溃疡　指由烧伤、严重外伤、心脑血管意外、休克、手术、严重感染等应激因素引起的消化性溃疡。由颅脑外伤、手术、肿瘤、感染及脑血管意外所引起者称Cushing溃疡;由重度烧伤所致者称Curling溃疡。多发生于应激后1~2周内,以3~7 d为高峰期。溃疡通常呈多发性、浅表性不规则形,周围水肿不明显。临床表现多变,多数症状不典型或被原发病掩盖。若应激因素不能及时排除则可持续加重。消化道出血常反复发作,部分患者可发生穿孔等严重并发症,预后差,病死率高。若原发病能有效控制,则溃疡可快速愈合,一般不留瘢痕。

例题 8

关于球后十二指肠溃疡哪项不正确(A)
A. 指发生在十二指肠球后壁的溃疡　　　B. 多出现夜间痛和背部放射痛
C. 药物治疗效果差　　　　　　　　　　D. 易并发出血
E. 常规检查易漏诊

【重点梳理】

球后十二指肠溃疡 发生于十二指肠球部环形皱襞远端的消化性溃疡,多发生在十二指肠降部后内侧壁、乳头近端。具有十二指肠溃疡的症状特征,但疼痛较重而持久,向背部放射,夜间疼痛明显,易伴有出血、穿孔等并发症。漏诊率较高。药物疗效欠佳。

例题9

巨大溃疡是指直径大于(C)
A. 0.5 cm B. 1 cm C. 2 cm
D. 3 cm E. 5 cm

【重点梳理】

特殊类型的消化性溃疡

(1) 巨大溃疡:指直径>2 cm 的溃疡。症状常难以鉴别,但可伴明显的体重减轻及低蛋白血症,大出血及穿孔较常见。临床上需要同胃癌及恶性淋巴瘤相鉴别。

(2) 复合性溃疡:指胃和十二指肠同时存在溃疡,大多先发生十二指肠溃疡,后发生胃溃疡。男性多见,疼痛多缺乏节律性,出血和幽门梗阻的发生率较高。

(3) 对吻溃疡:指在球部的前后壁或胃腔相对称部位同时见有溃疡。胃腔内好发于胃体部和幽门部的前、后壁。当消化腔蠕动收缩时,两处溃疡恰相合。

(4) 多发性溃疡:指胃或十二指肠有两个或两个以上的溃疡,疼痛程度较重、无节律性,疼痛部位不典型。

(5) 食管溃疡:通常见于食管下段、齿状线附近。多并发于胃食管反流病和食管裂孔疝患者。症状可类似于胃食管反流病或高位胃溃疡。

(6) 高位胃溃疡。

(7) 幽门管溃疡。

(8) 球后十二指肠溃疡。

(9) 吻合口溃疡:消化腔手术后发生于吻合口或吻合口附近肠黏膜的消化性溃疡。发病率与首次胃切除术式有关,多见于胃空肠吻合术,术后第2~3年为高发期。吻合口溃疡常并发出血,是不明原因消化道出血的重要原因。

(10) 无症状性溃疡:多见于老年人,无任何症状。常在体检时甚至尸检时才被发现,或以急性消化道出血、穿孔为首发症状。

(11) 应激性溃疡。

(12) 继发于内分泌瘤的溃疡:主要表现为顽固性溃疡,以 DU 多见,病程长,症状顽固,常伴有腹泻,易出现出血、穿孔等并发症,药物疗效较差。

(13) Dieulafoy溃疡:发生于胃恒径动脉基础上的溃疡,是引起上消化道致命性大出血的少见病因。男性常见,好发于各种年龄,部位多见于贲门周围6 cm。

(14) Meckel 憩室溃疡：是最常见的先天性真性憩室，系胚胎期卵黄管之回肠端闭合不全所致。多见于儿童。

例题 10

高位溃疡多见于老年人，其主要理由是(E)
A. 胃腺体黏液分泌减少　　　　　　B. 胃黏膜上皮更新能力弱
C. 胃黏膜血液供应不足　　　　　　D. 胃肠道正常蠕动减弱
E. 胃底腺区逐渐缩小

【重点梳理】

高位胃溃疡 指胃底、贲门和贲门下区的良性溃疡，疼痛可向背部及剑突下放射，尚可向胸部放射而类似心绞痛。多数患者有消瘦、贫血等体质症状。由于半生理性胃底腺萎缩和幽门腺上移，幽门腺与胃底腺交界亦逐渐上移，伴随胃黏膜退行性变增加，黏膜屏障的防御能力减弱，高位溃疡的发生机会随年龄而增大。老年人消化性溃疡常见于胃体后壁及小弯侧，直径常较大，多并发急、慢性出血。较小的高位溃疡漏诊率高，若同时伴有胃癌，常进展较快。

例题 11

消化性溃疡的主要诊断依据是(D)
A. 慢性、周期性、节律性上腹痛　　　B. 上腹部压痛
C. 钡餐检查有激惹及变形　　　　　　D. 钡餐检查有龛影
E. 胃液分析结果异常

【重点梳理】

诊断和鉴别诊断

(1) 诊断：根据患者慢性病程、周期性发作的节律性中上腹疼痛等症状，可初步诊断。上消化道钡剂检查、特别是内镜检查可确诊。龛影为诊断溃疡的直接征象，间接征象(局部变形、激惹等)特异性有限。

(2) 鉴别诊断

1) 胃癌：典型表现者鉴别并不困难。活动期消化性溃疡，尤其是巨大溃疡与胃癌之间有时不易区别。对于内镜或钡剂下形态可疑、恶性不能除外的病灶，应特别注意病灶部位、边缘有无蚕食改变、周围黏膜皱襞的变细、中断、杵状膨大的现象。内镜下活检部位应选择溃疡边缘、黏膜糜烂表面、皱襞变化移行处。

2) 胃黏膜相关淋巴样组织淋巴瘤：症状多非特异性，内镜下形态多样，典型表现为多发性浅表溃疡，与早期胃癌相比，界限不清，黏膜面可见凹凸颗粒状改变，充血明显。溃疡经抗溃疡治疗后可愈合、再发。

3) 胃泌素瘤：由胰腺非 B 细胞瘤分泌过量胃泌素、导致胃酸过度分泌所致，表现为反复发

作的消化性溃疡、腹泻等症状。溃疡大多为单发,多发生于十二指肠或胃窦小弯侧,穿孔、出血等并发症发生率高,按难治性溃疡行手术治疗后易复发。

4) 功能性消化不良:部分患者症状酷似消化性溃疡,但不伴有出血、Hp 感染等器质性改变。内镜检查可明确鉴别。

5) 慢性胆囊炎和胆石症:疼痛与进食油腻食物有关,通常位于右上腹,并发射至肩背部,可伴发热及黄疸。可反复发作。对典型表现患者不难鉴别,不典型者需依靠腹部 B 超检查。

例题 12

治疗消化性溃疡患者首选的药物是(B)

A. 黏膜保护剂　　B. 质子泵抑制剂　　C. H_2 受体拮抗剂
D. 促动力药　　　E. 抗酸剂

【重点梳理】

药物治疗

(1) 制酸药:为弱碱或强碱弱酸盐,能结合或中和胃酸,减少氢离子的逆向弥散并降低胃蛋白酶的活性,缓解疼痛,促进溃疡愈合。常用药物种类繁多,有可溶性和不可溶性两类。中和作用取决于药物颗粒大小及溶解速度,通常以凝胶最佳,粉剂次之,片剂又次之,后者宜嚼碎服用。

(2) H_2 受体拮抗药:选择性阻断胃黏膜壁细胞上的组胺 H_2 受体,抑制胃酸分泌。由于 H_2 受体拮抗药疗效确切、价格低廉,为临床常用药物。其可能的不良反应包括抗雄激素作用、免疫增强效应、焦虑、头痛等神经系统症状、肝脏及心脏毒性等,发生率低,大多轻微且可耐受。

(3) 质子泵抑制药(PPI):目前此类药物已成为治疗消化性溃疡和其他一系列酸相关性疾病的首选药物。临床上常用的质子泵抑制药包括奥美拉唑、兰索拉唑、雷贝拉唑、潘托拉唑和埃索美拉唑。质子泵抑制药是非常安全的临床药物,不良反应少见。部分患者服用后可出现头晕、口干、恶心、腹胀、腹泻、便秘、皮疹等,大多轻微而无需中断治疗。

(4) 胃黏膜保护药

1) 米索前列醇:是前列腺素 E_1 的衍生物,能抑制胃酸和胃蛋白酶分泌,增加胃十二指肠黏膜分泌功能。不良反应主要是痉挛性腹痛和腹泻,可引起子宫收缩,孕妇禁用。

2) 铋剂:为经典的消化不良与消化性溃疡药物,常用剂型包括胶体次枸橼酸铋和次水杨酸铋。主要不良反应为长期应用可能致铋中毒,又以胶体次枸橼酸铋(CBS)较次水杨酸铋(BSS)为突出,故本药适合间断服用。

3) 硫糖铝:是硫酸化多糖的氢氧化铝盐。主要临床顾虑为慢性铝中毒,应避免与柠檬酸同服,肾功能不全时应谨慎。铝剂可妨碍食物中磷的吸收,长期应用有导致骨质疏松、骨软化的风险。

4) 铝碳酸镁:迅速中和胃酸、可逆而选择性结合胆汁酸、阻止胃蛋白酶对胃的损伤。常见不良反应为腹泻。

5) 瑞巴派特(膜固思达):可促进胃黏膜 PG 合成、增加胃黏膜血流量、促进胃黏膜分泌功能、清除氧自由基等。不良反应轻微,包括皮疹、腹胀、腹痛等,多可耐受。

6) 替普瑞酮(施维舒):萜类化合物,可增加胃黏膜分泌功能、增加内源性 PG 生成、促进胃黏膜再生、增加胃黏膜血流量等,从而减轻多种因子对胃黏膜的损害作用。

7) 吉法酯:具有促进溃疡修复愈合,增加胃黏膜前列腺素,促进胃黏膜分泌,增加可视黏液层厚度,促进胃黏膜微循环等作用。

(5) 其他药物:包括促胃肠动力药物和抗胆碱能药物。对于伴有恶心、呕吐、腹胀等症状的患者,排除消化道梗阻后可酌情合用促动力药物,如甲氧氯普胺、多潘立酮、莫沙比利、伊托必利等,宜餐前服用。

胃 癌

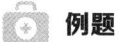

例题 1

消化道最常见的肿瘤是(B)
A. 食管癌　　　　　B. 胃癌　　　　　C. 肝癌
D. 胰腺癌　　　　　E. 直肠癌

【重点梳理】

概述 胃癌系指源于胃黏膜上皮细胞的恶性肿瘤,主要是胃腺癌。占胃部恶性肿瘤的 95%。我国除局部地区近年来有下降迹象外,就总体而言,尚无明显的下降趋势,胃癌的病死率仍约占全部肿瘤病死率的 1/5。我国胃癌高发区比较集中在辽东半岛、华东沿海以及内陆地区宁夏、甘肃、山西和陕西。南方各省为低发区。

例题 2

胃癌血行扩散最常见的部位为(E)
A. 骨骼　　　　　B. 肺　　　　　C. 卵巢
D. 皮肤　　　　　E. 肝脏

【重点梳理】

胃癌的扩散和转移途径

(1) 直接浸润蔓延:胃窦癌主要是通过浆膜下浸润的癌细胞越过幽门环或黏膜下的癌细胞通过淋巴管蔓延侵及十二指肠。贲门癌等近端癌则可直接扩展侵犯食管下端。胃癌也可直接蔓延至网膜、横结肠及肝和胰腺等。

(2) 淋巴结转移：70%左右的胃癌转移(尤其是弥漫型胃癌更多)由淋巴结途径进行。癌细胞经过胃黏膜和黏膜下淋巴丛，转移至胃周淋巴结、主动脉旁淋巴结及腹腔动脉旁淋巴结。癌细胞也通过胸导管转移至左锁骨上淋巴结。当然，也有所谓"跳跃式"转移。

(3) 血行转移：晚期患者可占60%以上。最常转移到肝脏，其次是肺、腹膜、肾上腺，也可转移到肾、脑、骨髓等。

例题 3

幽门螺杆菌是一种致病菌，下列与此菌关系最密切的疾病是(E)

A. 反流性食管炎   B. 胃息肉   C. 胃平滑肌瘤

D. Zollinger‐Ellison 综合征   E. 胃癌

【重点梳理】

胃癌的相关因素

(1) 环境因素

1) 亚硝胺致病说：胃癌的发病学说中最经典和最传统的是亚硝胺致病说。

2) 多环芳烃化合物：熏鱼、熏肉等食物中含有较严重的包括3、4-苯并芘在内的多环芳烃化合物的污染，胃癌发病率较高。

3) 其他饮食相关因素：胃癌与高盐饮食、吸烟、低蛋白质饮食和较少进食新鲜蔬菜、水果有关。

(2) 感染因素

1) 幽门螺杆菌(Hp)感染：Hp感染与胃癌发生相关，已经被WHO列为Ⅰ类致癌物。

2) EB病毒感染：部分胃癌患者的癌细胞中EB病毒感染或在癌旁组织中检出EB病毒基因组。

(3) 遗传因素：10%的胃癌患者有家族史，具有胃癌家族史者，其发病率高于人群2~3倍。少数胃癌属"遗传性胃癌综合征"或"遗传性弥漫性胃癌"。浸润型胃癌的家族发病倾向更显著，提示该型胃癌与遗传因素关系更密切。

(4) 胃癌前变化：与胃癌的关系较为密切。

例题 4

进展期胃癌，最常见的类型是(D)

A. 息肉型   B. 溃疡型   C. 弥漫浸润型

D. 溃疡浸润型   E. 浅表扩散型

【重点梳理】

进展期胃癌 胃癌突破黏膜下层累及肌层者即为进展期胃癌，也称为中晚期胃癌。

(1) Ⅰ型(息肉样型或蕈伞型)：少见。向胃腔内生长形如菜花样隆起,中央可有糜烂与溃疡,呈息肉状,基底较宽,境界较清楚。

(2) Ⅱ型(溃疡型)：较多见,肿瘤有较大溃疡形成,边缘隆起明显而清楚,向周围浸润不明显。

(3) Ⅲ型(溃疡浸润型)：最多见。中心有较大溃疡,其边缘隆起,部分被浸润破坏,境界不清,癌组织在黏膜下的浸润范围超过肉眼所见的肿瘤边界,较早侵及浆膜或淋巴结转移。

(4) Ⅳ型(弥漫浸润型)：约占10%。弥漫性浸润生长,边界模糊。因夹杂纤维组织增生,致胃壁增厚而僵硬,又称"皮革胃"。

例题 5

早期胃癌包括(ABD)
A. 黏膜内癌　　　　　　　　B. 不超过黏膜下层的癌伴淋巴结转移
C. 侵及肌层的癌　　　　　　D. 不超过黏膜下层的癌
E. 侵及浆膜层的癌

【重点梳理】

早期胃癌　病变仅限于黏膜和黏膜下层者为早期胃癌,其中黏膜层者为黏膜内癌,包括未突破固有膜的原位癌。包括隆起型(息肉型、Ⅰ型)、表浅型(胃炎型,Ⅱ型)和凹陷型(溃疡型,Ⅲ型),其中Ⅱ型又分为Ⅱa(隆起表浅型)、Ⅱb(平坦表浅型)及Ⅱc(凹陷表浅型)三亚型。

例题 6

早期胃癌目前较有前途的治疗方法是(D)
A. 开腹手术　　　　　　　　B. 内镜下氩气刀治疗
C. 放射治疗　　　　　　　　D. 内镜下 ESD 治疗或 EMR 治疗
E. 化疗或放射治疗

【重点梳理】

内镜下治疗　胃镜下手术切除早期癌,包括胃黏膜切除术、黏膜下剥离术、激光治疗、光动力治疗、微波治疗、局部注药治疗。

(1) 黏膜切除术(EMR)：不超过 2 cm 的黏膜内癌可用 EMR 治疗。

(2) 黏膜下剥离术(ESD)：是在 EMR 基础上发展而来的新技术,完全切除的标本应每个切片边缘均未见癌细胞;任何一个切片之长度应大于相邻切片中癌肿的长度;癌灶边缘距切除标本断端的水平方向距离：在高分化管状腺癌应≥1.4 mm,中分化管状腺癌则应≥2.0 mm。

(3) Nd:YAG 激光：主要适应证为早期癌直径小于 2 cm,局限于黏膜层的边缘清晰之隆起型;另外,局部进展期胃癌及胃-食管连接部癌发生梗阻者,可以此缓解梗阻狭窄等,改善症状。

(4) 光动力治疗：最普遍使用的光敏剂是 HpD(血卟啉衍生物),早期癌是最佳治疗对象,治疗局部进展期胃癌只要光可以照到的范围内均有治疗作用。

(5) 微波凝固治疗:早期可达到根治效果,晚期为姑息治疗。本法操作简便,发生并发症少,较为安全。

 例题 7(Ⅰ、Ⅱ题共用题干)

男,63岁。上腹部隐痛1个月,粪隐血(+)~(++),胃镜检查:胃小弯2 cm×2 cm溃疡,中央凹陷有污秽苔,周围隆起且不规则,质硬触之易出血,蠕动少。

Ⅰ.本例最可能是下列哪一种诊断(D)

A. 胃小弯溃疡　　　　B. 胃溃疡合并真菌感染　　　　C. 胃小弯巨大溃疡
D. 胃癌　　　　　　　E. 慢性糜烂性胃炎

【重点梳理】

胃癌的临床表现

(1) 症状:胃癌的早期多无症状或无特异性症状,发展至一定时期,则出现的症状亦无特征性,包括上腹不适、嗳气、吞酸等。进展期胃癌可出现如下症状。

1) 上腹疼痛:最常见,疼痛性质可有隐痛、钝痛。多与饮食关系不定,有的可有类似消化性溃疡症状,应用抗酸或抑酸治疗有效。当肿瘤发生转移时(尤其是侵及胰腺时),则有后背等放射痛。肿瘤穿孔时,则可出现剧烈腹痛等急腹症症状。

2) 食欲缺乏、消瘦及乏力:尽管是非特异症状,但出现率较高且呈进行性加重趋势。可伴有发热、贫血和水肿等全身症状。晚期可出现恶病质。

3) 恶心与呕吐:在较早期即可出现,以餐后饱胀及恶心为主。中晚期则可因肿瘤致梗阻或胃功能紊乱所致。胃远端癌引起的幽门梗阻时可致呕吐腐败臭气味的隔夜宿食。

4) 出血和黑粪:早癌者约20%有出血或黑粪等上消化道出血征象,中晚期者则比例更高。可仅仅是大便隐血阳性,也可有较大量呕血及黑粪。老年患者有时甚至出现无明显其他症状的黑粪。

5) 肿瘤转移致症状:包括腹腔积液、肝大、黄疸及其他脏器转移的相应症状。临床上有时遇到首发症状为转移灶的症状,如卵巢肿块、脐部肿块等。

(2) 体征:早期胃癌常无明显体征,中晚期者可出现上腹深压痛,或伴轻度肌抵抗感。上腹部肿块约出现在1/3进展期胃癌患者,多质地较硬和不规则及压痛。另外,可出现一些肿瘤转移后体征,如肝大、黄疸、腹腔积液、左锁骨上等处淋巴结肿大。当有胃癌伴癌综合征时,可有血栓性静脉炎和皮肌炎及黑棘皮病等相应体征。

(3) 并发症:胃癌的主要并发症包括出血、穿孔、梗阻、胃肠癌瘘管和周围脓肿及粘连。

(4) 伴癌综合征:表现为皮肤改变、神经综合征和血栓-栓塞、类白血病表现、类癌综合征。

Ⅱ.为明确诊断,应采取下列哪一种检查手段(C)

A. X线胃肠钡餐检查　　　　B. 癌胚抗原测定

C. 胃镜加活检　　　　　　　　　　D. 用质子泵抑制剂治疗1个月后复查胃镜

E. 血清胃泌素测定

【重点梳理】

1. 内镜检查

(1) 早期胃癌

1) Ⅰ型(隆起型)：表现为局部黏膜隆起呈息肉状，可有蒂或广基，表面粗糙或伴糜烂。

2) Ⅱ型(表浅型)：界限不明，可略隆起或略凹陷，表面粗糙。可分为以下3个亚型。

Ⅱa型(浅表隆起型)：表面不规则，凹凸不平，伴有出血、糜烂、附有白苔、色泽红或苍白。

Ⅱb型(浅表平坦型)：病灶既无隆起亦无凹陷，仅见黏膜色泽不一或欠光泽，粗糙不平，境界不明。

Ⅱc型(浅表凹陷型)：黏膜凹陷糜烂，底部细小颗粒，附白苔或发红，可有岛状黏膜残存，边缘不规则。

3) Ⅲ型(凹陷型)：病灶明显凹陷或有溃疡，底部可见坏死组织之白苔或污秽苔，间或伴有细小颗粒或小结节，有岛状黏膜残存，易出血。

(2) 进展期胃癌：隆起为主病变较大，不规则可呈菜花或菊花状，表面可有溃疡和出血。凹陷为主的病变则以肿块中间溃疡为突出表现，基地粗糙和渗出与坏死。边缘可呈结节样不规则。

2. 病理组织学检查　活组织检查对于胃癌尤其是早期胃癌的诊断至关重要，其确诊率高达90%~95%。注意取材部位是凹陷病变边缘的内侧四周以及凹陷的基底，隆起病变应在顶部与基底部取材。

例题 8（Ⅰ~Ⅲ题共用题干）

男，59岁。上腹隐痛2个月。伴食欲减退，体重减轻。

Ⅰ. 下一步应进行哪些处理(提示：胃镜提示胃体大弯侧不规则溃疡，底覆污秽苔，周围黏膜肿胀呈围堤状，质硬，胃黏膜蠕动差，病理活检未见明显癌细胞)(ABC)

A. 上腹CT　　　　　　B. 超声内镜　　　　　　C. 再行胃镜胃黏膜活检

D. 手术治疗　　　　　E. 抗溃疡治疗

【重点梳理】

辅助检查

(1) 内镜检查和病理组织学检查：内镜结合病理是最重要的辅助检查。

(2) 影像学检查

1) X线检查

a. 早期胃癌：气钡双重对比造影可发现小充盈缺损，提示隆起型早期胃癌可能，其特点是表面不规整、基底部宽。而对于浅表型者，可发现颗粒状增生或部分见小片钡剂积聚胃壁可较僵硬。凹陷型者可见浅龛影,底部毛糙不平。

b. 进展期胃癌:具体的 X 线征象如下。

Ⅰ型:充盈缺损为主,薄层对比法可观察隆起灶基底部的形态和估计隆起的高度方面有较大的作用。

Ⅱ型:随着癌肿的生长,环堤增宽,溃疡加深,环堤的内缘呈结节状,龛影的形态变得不规则,形成了所谓的"指压迹"和"裂隙征"。溃疡底多呈不规则的结节状,凹凸不平。环堤的外缘多清晰锐利,与周围胃壁分界清楚。

Ⅲ型:本型充盈像为主要表现。胃腔狭窄、胃角变形、边缘异常和小弯缩短。

Ⅳ型:胃腔狭窄、胃壁僵硬可呈直线状、阶梯状或不规则状、蠕动消失、黏膜异常。

2) CT 检查

a. 胃癌的基本征象:主要表现为胃壁增厚、腔内肿块、环堤和胃腔狭窄。

b. 胃癌的转移征象:观察胃癌腹腔或肺部转移是 CT 的主要作用之一,可分析淋巴结大小、形态,也可研究浆膜及邻近器官受侵情况。

3) 磁共振成像检查:部分作用类似 CT。

4) 实验室检查:常规检查可表现为缺铁性贫血和粪便隐血阳性甚至伴肝转移时可出现肝功能异常。

Ⅱ. 下列哪些属于胃癌癌前病变(提示:再行胃镜胃黏膜活检提示符合胃腺癌改变)(CE)

A. 胃腺体增生 B. 假幽门腺化生
C. 胃黏膜异型增生 D. 胃息肉
E. 肠型化生 F. 胃溃疡
G. 胃腺体萎缩

【重点梳理】

胃癌前变化 即指某些具有恶变倾向的病变,又分为临床概念癌前期状态(又称癌前疾病)和病理学概念癌前病变。

(1) 胃癌前疾病

1) 慢性萎缩性胃炎:该病是最重要的胃癌前疾病。

2) 胃溃疡:有一定的癌变可能性。

3) 胃息肉:由病理组织学,胃息肉分为增生性息肉和腺瘤性息肉两类。前者癌变率低,后者是真性肿瘤,根据病理形态,可分为腺瘤性(癌变率约 10%)、绒毛状(乳头状)腺瘤性(癌变率可高达 50%~70%)和混合型腺瘤性。

4) 残胃:残胃癌是指因良性疾患切除后,于残胃上发生的癌。一般认为残胃癌应是前次良性病变切除术后 5 年以上(有的指 10 年以上)在残胃所发生的原发性癌肿,但也有人将胃恶性肿瘤术后 20 年以上再发生的癌列为残胃癌。

5) 巨大胃黏膜肥厚征:病变主要见于胃体部,也可累及胃窦。临床特征是低胃酸和低蛋白血症。

6) 疣状胃炎：与胃癌的发生有一定关系。

(2) 胃癌前病变

1) 主要系指异型增生，其也称不典型增生或上皮内瘤变。病理表现为胃固有腺或化生的肠上皮在不断衰亡和增殖过程中所出现的不正常分化和增殖。根据胃腺上皮细胞的异型程度和累及范围，可分为轻度和重度。

2) 肠上皮化生(简称肠化生)是指胃固有黏膜上皮包括幽门、胃底和贲门腺出现类似小肠黏膜上皮的现象。肠化生有相对不成熟性，具有向胃黏膜和肠黏膜双向分化的特点。

Ⅲ. 确诊后应选择的治疗方案为(提示：上腹 B 超：肝、胆、胰、脾、肾未见异常，上腹 CT 提示胃体见一 3×4 cm 包块，边界欠清)（AD）

A. 术后积极化疗　　　　B. 足量放疗　　　　C. 放射介入治疗
D. 及时手术治疗　　　　E. 化疗加中药治疗

【重点梳理】

治疗

(1) 外科治疗：是治疗胃癌的主要手段。根据肿瘤是否转移、患者自身体质情况决定手术方式。但无论是根治术还是姑息手术，总的手术原则是尽量切除肿瘤组织和解除肿瘤造成的梗阻症状等。

(2) 非手术治疗

1) 化学疗法：包括外科手术前的新辅助化疗以缩小原发灶增加根治切除的可能性；术后辅助化疗用于清除隐匿性转移灶以防止复发；对于肿瘤已经播散不能手术者，则由此控制症状延长生存期。另外，腹腔内化疗(IP)效果不能确定，而腹腔内温热灌注化疗(IHCP)对病期较晚已切除的胃癌，可能有提高疗效作用。多数化疗药物有各种毒副作用，包括消化道反应、心血管和造血系统及肝肾功能影响、脱发和皮肤反应等。应采取相应的及时检测。

2) 内镜下治疗：用于早期胃癌的治疗。

3) 放射治疗：未分化癌、低分化癌、管状腺癌、乳头状腺癌均对放疗有一定的敏感性；如癌灶小而浅在，无溃疡者可能效果最好。

4) 生物治疗：通过生物制剂的直接作用或调节机体的免疫系统。包括免疫刺激药的应用、肿瘤疫苗、过继性免疫治疗、细胞因子治疗和以抗体为基础的靶向治疗及其基因治疗等。

5) 其他治疗：胃癌的治疗还包括中医中药治疗、营养支持治疗和对证处理等。

(3) 并发症的诊断、治疗和预防：主要是出血、梗阻及转移。依靠病史、体检和大便隐血试验和腹部平片等影像检查可诊断。出血治疗包括内镜下止血、应用补液止血和支持治疗。当系器质性梗阻，必要时可考虑姑息手术治疗。

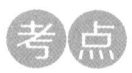

胃肠道淋巴瘤

例题 1

胃肠道淋巴瘤的临床表现包括（ABCDE）
A. 腹痛　　　　　B. 腹部包块　　　　　C. 腹泻与营养不良
D. 出血　　　　　E. 肠穿孔

【重点梳理】

临床表现

（1）一般临床表现

1）腹痛：是胃肠道淋巴瘤的常见症状，胃淋巴瘤患者腹痛可能与进食有关，症状多呈逐渐加重。

2）腹部包块：部分患者因发现腹部包块或出现肠梗阻就诊，常伴有腹痛。

3）腹泻与营养不良：多数胃肠道淋巴瘤患者可出现不同程度腹泻，小肠受累时吸收不良尤为明显，可为脂肪泻，部分患者可以吸收不良为首发和主要表现。很少出现黏液脓血便。

4）出血、肠穿孔：消化道出血可表现为粪便隐血或显性出血，大出血多发生于疾病迅速进展的患者，保守治疗效果差。穿孔是淋巴瘤患者危重并发症之一。

（2）发生在不同部位淋巴瘤的临床表现

1）胃淋巴瘤：患者相对较年轻，患者常因上腹疼痛、消化不良、贫血等症状就诊，这些症状并无特殊性。体格检查可发现上腹部包块。患者可有粪便隐血、贫血。

2）小肠淋巴瘤：较为局限，最常见的表现为腹部发作性绞痛和活动的腹部包块，部分可出现进行性不全肠梗阻；可有腹泻、吸收不良、贫血等表现，很少有发热、皮肤瘙痒等表现。可有免疫球蛋白重链异常。

3）结直肠淋巴瘤：较为少见，好发于右半结肠，表现为腹痛、腹胀、低位肠梗阻、腹泻、便血以及体重下降，症状与结肠癌难以区别。

4）食管淋巴瘤：症状与食管癌患者难以鉴别，主要表现为进行性吞咽困难。食管淋巴瘤罕见，患者多较年轻，进展快。

例题 2

男，38岁。反复上腹痛6个月，疼痛无明显规律性，应用抗酸剂治疗腹痛有时能缓解，伴腹胀、食欲减退、消瘦明显，查体：贫血外观，左锁骨上未触及肿大淋巴结，腹部可触及一包块。粪隐血阴性。胃镜检查如下图。该患者最可能的诊断是（E）

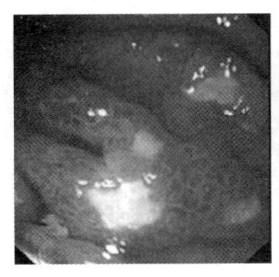 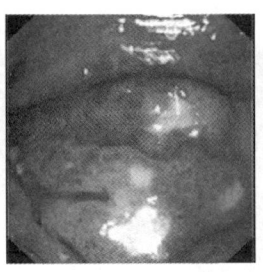 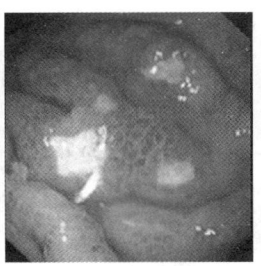 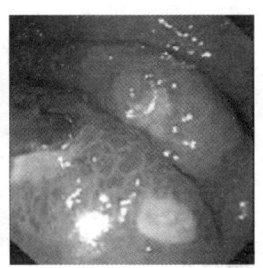

A. 胃黄斑瘤　　　　B. 胃癌　　　　　　C. 胃溃疡恶变
D. 胃泌素瘤　　　　E. 胃淋巴瘤

【重点梳理】

辅助检查

(1) 内镜检查

1) 胃镜检查是诊断胃淋巴瘤最常用的方法,肿瘤常发生在胃窦部。胃镜下常为弥漫浸润型病变,胃壁增厚,胃腔狭窄,皱襞粗大,充气胃壁扩张性差,病变组织脆,易出血。胃淋巴瘤也可为结节型病变,或较浅的浸润性病变,多发或单发,表面可见一个或多个溃疡,溃疡大而深。对内镜下怀疑淋巴瘤的病灶,建议多点深取活检。超声内镜可以了解胃壁受累的深度和周围淋巴结情况,可作为常规内镜检查的补充。细针穿刺活检在恶性肿瘤的鉴别诊断中已经广泛应用,但在淋巴瘤诊断中的作用仍有争议。

2) 结肠镜检查和活检对结直肠淋巴瘤的诊断有重要意义。

3) 对高度怀疑小肠淋巴瘤的患者情况允许,可争取小肠镜检查、活检,表现为肠壁增厚变硬,黏膜多发结节隆起,或形成肿块,肿块表面伴溃疡,或造成肠腔狭窄。

(2) X 线检查

1) 胃淋巴瘤在 X 线上表现为胃黏膜不规则增粗,但无明显破坏;单发或多发的结节、肿块,表面可有溃疡形成,溃疡周围围堤常较光整;浸润性病变,类似"皮革胃",但仍有一定的扩张度。

2) 在气钡双重造影中小肠淋巴瘤表现为局限性或广泛性病变,呈单发或多发结节充盈缺损、浸润性改变、息肉样型病变、腔内外肿块形成或肠系膜受侵犯等类型,也可表现吸收不良的 X 线征象,或出现肠套叠。

3) 超声检查、腹部和盆腔 CT 扫描、MRI 可发现胃壁和肠壁的异常,了解腹腔淋巴结、网膜淋巴结和腹膜后淋巴结以及邻近器官受累情况,为胃肠道淋巴瘤患者的诊断和分期提供帮助。

(3) Hp 检查:对怀疑胃 MALT 淋巴瘤的患者应常规进行 Hp 检测。

(4) 骨髓检查:在低度、中度和高度恶性淋巴瘤中,骨髓受累的发生率分别为 39%、36%和 18%;在中度或高度恶性淋巴瘤中,骨髓受累患者生存期显著缩短。

克罗恩病（Crohn病）

例题 1

一般认为与克罗恩病的发病有关的主要是（D）

A. 病毒感染　　　　　　　　　　B. 结核杆菌感染

C. 变态反应　　　　　　　　　　D. 免疫反应

E. 药物因素

【重点梳理】

病因及发病机制　克罗恩病的病因及发病机制迄今还不清楚。目前认为可能是多因素综合作用的结果，主要包括环境、免疫以及遗传等因素。其致病机制可能是感染、饮食等环境因素作用于遗传易感人群的肠黏膜，引起机体的自身免疫反应所致。

(1) 感染、肠道菌群和肠道免疫

1) 致病菌：多年来，人们认为CD的发生可能与感染有关，一直在寻找炎症性肠病的感染证据，但未找到明确的特异病原菌。

2) 肠道菌群：肠道共生菌作为抗原刺激物，引起肠道持续免疫反应。当肠道受到抗原刺激或免疫耐受紊乱时，则引起细胞介导免疫反应或体液免疫反应。

(2) 遗传学：克罗恩病的发病有遗传倾向，克罗恩病患者的亲属发病率高于普通人群，单卵双生子克罗恩病共患率高于双卵双生子，白种人的发病率高于其他人种。

(3) 环境因素：环境因素在克罗恩病发病中也起重要作用。克罗恩病在发达国家多见，而在发展中国家相对少见，吸烟是克罗恩病发生的危险因素。

例题 2

不是克罗恩病出现腹块的因素是（C）

A. 肠系膜淋巴结肿大　　　　　　B. 肠壁与肠系膜增厚

C. 直肠外瘘通向肛周皮肤　　　　D. 内瘘形成或局部脓肿

E. 肠粘连

【重点梳理】

腹部包块　见于10%～20%患者，由于肠粘连、肠壁增厚、肠系膜淋巴结肿大、内瘘或局部脓肿形成所致。多位于右下腹与脐周。

例题 3

关于克罗恩病腹泻,不正确的是(B)
A. 病变肠段炎症、蠕动增加和继发性吸收不良所致
B. 腹泻常伴里急后重
C. 一般无脓血或黏液便
D. 病程初期为间歇性发作
E. 病程后期为持续性糊状大便

【重点梳理】

腹泻 是克罗恩病的常见症状之一,它可能与梗阻性滞留、瘘管引起的细菌过度生长有关,也可能与胆酸在末段回肠吸收减少和肠吸收不良有关。有远端结肠炎和直肠炎者,可出现便急和里急后重。与溃疡性结肠炎相比,克罗恩病的腹泻较轻,粪便多为糊状,一般无脓血或黏液。

例题 4

克罗恩病发生腹痛的原因是(ABC)
A. 局部肠痉挛
B. 不完全或完全性肠梗阻
C. 急性肠穿孔
D. 肠蠕动增加
E. 腹水

【重点梳理】

腹痛 为最常见症状。常为轻度绞痛,位于右下腹或耻骨上方。由于疼痛常与肠内容物通过充血、水肿和狭窄的炎症肠段有关,故腹痛常发生于排便前,排便后缓解。肠壁或肠壁外因素引起的梗阻也是引起腹痛的重要原因。肠游离穿孔和腹腔内脓肿破裂可引起急腹症的表现。

例题 5

下列实验室检查结果不符合克罗恩病的是(A)
A. 粪便隐血试验常呈阴性
B. 血清溶菌酶增高
C. 血清白蛋白降低
D. 红细胞沉降率加快
E. 凝血酶原时间延长

【重点梳理】

实验室检查

(1) 血红蛋白和血清白蛋白常有降低。活动期外周血白细胞增高,红细胞沉降率(ESR)加快,血浆 C 反应蛋白(CRP)增高。

(2) 血清 ASCA(抗酿酒酵母抗体)是克罗恩病较为特异的抗体,大多数研究认为 ASCA$^+$/

pANCA⁻支持克罗恩病的诊断,而 ASCA⁻/pANCA⁺支持溃疡性结肠炎的诊断。

(3) 大便常规检查常可见白细胞,便隐血试验常呈阳性。腹泻患者应常规检查肠道病原菌、虫卵、肠道寄生虫以及艰难梭菌。有吸收不良综合征者粪脂排量增加并可有相应吸收功能改变。

例题 6

克罗恩病最常累及的部位是(E)

A. 左侧结肠 B. 回馈近端 C. 空肠
D. 直肠 E. 回肠末端

【重点梳理】

克罗恩病的病理 40%～50%的病例病变同时累及回肠和右侧结肠,最为多见;其次是单独小肠受累者,约占 1/3,主要在回肠,少数见于空肠;仅有结肠受累者占 20%～30%,以右半结肠多见。病变还可累及口腔、食管、胃、十二指肠、阑尾,以及胰腺、男女生殖器、紧邻肛门周围的皮肤(转移性克罗恩病),但较为少见。

(1) 大体表现

1) 克罗恩病病变黏膜呈纵行溃疡及鹅卵石样外观,早期可呈鹅口疮溃疡。
2) 病变肠段肠壁增厚,僵硬,肠腔变窄,严重受累肠段常有深凿溃疡延伸形成的窦道。
3) 病变呈节段性分布,病变肠段被未受累及的"跳跃"肠段分隔。
4) 病变肠段肠系膜肥厚、水肿、血管增生,可见扩张的淋巴管和肿大淋巴结,臃肿的肠系膜呈指状突起在肠管浆膜面向肠系膜对侧缘爬行("爬行脂肪"),最终包裹受累肠段。

(2) 组织学表现

1) 非干酪性肉芽肿,由类上皮细胞和多核巨细胞构成,可发生在肠壁各层和局部淋巴结。
2) 裂隙溃疡,呈缝隙状,可深达黏膜下层、肌层甚至浆膜层。
3) 肠壁各层炎症,伴固有膜底部和黏膜下层淋巴细胞聚集、黏膜下层增宽、淋巴管扩张及神经节炎等。

例题 7

X 线钡餐检查呈"跳跃征"提示为(C)

A. 小肠淋巴瘤 B. 空肠非特异性炎症 C. 克罗恩病
D. 肠结核 E. 升结肠癌

【重点梳理】

辅助检查

(1) 实验室检查:包括血常规、便常规等。
(2) 内镜检查:对怀疑有克罗恩病的患者,为确立诊断,首选内镜检查并进行活检。内镜下表现即病理部分大体表现的肠腔黏膜所见,病变呈节段性分布,呈增殖样外观,有纵行或匍行性溃疡交错呈鹅卵石样,溃疡周围黏膜相对(与溃疡性结肠炎比较)正常,肠壁僵硬,肠腔狭窄,有的有炎性息肉。

(3) 黏膜活检:尽管内镜下黏膜活检诊断克罗恩病的可靠性受取样组织标本深度的限制,但它是诊断克罗恩病过程中的重要手段。

(4) X线检查:钡剂造影可见病变肠段黏膜皱襞粗乱,纵行性或裂沟样龛影,鹅卵石样充盈缺损,假息肉、肠腔狭窄和瘘管等表现,病变呈节段性分布,有的可见"跳跃征"和"线样征"。"跳跃征"是由于病变肠段受激惹而痉挛,钡剂不能停留于激惹痉挛肠段而在其两端停留所致。"线样征"是钡剂迅速通过激惹痉挛肠段而在痉挛肠段肠腔中遗留的一细线状钡影,经典的"线样征"是由于痉挛而不是纤维化所致。肠壁深层水肿导致充盈钡剂的肠襻分离。

(5) 其他检查

1) CT能显示透壁性增厚的肠壁,是诊断肠壁外并发症的重要手段,还能区分小肠造影时肠襻分离的不同原因。

2) MRI可能在显示盆腔病变如坐骨直肠窝脓肿、辨别直肠周围瘘管与肛提肌的关系有优势。

3) 超声检查在发现由阑尾炎、输卵管-卵巢疾病、异位妊娠和盆腔炎症性疾病引起的诊断不明确的右下腹痛中有价值。

4) 无线胶囊内镜(WCE)可用于内镜检查回肠末段正常或内镜不能到达回肠末段,且其X线检查或横断影像检查没有发现病变的患者。

例题 8

对溃疡性结肠炎和克罗恩病鉴别正确的是(C)
A. 溃疡性结肠炎病变分布呈节段性
B. 克罗恩病直肠受累少见
C. 克罗恩病末端回肠受累多见
D. 溃疡性结肠炎瘘管形成多见
E. 克罗恩病肠腔狭窄少见

【重点梳理】

溃疡性结肠炎与结肠克罗恩病的鉴别要点

(1) 结肠克罗恩病:结肠克罗恩病有腹泻但脓血便少见;病变分布呈节段性;直肠受累少见;末端回肠受累多见;肠腔狭窄多见、偏心性;瘘管形成多见;内镜表现为纵行或匍行溃疡,伴周围黏膜正常或鹅卵石样改变;活检病理特征为裂隙状溃疡、上皮样肉芽肿等、黏膜下层淋巴细胞聚集、局部炎症。

(2) 溃疡性结肠炎:溃疡性结肠炎脓血便多见、病变连续;直肠绝大多数受累;末端回肠受累少见;肠腔狭窄少见、中心性;瘘管形成罕见;内镜表现为溃疡浅,黏膜弥漫性充血水肿、颗粒状,脆性增加;活检病理特征为固有膜全层弥漫性炎症、隐窝脓肿、隐窝结构明显异常、杯状细胞减少。

例题 9

女,29岁。克罗恩病史5年。近日突然出现剧烈腹痛,伴恶心、呕吐胃内容物,发热,3天未排大便。其原因可能是(B)

A. 克罗恩病复发　　B. 并发肠梗阻　　C. 并发癌变
D. 瘘管形成　　　　E. 发生急性阑尾炎

【重点梳理】

1. 临床表现

(1) 消化系统表现

1) 腹痛、腹泻。

2) 梗阻：梗阻是克罗恩病自然史中的重要特征，可以有几种形式。疾病的早期，肠壁水肿和痉挛共同引起间歇性梗阻表现，餐后症状加重，放射学表现为"线样征"。经过数年，持续炎症逐渐进展为纤维性狭窄，引起慢性梗阻，在慢性梗阻基础上可以反复发作急性肠梗阻，可能与突发的炎症、痉挛或未消化的食物阻塞狭窄的肠段有关。

3) 瘘管形成：是克罗恩病较为常见且较为特异的临床表现，因透壁性炎性病变穿透肠壁全层至肠外组织或器官而成。分内瘘和外瘘，前者可通向其他肠段、肠系膜、膀胱、输尿管、阴道、腹膜后等处，后者通向腹壁或肛周皮肤。

4) 肛门直肠周围病变：有肛裂、肛瘘以及肛周脓肿，多见于有结肠受累者。

(2) 全身表现：主要表现为发热和营养不良。发热常呈低热，有高热伴寒战者提示可能有脓肿形成。营养不良常见，表现为消瘦、贫血、低蛋白血症和维生素缺乏等，青春期前患者常有生长发育迟缓。

(3) 肠外表现

1) 骨关节表现：是最常见的肠外表现，克罗恩病(CD)的骨关节疾病比溃疡性结肠炎多见，引起很多周围关节发病。

2) 皮肤黏膜表现：皮肤结节性红斑在克罗恩病更常见，尤其是儿童，而坏疽性脓皮病更常见于溃疡性结肠炎(UC)。

3) 眼睛表现：巩膜外层炎于CD患者比UC患者多见。

4) 肝胆表现：克罗恩病肝功能检查常有异常，但严重的肝胆疾病少见，重症病例可有脂肪肝。

5) 泌尿生殖系统表现：除肠穿孔可侵犯泌尿生殖系统，引起肾盂、输尿管扩张积水外，CD患者还可有尿酸结石和草酸盐结石。

6) 小肠吸收不良：可能通过几种不同的病理生理机制发生，包括弥漫性小肠炎症、广泛小肠切除所致的短肠综合征，吸收不良能引起很多营养缺乏。

2. 并发症　肠梗阻最常见，其次是腹腔脓肿，偶可并发急性穿孔或大量便血。炎症迁延不愈者癌变风险增加。

例题 10

下列哪项不是克罗恩病的治疗措施(D)
A. 氨基水杨酸制剂　　　B. 糖皮质激素　　　C. 免疫抑制剂
D. 非甾体类抗炎药　　　E. 手术治疗

【重点梳理】

克罗恩病的治疗

(1) 一般治疗：所有 CD 患者必须戒烟。保持充足的营养和纠正特殊营养成分的缺乏甚为重要，由于 CD 患者多有小肠的消化、吸收不良，故要注意营养补充的方法和有效性。一般给高营养低渣饮食，适当给予叶酸、维生素 B_{12} 等多种维生素及微量元素。

(2) 药物治疗

1) 氨基水杨酸制剂：水杨酸偶氮磺胺吡啶对克罗恩病结肠炎和回肠结肠炎有效并可用于结肠克罗恩病的维持缓解治疗。治疗期间应定期监测患者的肝、肾功能，监测患者的外周血象。

2) 糖皮质激素：对小肠和大肠克罗恩病都有效，是目前控制病情活动最有效的药物，适用于 CD 活动期。病情严重者可先用氢化可的松或地塞米松静脉给药，待病情控制后过渡到口服用药。病变局限在左半结肠者还可用激素保留灌肠。由于副作用较大，一般激素不宜用作维持治疗。

3) 免疫抑制药：免疫抑制药治疗 CD 有效。

a. 硫唑嘌呤或巯嘌呤适用于对激素治疗效果不佳或对激素依赖的慢性活动性病例，且可用作维持治疗。严重不良反应少，主要是白细胞减少等骨髓抑制表现，白细胞减少与剂量相关且可逆。其他还有发热、皮疹、关节痛、急性胰腺炎以及肝损伤等。

b. 甲氨蝶呤治疗 CD 有效，对糖皮质激素反应较差的病例可以试用。不良反应包括恶心、痉挛性腹痛、轻度转氨酶升高、轻度白细胞减少症、间质性肺炎、与剂量有关的肝纤维化。有肝硬化、慢性肝炎、高乙醇摄入、肾脏疾病、慢性肺疾病等禁忌给予甲氨蝶呤。

4) 抗菌药物：广谱抗生素如喹诺酮类药物加甲硝唑是有效的治疗手段，尤其是对有细菌过度生长、化脓性并发症的患者。

5) 生物制剂：目前，应用于临床并取得较好治疗效果的主要是抗 TNF-α 单克隆抗体英夫利昔单抗(IFX)。IFX 可能引起变态反应，可能引起关节痛、关节僵硬、发热、肌肉疼痛和乏力等不良反应，IFX 有加重心功能衰竭的危险。

6) 其他治疗：益生菌在临床应用广泛，对 CD 的治疗有所帮助，可作为 CD 的辅助治疗。

(3) 手术治疗：CD 手术切除病变肠段不能彻底解决复发问题且复发率极高，因此 CD 应以内科治疗为基础，手术适应证主要是针对并发症，包括：完全性机械性肠梗阻、瘘管或脓肿经内科治疗无效者，以及急性穿孔或不能控制的大量出血，还有怀疑有癌变改变者。

例题 11

女,22岁。半年来常感脐周或右下腹痛,伴间歇腹泻,粪便呈糊状,无脓血,右下腹有压痛。全胃肠钡餐检查:回肠末端及盲肠有多段肠曲肠腔狭窄,边缘不整齐,病变之间肠曲正常,最可能的诊断为(A)

A. 克罗恩病　　　　B. 肠结核　　　　C. 结肠癌
D. 溃疡性结肠炎　　E. 阿米巴性肉芽肿

【重点梳理】

克罗恩病的鉴别诊断

(1) 肠结核:肠结核表现最接近克罗恩病,但肠结核一般病变局限于回盲部,不呈连续性分布,溃疡多沿肠纵轴呈横行分布,瘘管及肛门直肠周围病变罕见;可能合并有肺结核或结核性腹膜炎。尤其重要的是肠结核抗结核治疗有效。

(2) 肠阿米巴病:可在右下腹引起梗阻表现和炎性包块,阿米巴结肠炎在很多细节类似溃疡性结肠炎或克罗恩病。通过大便、黏膜渗出物和活检组织中检出滋养体以及溶组织阿米巴血清滴度升高可做出阿米巴病的诊断。

(3) 小肠结肠耶尔森菌感染:症状和体征极似急性阑尾炎,是由于炎性和水肿性末端回肠和肠系膜淋巴结炎所致。该病一般自发愈合而无瘢痕形成,无梗阻、瘘管形成和慢性衰弱表现。

(4) 艾滋病相关机会感染:随着AIDS的传播,机会感染特别是细胞内鸟分枝杆菌和巨细胞病毒(CMV)感染越来越多见,可能引起回肠炎。

(5) 急性阑尾炎:应与CD急性发作进行鉴别,急性阑尾炎的特点是发作前无慢性腹部症状病史,有转移性腹痛,腹泻少见。

(6) 白塞病:白塞病可以累及小肠,在病理学上极似克罗恩病。其疼痛性口腔溃疡、眼症状及外阴溃疡通常是其主要的临床表现,很少主诉肠道的不适。

(7) 缺血性结肠炎:多见于老年患者,多有高血压、糖尿病或便秘等高危因素,一般先发作突发性左下腹痛,随后伴有便血。通常不累及直肠,大多数发作呈自限性,恢复较快。

(8) 放射性肠炎:有明确的放射治疗史,见于盆腔接受放射治疗的患者,表现为腹痛、腹泻,有的有黏液血便。

(9) 显微镜下结肠炎:包括胶原性结肠炎和淋巴细胞性结肠炎,当出现无痛性大量腹泻不伴便血时应考虑该病。

(10) 肿瘤:新生物如盲肠类癌,可以起源于回盲瓣并侵犯较长的回肠末段,引起回肠梗阻的症状和体征。空肠、回肠和盲肠的淋巴肉瘤与小肠克罗恩病有相似症状、分布和X线表现,病理组织学检查可以鉴别。

(11) 溃疡性结肠炎:见本节相应内容。

考点
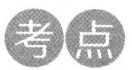

溃疡性结肠炎

例题 1

关于溃疡性结肠炎的叙述,下列哪项正确(B)

A. 病变呈节段性分布　　　　　　B. 典型的表现是慢性腹泻、便血

C. 溃疡深,易穿孔　　　　　　　D. 常常急性起病

E. 病变多位于右半结肠

【重点梳理】

概述　溃疡性结肠炎是一种病因尚不十分清楚的慢性非特异性结肠炎症性疾病。通常缓慢发病,反复发作,迁延不愈,少数患者暴发起病,病情危重。病变多累及直肠、乙状结肠,可逆行向近端结肠发展,甚至累及全结肠及末段回肠,呈连续分布;临床症状的轻重取决于结肠病变的范围和严重程度,主要表现为血性腹泻和黏液血便,大部分患者通常要经历多次复发和缓解的临床过程,可合并不同程度的全身症状;可伴发与肠道炎症和 HLA 易感性相关的肠外表现。

例题 2

溃疡性结肠炎的病理变化中哪项是错误的(E)

A. 可见充血、水肿、灶性出血　　　B. 可见肠腺隐窝脓肿

C. 可见沿结肠纵轴发展的浅小不规则溃疡　　D. 常出现炎性息肉

E. 肠壁或肠系膜淋巴可见非干酪性肉芽肿

【重点梳理】

组织病理学

(1) 活动期

1) 黏膜全层有弥漫性特殊分布的慢性炎症细胞(淋巴细胞、浆细胞)及中性粒细胞、嗜酸性粒细胞浸润。特别是隐窝底部至黏膜肌之间灶性或弥漫性的浆细胞浸润是提示 UC 的有力证据;上皮细胞间中性粒细胞浸润结合上皮细胞破坏往往是疾病活动性的标志,隐窝炎、隐窝脓肿也是 UC 常见的病理组织学表现。

2) 黏膜结构的改变,上皮表面不规则、破坏、隐窝变浅、分叉、破坏、排列紊乱、隐窝和黏膜固有层分离等。

3) 黏膜表层糜烂、溃疡形成,潘氏细胞化生、黏蛋白缺失、黏膜肌层增厚。

(2) 缓解期

1) 中性粒细胞消失,慢性炎症细胞减少。

2) 隐窝大小、形态不规则,排列紊乱。

3) 腺上皮与黏膜肌层间隙增宽。

4) 潘氏细胞化生。

 例题 3

溃疡性结肠炎钡剂灌肠可以见到如下几种表现,除外(C)

A. 黏膜皱襞粗乱或有细颗粒变化

B. 多发性浅龛影

C. 病变呈节段性分布

D. 带有小充盈缺损,提示有炎性息肉存在

E. 肠管缩短,结肠袋消失呈管状

【重点梳理】

X 线钡剂灌肠 不作为首选检查手段,可作为结肠镜检查有禁忌证或不能完成全结肠检查时的补充。主要 X 线征有:① 黏膜粗乱和(或)颗粒样改变;② 多发性浅溃疡,表现为管壁边缘毛糙呈毛刺状或锯齿状以及见小龛影,亦可有炎症性息肉而表现为多个小的圆形或卵圆形充盈缺损;③ 肠管缩短,结肠袋消失,肠壁变硬,可呈铅管状。重度患者不宜做钡剂灌肠检查,以免加重病情或诱发中毒性巨结肠。

例题 4

下列哪项不是溃疡性结肠炎(UC)的常见并发症(A)

A. 瘘管形成　　　　B. 结肠大出血　　　　C. 结肠癌变

D. 关节炎　　　　　E. 结节性红斑

【重点梳理】

并发症

(1) 中毒性巨结肠:约 5% 的重症 UC 患者可出现中毒性巨结肠。此时结肠病变广泛而严重,肠壁张力减退,结肠蠕动消失,肠内容物与气体大量积聚,致急性结肠扩张,一般以横结肠最为严重。常因低钾、钡剂灌肠、使用抗胆碱能药物或阿片类制剂而诱发。临床表现为病情急剧恶化,毒血症明显,有脱水与电解质平衡紊乱,出现肠型、腹部压痛,肠鸣音消失。血白细胞计数显著升高。X 线腹部平片可见结肠扩大,结肠袋形消失。易引起急性肠穿孔,预后差。

(2) 癌变:多见于广泛性结肠炎、病程漫长者。病程>20 年的患者发生结肠癌风险较正常人增高 10~15 倍。

(3) 其他并发症:结肠大出血发生率约3%;肠穿孔多与中毒性巨结肠有关;肠梗阻少见,发生率远低于 CD。

例题 5

下列哪项不需与溃疡性结肠炎进行鉴别诊断(E)

A. Crohn 病 B. 慢性细菌性痢疾 C. 大肠癌
D. 肠易激综合征 E. 炎症性假性息肉

【重点梳理】

鉴别诊断

(1) 急性自限性结肠炎:各种细菌感染,如痢疾杆菌、沙门菌、直肠杆菌、耶尔森菌、空肠弯曲菌等。急性发作时发热、腹痛较明显,粪便检查可分离出致病菌,抗生素治疗有良好效果,通常在 4 周内消散。

(2) 阿米巴肠炎:病变主要侵犯右侧结肠,也可累及左侧结肠,结肠溃疡较深,边缘潜行,溃疡间的黏膜多属正常。粪便或结肠镜取溃疡渗出物检查可找到溶组织阿米巴滋养体或包囊。血清抗阿米巴抗体阳性。抗阿米巴治疗有效。

(3) 血吸虫病:有疫水接触史,常有肝、脾大,粪便检查可发现血吸虫卵,孵化毛蚴阳性,直肠镜检查在急性期可见黏膜黄褐色颗粒,活检黏膜压片或组织病理检查发现血吸虫卵。免疫学检查亦有助鉴别。

(4) UC 与 CD 的鉴别:临床上 UC 为结肠性腹泻,常呈血性,口炎与腹部包块少见,直肠受累、弥漫性或浅表性结肠炎症;CD 腹泻表现不定,常有腹痛和营养障碍,口炎、腹部包块与肛门病变常见。以回肠或右半结肠多见,病变呈节段性、全壁性、非对称性,典型者可见鹅卵石样改变、纵行裂隙状溃疡等。

(5) 其他:其他感染性肠炎(如真菌性肠炎、出血坏死性肠炎、抗生素相关性肠炎)、缺血性肠炎、放射性肠炎、过敏性紫癜、胶原性结肠炎、结肠憩室炎应和本病鉴别。

例题 6

有关柳氮磺胺吡啶治疗溃疡性结肠炎的叙述,正确的是(D)

A. 有效成分在肠道全程均有作用
B. 磺胺吡啶是主要的有效成分
C. 病变局限在直肠者可用 SASP 灌肠
D. 出现皮疹、粒细胞减少时,应改用其他药物
E. 特别适用于重型活动期患者

【重点梳理】

氨基水杨酸类 包括美沙拉嗪或 5-氨基水杨酸(5-ASA)和柳氮磺胺吡啶(SASP)。给药

方式包括口服片剂、胶囊或混悬液、液体或泡沫状灌肠剂以及栓剂。氨基水杨酸用于诱导轻-中度 UC 的缓解;也用于 UC 维持缓解。SASP 最常见的不良反应为头痛、恶心、上腹痛以及腹泻,为剂量依赖性。5-ASA 耐受性相对较好,有报道少数患者发生腹泻、头痛、恶心和皮疹。治疗期间应定期监测患者的肝、肾功能,监测患者的外周血象。

 例题 7(Ⅰ、Ⅱ题共用题干)

男,50 岁,间断性腹泻 20 余年,加重 3 个月,大便每日 4~5 次,不成形,近日纳差,体重明显减轻,化验便潜血阳性,便内有脓细胞、红细胞,血 Hb 100 g/L。

Ⅰ. 确诊的最佳手段是(C)

A. 血液生化　　　　　　　　B. 肿瘤标志物检测
C. 结肠镜检查　　　　　　　D. 腹部 CT 检查
E. 腹部超声检查

【重点梳理】

内镜下表现　由于结肠镜检查的直视性及可以同时采取黏膜组织进行病理组织学检查,使其成为目前诊断 UC 的首要检查手段。典型的活动期病变内镜下表现包括:① 累及直肠的连续性环周病变;② 黏膜血管纹理模糊或消失、充血、水肿、易脆,呈砂纸颗粒状外观,易出血;③ 多发性糜烂、浅小溃疡,少数融合成较深溃疡,覆盖或夹杂血性、黏液脓性渗出物;④ 部分左半结肠病变为主病例盲肠阑尾开口受累;⑤ 慢性病变者可见结肠袋囊变浅、变钝或消失,黏膜萎缩瘢痕化、假息肉形成及桥形黏膜,肠管纤维化、短缩偶有狭窄;⑥ 治疗后可以导致病变不连续性、异质性,特别是直肠的局部治疗能使黏膜病变看起来完全愈合,内镜下易和克罗恩肠病(CD)混淆。

Ⅱ. 此患者最可能的诊断是(B)

A. 结肠癌　　　　　　B. 溃疡性结肠炎　　　　　　C. 细菌性痢疾
D. 肠易激综合征　　　E. 肠道菌群失调

【重点梳理】

临床表现

(1) 症状:患者通常间歇性缓慢发病,少数患者暴发起病。当病变仅限于直肠时,常表现便中带血,很多患者主诉便秘而不是腹泻。当病变逆行向上进展时,开始出现腹泻伴不同程度便血、排便急迫和里急后重。最典型的临床症状是:大便次数增加或腹泻,便血或大便带血,轻中度腹痛,无腹痛,严重腹痛,体重减轻少见。

(2) 体格检查:对轻、中度患者而言,体格检查通常无明显异常发现,直肠指检可有指套染血。重症患者可有贫血、发热、心动过速、口腔溃疡、外周水肿、腹胀、肠鸣音减弱和病变区压痛等。

例题 8

重度溃疡性结肠炎临床上有以下几点,除外(A)

A. 有脓血便,每日 3～6 次
B. 有发热
C. 心率>90 次/min
D. 血红蛋白<75％正常值
E. 血沉>30 mm/h

【重点梳理】

1. **临床类型** 可分为慢性复发型、慢性持续型、暴发型和初发型。
(1) 初发型:指无既往史的首次发作。
(2) 慢性复发型:临床上最多见,指缓解后再次出现症状,常表现为发作期与缓解期交替。

2. **疾病分期**
(1) 活动期:按严重程度分为轻、中、重度。轻度指排便<4 次/d,便血轻或无,脉搏正常,无发热及贫血,血沉<20 mm/h。重度指腹泻≥6 次/d,明显血便,体温>37.8℃、脉搏>90 次/min,血红蛋白<75％正常值,血沉>30 mm/h。介于轻度与重度之间为中度。
(2) 缓解期。

3. **病变范围** 分为直肠炎、左半结肠炎(病变范围在结肠脾曲以远)及广泛结肠炎(病变累及结肠脾曲以近或全结肠)。

例题 9

下列哪项不是溃疡性结肠炎的 X 线所见(D)

A. 肠壁边缘呈锯齿状
B. 结肠袋消失,肠管缩短变硬呈铅管状
C. 肠腔有多发的圆形充盈缺损
D. X 线钡餐检查呈跳跃征象(Stier-lin sign)
E. 结肠管壁平滑,肠腔狭窄

【重点梳理】

X 线钡剂灌肠 不作为首选检查手段,可作为结肠镜检查有禁忌证或不能完成全结肠检查时的补充。主要 X 线征有:①黏膜粗乱和(或)颗粒样改变;②多发性浅溃疡,表现为管壁边缘毛糙呈毛刺状或锯齿状以及见小龛影,亦可有炎症性息肉而表现为多个小的圆形或卵圆形充盈缺损;③肠管缩短,结肠袋消失,肠壁变硬,可呈铅管状。重度患者不宜做钡剂灌肠检查,以免加重病情或诱发中毒性巨结肠。

例题 10

下列哪项不是手术治疗溃疡性结肠炎的指征(A)

A. 反复发作的轻度溃疡性结肠炎   B. 并发大出血
C. 并发结肠癌变   D. 肠穿孔
E. 合并中毒性结肠扩张

【重点梳理】

溃疡性结肠炎的手术治疗 有关 IBD 手术选择和手术操作的随机对照临床试验很少。一般原则如下。

(1) 需要手术的 UC 患者最好在外科医师和胃肠病学家共同关心下治疗。应该与需要择期手术的 UC 患者讨论所有手术方式,包括回肠肛门袋的适当位置。

(2) 术前必须由擅长于造口治疗的临床结直肠护理专家参与商议和造口部位标记。UC 患者剖腹探查通常采用中间切口。

(3) 急性暴发性 UC 选择次全结肠切除,保留一长段直肠,将其整合入腹切口下端或将其取出做成黏液瘘管,以利于今后直肠切除,并将腹腔内裂开的危险性降至最低。有脓肿存在和营养不良时不必进行一期吻合。

例题 11

经 RCT 证实对溃疡性结肠炎治疗有效的是(E)
A. 抗生素   B. 微生态制剂   C. 甲氨蝶呤
D. 尼古丁   E. 氨基水杨酸类

【重点梳理】

溃疡性结肠炎的药物治疗

(1) 活动期治疗

1) 轻度 UC：SASP 或相当剂量的 5 - ASA 是有效的一线治疗。

2) 中度 UC：可用水杨酸制剂治疗,口服水杨酸制剂或局部激素联合治疗反应不佳者改口服糖皮质激素。

3) 重度 UC

a. 一般治疗：每天体检,评估腹部压痛反跳痛。每天 4 次记录生命体征,如有恶化,增加记录次数。以图表记录大便次数和特征,包括有无血便和粪便性状。

b. 静脉给予激素,氢化可的松或甲泼尼龙。

c. 抗生素的应用：中华医学会推荐同时肠外应用广谱抗生素控制肠道继发感染,如硝基咪唑、喹诺酮类、氨苄西林或头孢类。

d. 抗胆碱药、止泻药、非甾体抗炎药和阿片类药有促发结肠扩张的危险,应停用。

e. 强化治疗的第 3 天进行客观地再评估。

f. 如果最初 3 d 治疗无改善,可考虑结肠切除或静脉环孢素治疗。

(2) 维持缓解：推荐 UC 患者通常必须接受氨基水杨酸、AZA 或 6 - MP 维持治疗,以降低复发危险性。一般对所有患者都推荐终生维持治疗,特别是左半结肠或广泛性 UC 和 1 年复发 1 次以上的远段结肠炎患者。对不愿服药且缓解已 2 年的远段结肠炎患者,停药可能是合理的。然而有证据显示维持治疗可降低结直肠癌发生的危险性。

缺血性肠病

例题 1(Ⅰ~Ⅳ题共用题干)

女,59 岁。反复上腹部疼痛 1 个月,复发伴晕厥 5 h。因关节炎长期间断服用止痛药。

Ⅰ. 为明确诊断,应紧急检查的项目包括[提示:查体:T 36.5℃,P 102 次/min,R 22 次/min,BP 78/50 mmHg。神志清楚,腹稍膨隆,腹软,上腹部轻压痛,肝、脾肋下未触及,Murphy 征(-),肠鸣音 8 次/min](ACDE)

A. 血常规 B. 胃肠造影 C. 胃镜
D. 凝血功能 E. 腹部 X 线平片 F. 腹部 B 型超声
G. 肝功能 H. 肠镜

【重点梳理】

缺血性肠病的辅助检查

(1) 实验室检查:多数患者外周血白细胞增多,血沉增快,可出现血清转氨酶、肌酸激酶、乳酸脱氢酶、碱性磷酸酶增高,腹水淀粉酶增高及代谢性酸中毒。粪便检查可见红细胞和脓细胞,隐血试验阳性,但培养无致病菌生长。

(2) 内镜检查:急性肠系膜缺血表现为黏膜充血、水肿、瘀斑,黏膜下出血,黏膜呈暗红色,血管网消失,可有部分黏膜坏死,继之黏膜脱落、溃疡形成,病变部与正常肠段之间界限清晰,一旦缺血改善,其症状消失快,病变恢复快,即"两快"。病理组织学黏膜下层有大量纤维素血栓和含铁血黄素细胞为此病特征。结肠缺血的内镜改变大致相同,但出血结节是其特征性表现,由黏膜下出血或水肿形成,与钡灌肠检查时的特征相对应,其表面光滑、柔软、质脆易出血,多为一过性,可在数天内消失。

(3) 血管造影:阳性征象:① 非血管阻塞性肠系膜缺血:主动脉没有阻塞,其中小分支可存在节段性狭窄;② 栓子:肠系膜上动脉内的圆形充盈缺损,伴远端血管完全或次全闭塞;③ 血栓形成:常在肠系膜上动脉起始处,可见血管突然中断,可伴有反应性血管收缩,管径普遍变细;④ 肠系膜静脉血栓形成:表现为门静脉-肠系膜静脉系统发生闭塞,伴有血管腔内充盈缺损或静脉侧支形成。

(4) X 线检查:腹部平片多数病例早期可见局限性痉挛,随后见肠腔积气,节段性扩张,病变肠段结肠袋消失,但无特异性;部分患者可见类似小肠 Kerckring 皱襞样的横嵴,后者为本病的特征性 X 线征象之一。钡灌肠检查早期可见特征性的多发息肉样充盈缺损,称之为"指压迹征",肠管痉挛、脾曲锐角征早期亦多见,随后出现结肠袋消失,溃疡所致不规则龛影,有时呈锯齿样充盈缺损,如肠壁内出现钡剂显影则有特异性,说明坏死深达肌层。后期表现为铅管样狭窄、由假憩室形成的龛影和假息肉形成的充盈缺损。

(5) 其他检查:腹部 CT 有助于肠系膜静脉血栓的诊断,可见肠系膜上静脉增宽,其中可见低密度信号,强化阶段可见周边强化,呈"牛眼征"。B 超检查早期可见肠壁增厚、五层肠壁结构,后期出现肠腔狭窄。彩色多普勒超声可见缺血肠段的血流明显少于正常,有助于确定缺血的范围。

Ⅱ. 出现这些症状的原因最可能是(提示:胃镜检查见急性糜烂出血性胃炎。腹部 X 线平片未见异常。经抑制胃酸分泌、保护胃黏膜、输血等处理,血压渐趋稳定。但入院第 3 天突然发生全腹剧烈疼痛,以左下腹为甚,便血次数增加,由黑粪发展为暗红色黏液血便)(E)

  A. 治疗措施不当,病情加重   B. 肠道积血排出
  C. 继发弥散性血管内凝血   D. 继发细菌性痢疾
  E. 继发缺血性结肠炎   F. 继发溃疡性结肠炎

【重点梳理】

结肠缺血 2/3 以上患者有腹痛,因病变多累及左半结肠,腹痛多位于左下腹,为突发性绞痛,轻重不一,进食后加重。腹痛多伴有便意,部分患者可在 24 h 内排出与粪便相混合的红色或暗红色血液。其他症状有厌食、恶心、呕吐、低热等。体格检查发现左下腹轻中度压痛、腹胀、低热、心率加快,大便隐血呈阳性。发生肠梗死时可有压痛、反跳痛、腹肌紧张等腹膜炎的体征。肠鸣音开始亢进,随后逐渐减弱甚至消失。

Ⅲ. 此时可采取的治疗措施有(胃镜检查提示:胃黏膜病变减轻,无活动性出血。结肠镜检查显示:乙状结肠纵行溃疡,广泛糜烂、充血、水肿,有活动性出血,病变与正常肠段之间界限清楚,考虑"缺血性结肠炎")(ACDEF)

  A. 抗生素   B. 胃肠减压   C. 输血
  D. 血管扩张剂   E. 补充循环血量   F. 抗凝治疗
  G. 外科手术

【重点梳理】

1. 内科治疗

(1) 原发病的治疗:纠正心力衰竭和心律失常,补充血容量,同时尽可能避免使用血管收缩剂、洋地黄类药物,肠缺血症状加重,诱发或加速肠管坏死;慎用肾上腺糖皮质激素,以免坏

死的毒素扩散和促发肠穿孔。

(2) 抗凝及溶栓治疗：肠系膜血管血栓形成患者，可用肝素和链激酶、尿激酶溶栓治疗。24 h 后再进行血管造影检查，如果肠管血供已建立，则可以去除导管，继续使用抗凝剂和溶纤药治疗 7~10 d，再改为阿司匹林、潘生丁等适量口服，持续 3 个月。使用过程中要注意出血倾向，监测出、凝血功能以便随时调整剂量。

(3) 扩血管药及其他：目的在于解除血管痉挛。可以将罂粟碱用生理盐水稀释至 1.0 g/L，按 30~60 mg/h 速度用输液泵经肠系膜动脉插管输入。如无并发症，动脉给药可持续 5 d。非血管阻塞性肠缺血在输注 24 h 后改生理盐水 30 min，再重做血管造影以决定是否继续用药。选用足量、广谱而有效的抗生素，纠正电解质和酸碱平衡失调，加强支持治疗以促进肠黏膜细胞功能的恢复。

2. 介入治疗 对于非血管阻塞性肠缺血的早期患者，经过原发病的积极治疗和经动脉内灌注扩血管药物后，是可以治愈的。一旦确诊为非血管阻塞性肠缺血，无论有无腹膜炎体征，都可以经造影导管向动脉内灌注血管扩张剂。在用药过程中，反复进行血管造影来动态观察血管痉挛情况，如果注药后血管痉挛缓解，临床腹痛逐渐减轻或消失，可以逐渐停止灌药。一般持续用药不超过 5 d。如果灌药后病情无明显缓解，还出现腹膜炎的体征，则应急诊行剖腹探查术。对于血栓形成或栓塞者，可通过导管灌注链激酶、尿激酶等溶栓剂，可使早期患者避免手术治疗。溶栓治疗有引起消化道出血的并发症，治疗中应引起重视。

Ⅳ. 目前应采取的措施是（提示：在治疗过程中出现左下腹明显压痛、反跳痛和肌紧张。T 38.3℃，复查血常规，WBC $12.6×10^9/L$）（D）

    A. 加强抗感染   B. 继续当前治疗，密切观察
    C. 胃肠减压   D. 手术探查
    E. 禁食，全胃肠外营养   F. 罂粟碱扩张血管

【重点梳理】

外科治疗 非血管阻塞性肠缺血，一旦出现腹膜炎的体征，必须及时地进行手术探查。手术主要是判断肠管组织活力，可经过观察肠管色泽、动脉搏动和肠蠕动的情况来判断。对已坏死的肠管，如果仅局限在某一段肠管，可以做肠管切除。对于可疑的坏死肠管，可暂时予以保留，经 12~24 h 的药物灌注后，再判断以便决定是否做肠管切除。如果肠管已广泛坏死，手术切除常没有可能性。老年人肠系膜血管阻塞的诊断一旦确立，则要考虑剖腹探查术。术中可以根据肠襻的色泽和肠系膜动脉的搏动来判断栓子栓塞和血栓形成，然后再采取不同的手术方式。手术方式有：① 动脉栓子摘除术；② 肠系膜动脉血管重建术。

例题 2（Ⅰ、Ⅱ题共用题干）

男，70 岁。腹痛 2 天，排鲜血便 1 天。腹痛为持续性钝痛，伴有腹泻 7~8 次，每次 50~100 ml 鲜血便，无里急后重，无发热，无皮疹，近期无体重下降，平素排便正常。查体：腹软，左

下腹部有压痛,无反跳痛及肌紧张,未触及包块。

Ⅰ.该患者最可能的诊断为(A)

A. 缺血性结肠炎　　　　B. 急性细菌性痢疾　　　　C. 克罗恩病
D. 溃疡性结肠炎　　　　E. 结肠癌

【重点梳理】

1. **诊断**　由于缺血性肠病临床表现差异很大,且无特异性,尤其是疾病的早期或轻症患者,早期诊断较困难。因此,对凡具有易患因素的患者,如高血压病、冠心病、动脉硬化症、心力衰竭和心房纤颤等疾病,一旦出现腹痛持续>2 h,尤其是症状与体征不相称,即应考虑本病,争取早期诊断和早期治疗。

2. **鉴别诊断**　缺血性肠病主要与各种功能性胃肠病、炎症性肠病、憩室炎、急性细菌性肠炎、肠结核、肠型白塞病、结肠癌、肠道恶性淋巴瘤等多种疾病相鉴别。最常被误诊为炎症性肠病,但缺血性肠炎具有症状消失快,内镜下病变恢复快的特点,有别于其他肠道疾病。

溃疡性结肠炎和克罗恩病多见于中青年人,而缺血性肠炎则多见于中老年人。缺血性肠炎结肠镜下病变黏膜和正常黏膜境界清楚,活检后出血少,溃疡为纵形,多沿肠系膜侧分布,罕见炎性息肉和肉芽肿形成是本病内镜下表现的主要特征。与溃疡型结肠炎比较,它是一种节段性疾病,基本不累及直肠;与克罗恩病比较,无鹅卵石样改变。个别患者充血水肿严重,肠镜下表现为黏膜呈暗红色,结节状,甚至呈瘤样隆起,易误诊为结肠癌。

Ⅱ.该患者病变部位可能为(D)

A. 回盲部　　　　　　　B. 横结肠　　　　　　　C. 结肠脾曲
D. 乙状结肠　　　　　　E. 直肠

【重点梳理】

病理学　缺血性肠病可发生于全肠道,以左半结肠多见。多发生于脾曲、降结肠和乙状结肠。病理变化因缺血的程度和病程发展阶段的不同而表现不一。Marson按病程将其分为缺血期、修复期和狭窄期。

(1) 急性期:肉眼可见肠腔积液扩张,肠壁因水肿出血变厚,黏膜面出现不规则形褐色瘀斑、出血灶,黏膜片状坏死脱落,显微镜下见到上皮细胞坏死,黏膜固有层出血、水肿、中性粒细胞浸润,黏膜下层毛细血管扩张,小静脉内血栓形成。

(2) 修复期:肉眼见大小不一的溃疡,多位于系膜的对侧,溃疡纵行或匐行性,溃疡深者修复后形成瘢痕,常引起肠腔狭窄,有时因腺体增生过度形成假息肉。显微镜下见坏死残留的腺体出现增生,溃疡基底见丰富的毛细血管,浆细胞和淋巴细胞浸润,如累及肌层可见肌细胞浆空泡形成和核固缩现象。

(3) 狭窄期:肠腔缩窄,肠壁增厚僵直,镜下见黏膜腺体结构不完整,大量纤维增生。

考点
抗生素相关菌群失调性腹泻

例题

关于抗生素相关菌群失调性腹泻,正确的是(ACDE)

A. 肉眼血便为主要临床表现
B. 病变局限于左半结肠
C. 轻型 AAD 停用抗生素后大多数病例很快恢复
D. 患者多以腹泻就诊
E. 病变局限于右半结肠

【重点梳理】

1. 临床表现 患者多以腹泻就诊,单纯腹泻患者,症状轻微,结肠无假膜形成,停用有关抗生素后腹泻自行好转。约85%的抗生素相关性出血性结肠炎由患者口服氨苄西林及其衍生物引起。它以肉眼血便为主要临床表现,病变局限于右半结肠,每日大便十余次,病程短,可在1~3 d自愈。

2. 治疗 即刻停用可疑抗生素。轻型 AAD 停用抗生素后大多数病例很快恢复。加强支持治疗,纠正低白蛋白血症,水、电解质、酸碱失衡。

(1) 病因治疗:停用抗生素或改用敏感窄谱抗生素。重症患者可针对致病菌如艰难梭状杆菌选用万古霉素、甲硝唑、杆菌肽等治疗。真菌性肠炎可用抗真菌药物治疗,如制霉菌素、两性霉素 B、酮康唑、咪康唑等。

(2) 生态制剂的应用:目前,直接或间接应用生理菌以达到纠正菌群失调已经成为共识。生态制剂可应用活菌、死菌及其代谢产物。

(3) 止泻药的应用:当病因未明或病因明确而治疗乏策或未能奏效时,如腹泻较重,为防止脱水、电解质紊乱、酸碱失衡及营养障碍,可适当给予止泻剂。

(4) 中医治疗方案:实验研究已经证实,中药单味药具有促进菌群生长和调整菌群失调的作用。如刺五加、五味子、宁夏枸杞子及阿胶对婴儿双歧杆菌生长有明显的促进作用。中医药复方的研究表明四君子汤对抗生素造成的小鼠肠道菌群失调具有预防作用。因此,治疗上遵循健脾、温中、分利、固涩四个原则。

(5) 对症及支持治疗:重点是维持水、电解质平衡。轻症患者可口服补液盐,失水较多或饮水有困难者则应静脉补给。在大量广泛使用抗生素时,进行肠道菌群的监测是十分必要的,对老年患者尤应如此。对于抗生素相关性肠道菌群失调诱发的腹泻,必须足够重视肠源性感染发生的可能。

假膜性肠炎

例题 1

不符合菌群失调性假膜性肠炎的描述是(E)

A. 与梭形芽孢杆菌有关　　B. 与长期使用广谱抗生素有关
C. 与肠道正常菌群失调有关　　D. 形成假膜性肠炎
E. 主要累及小肠

【重点梳理】

病因病理　难辨梭状芽孢杆菌广泛存在于土壤、水、各种动物和人类的尿道、阴道内,正常健康人肠道含量极少。绝大多数抗生素可造成肠道菌群紊乱,使难辨梭状芽孢杆菌过度增殖。难辨梭状芽孢杆菌主要引起结肠炎,侵犯小肠者少见。该菌本身并无侵袭性,造成结肠黏膜损伤是由于其产生的 4 种毒素:毒素 A、毒素 B、蠕动改变因子和不稳定因子综合作用的结果。毒素 A 使细胞内 cAMP 增加,而出现回、结肠黏膜炎症细胞浸润、出血及绒毛损害,使肠壁通透性增加,导致结肠的水、钠、氯等离子分泌增加。在结肠和回肠细胞膜上已证实有毒素 A 特异性糖蛋白受体,大剂量毒素可导致兔全部小肠和结肠黏膜以及鼠回肠黏膜产生坏死性炎症和出血性肠炎。毒素 B 为细胞毒素,直接破坏肠黏膜细胞,形成坏死、假膜。

例题 2

男,18 岁。患者皮肤挫伤,用林可霉素预防感染,次日大便次数增多、出现黏液便,结合图像应考虑为(B)

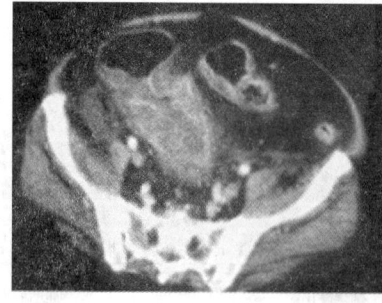
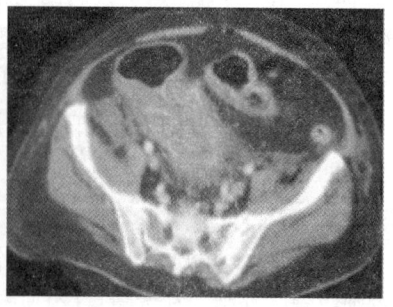

A. 结肠淋巴瘤　　B. 假膜性肠炎　　C. 结肠间质瘤
D. 结肠结核　　E. 结肠癌

【重点梳理】

辅助检查

(1) 粪便检查及培养：粪便检查的典型表现为肉眼观察可见粪便中混有假膜。显微镜下观察假膜由纤维素、黏蛋白、脱落的黏膜上皮细胞等组成。有确诊价值的实验室检查是粪便做厌氧菌培养，发现有难辨梭状芽孢杆菌生长。

(2) 毒素鉴定：粪便难辨梭状芽孢杆菌的细胞毒素试验，对 PMC 的诊断也有一定价值。如第 1 次阴性，对可疑病例应复查，有些病例可呈阳性。

(3) 内镜检查：内镜下假膜性肠炎(PMC)病变特征如下。

1) 早期病变：在正常肠黏膜上可见散在的充血斑，微隆于黏膜。

2) 典型病变：进一步发展，早期的充血斑呈现点状假膜，继而相互融合成数毫米至数厘米的圆形、椭圆形假膜。病变呈散在或较密集分布，散在病灶间可见正常黏膜是本病的特征之一。但重症病例假膜可融合成片，甚至呈管型。伪膜呈黄白色、灰色、灰黄色、黄褐色不等，隆起于黏膜，周围绕以红晕是本病另一特征。

3) 修复过程：假膜脱落，隐窝内潴留分泌物排除，黏膜展平上皮细胞再生修复呈红色斑样，10 天后黏膜恢复正常，无瘢痕遗留。

(4) 组织病理学检查：组织学表现为黏膜隐窝(肠腺)上皮分泌亢进，有大量黏液充塞隐窝腔，伴多量中性粒浸润。并由白细胞、纤维素、慢性炎症细胞和坏死脱落的上皮碎片形成假膜，堵塞隐窝口，覆盖在炎症的黏膜上，状似蘑菇云。假膜内偶见革兰阳性粗大杆菌(难辨梭状芽孢杆菌)。病变处黏膜及黏膜下层充血水肿和炎细胞浸润，而病变之间的黏膜正常或仅显轻度炎症，炎症局限于黏膜肌层以内。

(5) 其他实验室检查：可出现异常的外周血白细胞增多，以中性粒细胞增多为主。粪便常规检查可见白细胞，多数无肉眼血便或黏液便。可有低白蛋白血症，水、电解质和酸碱平衡紊乱。腹部 X 线平片可显示肠麻痹或轻至中度肠扩张。

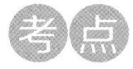

出血坏死性肠炎

例题

下列关于急性出血坏死性肠炎说法正确的是(ABCD)

A. 是一种严重的消化道急性暴发性感染性疾病

B. 病理改变以肠道出血、坏死为主

C. 与C型产气荚膜芽孢杆菌有关

D. 主要临床表现为腹痛、腹胀、便血、呕吐等

E. 起病缓慢,发病前多有不洁饮食史

【重点梳理】

1. **概述**　急性出血坏死性肠炎是一种严重的消化道急性暴发性感染性疾病,目前认为与C型产气荚膜芽孢杆菌有关。肠道严重感染导致局部淤血、缺血,胃肠道分泌功能低下,肠道屏障功能缺失。病理改变以肠道出血、坏死为主。

2. **临床表现**

(1) 起病急,发病前多有不洁饮食史,受凉、劳累等为诱发因素。主要临床表现为腹痛、腹胀、便血、恶心、呕吐,腹痛发生后即可有腹泻,伴有便血。本病病情发展迅速,严重者可很快出现肠穿孔、肠麻痹、败血症和中毒性休克等并发症。

(2) 腹部体征相对较少。体检可有腹部膨隆,可见肠型。脐周和上腹部,甚至全腹,可有明显压痛,还可扪及包块。腹膜炎时腹肌明显紧张,有反跳痛。早期肠鸣音可亢进,而后可减弱或消失。

3. **诊断**　主要根据临床症状。有不洁饮食、暴饮暴食史,突发腹痛、腹泻、便血及呕吐,伴有中度发热,或突然腹痛后出现休克症状或麻痹性肠梗阻,应考虑本病的可能,特别是呈腥臭味的洗肉水样便而无明显里急后重者。主要依靠临床综合分析确诊并进行临床分型。

4. **治疗**　本病治疗以非手术疗法为主,配合病因治疗及全身支持治疗,早期联合使用抗生素,纠正水电解质平衡紊乱,解除中毒症状,积极防治中毒性休克及其他并发症。

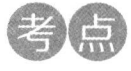

肠结核

例题 1

关于肠结核,错误的是(B)

A. 腹泻是溃疡性肠结核的主要表现　　B. 溃疡型肠结核较多发生消化道出血

C. 腹块主要见于增生型肠结核　　D. 增生型肠结核多以便秘为主要表现

E. 肠结核常有右下腹压痛

【重点梳理】

1. **病因**　肠道结核多由人型结核杆菌引起。患者多继发于开放性肺结核或喉结核,结核

杆菌随吞咽的痰进入肠道,也可能是通过与肺结核患者共进饮食,因未采取消毒隔离措施,致使结核杆菌直接进入肠道引起感染。开放性肺结核,特别是空洞型肺结核发生肠结核的机会更多。除肠道感染外,也可能经由血源感染。

2. 病理分型

(1) 溃疡型:较多见,溃疡常为多发,可聚集一处或散发在肠不同部位,其大小不一,边缘不齐,常为潜行性溃疡。底部有干酪样物质,其下为结核性肉芽组织。溃疡愈合后形成环状瘢痕而引起肠腔狭窄。结核杆菌可通过淋巴管侵犯浆膜引起纤维渗出和多个灰白色结节形成,并累及肠系膜和淋巴结。溃疡可导致穿孔并发弥漫性腹膜炎、局限性脓肿或肠瘘。因溃疡基底多有闭塞性动脉内膜炎,故较少发生大出血。

(2) 增生型:回盲部肠结核以增生型为多见,可以累及升结肠近段或盲肠,肠壁显著增厚变硬,黏膜可有多个小溃疡或大小不等的息肉样肿块。大量的结核肉芽肿和纤维组织增生,导致肠壁局限性增厚和变硬,有息肉或瘤样肿块突入肠腔使肠腔变窄,引起肠梗阻。

(3) 混合型:人体的免疫反应能力决定了病理类型,溃疡型肠结核患者常有活动性肺结核,增生型肠结核多无明显的肺部病变,即使有肺结核也多属静止状态。溃疡与增生两型的病变不是绝对的,溃疡型以坏死为主,而增生型以结核肉芽肿及纤维组织增生为主,两者常在同一患者不同时期存在,在一定的条件下互相转化。兼有两种病变者称混合型或溃疡增生型肠结核。

例题2

肠结核最好发于(A)

A. 回盲部 B. 空肠 C. 降结肠
D. 升结肠 E. 十二指肠

【重点梳理】

发病机制 肠结核好发于回盲部(以回盲瓣为中心,包括盲肠、阑尾、回肠末段和升结肠起始部各10 cm以内称为回盲部),亦称为回盲部结核,其次少见于空肠、回肠、升结肠、横结肠、降结肠,更罕见的是多部位结核。结核杆菌进入肠道后多在回盲部引起病变,其原因可能为:① 结核杆菌系抗酸菌,在胃内少受胃酸影响,能顺利到达回盲部引起病变;② 含结核分枝杆菌的肠内容物在回盲部停留较久,增加了局部黏膜的感染机会;③ 该菌易侵犯淋巴组织,而回盲部富有淋巴组织。

例题3

下列哪项不是肠结核的常见临床表现(C)

A. 便秘 B. 腹痛 C. 便血
D. 低热 E. 腹块

【重点梳理】

临床表现 起病缓慢,病程较长,疾病早期缺乏特异症状,但随病情进展可有以下表现。

(1) 腹痛:慢性腹痛,疼痛性质一般为隐痛或钝痛,多位于右下腹,是肠结核好发于回盲部之故。

(2) 大便习惯改变:腹泻是溃疡型肠结核的主要表现,而便秘多见于增生型肠结核。腹泻、便秘交替出现是肠功能紊乱的一种表现。腹泻次数可每日达十余次,伴里急后重,粪便中可有黏液或脓液,极少数患者可出现便血。

(3) 腹部包块:回盲部增生型肠结核常发生周围纤维性粘连,肠系膜淋巴结肿大;溃疡型肠结核肠壁有穿孔或已有结核瘤形成时,病变的肠管和周围组织粘连,也会表现为右下腹肿块,往往难与恶性肿瘤相鉴别。

(4) 全身症状:溃疡型肠结核表现为下午低热或不规则热,伴有盗汗、倦怠、消瘦。并同时有肠外结核特别是肺结核的临床表现。回盲部增生型肠结核无毒血症的症状、无发热。部分患者可在右下腹扪及包块、压痛、腹膜刺激征、腹水,少数患者有肠梗阻、瘘管等并发症。

例题 4

需要和肠结核相鉴别的疾病是(ABCDE)

A. 右侧结肠癌　　　　B. 阿米巴病　　　　C. 克罗恩病
D. 血吸虫性肉芽肿　　E. 溃疡性结肠炎

【重点梳理】

鉴别诊断

(1) 克罗恩病:青壮年多见,便血少见,穿孔少有,常合并痔疮、肛裂、肠壁脓肿;内镜所见:病灶为非连续性(节段性分布);好发部位:以回肠末端为中心的回盲部、升结肠;病灶特点:纵行溃疡,深凿见被覆厚白苔及黏液,可见铺路石样黏膜病变。病理检查:炎症分布肠壁全层,常有裂沟,可形成瘘管;镜检见非干酪样肉芽肿,肠系膜淋巴结偶见;偶有恶变;抗酸染色或 PCR 检测结核杆菌 DNA 阴性;抗结核治疗无效。

(2) 结肠癌:中老年多见,常有便血,偶有穿孔,常合并贫血、肠梗阻;内镜所见:病灶局限于某一肠段;好发部位:直肠、回盲部、升结肠;病灶特点:不规则溃疡,表面粗糙,质脆、易出血;病理检查:炎症分布于肠壁基层及全层,无裂沟,镜检见癌细胞团,抗酸染色或 PCR 检测结核杆菌 DNA 阴性;抗结核治疗无效。

(3) 阿米巴或血吸虫病性肉芽肿:既往有相应的感染史,通过直肠或乙状结肠镜检查或从粪便中检出病原体或虫卵多可证实诊断,相应的特效治疗有明显疗效。

(4) 溃疡性结肠炎合并逆行性回肠炎:两者鉴别一般无困难,本病以脓血便为主,这在肠结核中相对少见,溃疡性结肠炎如累及回肠者,其病变必累及整个结肠,并且以乙状结肠、直肠最为严重,乙状结肠镜或直肠镜检查可以鉴别。

(5) 回盲部淋巴瘤:发热、贫血、消瘦、肠道增生性病变均可为淋巴瘤的临床表现,有时与肠结核难以鉴别,但由于淋巴瘤以特异性抗原受体基因重排的单一性细胞增殖为特征,因此克隆性免疫球蛋白(Ig)和T细胞受体(TCR)基因重排的检出可作为淋巴瘤诊断的重要指标。但是基因重排技术也存在假阳性和假阴性结果。故诊断淋巴瘤的金标准仍然是病理诊断。

例题 5(Ⅰ、Ⅱ题共用题干)

女,26岁。低热、腹痛、便秘2个月,查体:右下腹压痛并可扪及鸡蛋大的肿块,较固定,中等硬,轻度压痛。

Ⅰ. 最可能的诊断是(C)
A. 溃疡性结肠炎　　B. 结肠癌　　C. 肠结核
D. 阑尾周围脓肿　　E. 克罗恩病

【重点梳理】

诊断

(1) 只要符合以下任一条标准,即可确诊:① 病变组织的病理切片找到结核杆菌;② 病变组织的病理切片镜下见有结核结节以及干酪样坏死性肉芽肿;③ 手术确实发现病灶,采取肠系膜淋巴结活检,证实有结核病变;④ 病变组织细菌培养或动物接种证实有结核杆菌生长。外科病理取材可以提高检出的阳性率。

(2) 典型的肠结核诊断并不困难,诊断中的注意事项如下。

1) 肠外结核病灶,主要是肺结核。

2) 发热,盗汗等结核毒血症表现,多见于溃疡型肠结核;增生型肠结核无毒血症状。

3) 腹痛、腹泻、便秘等消化道症状。

4) 右下腹压痛、肿块或原因不明的肠梗阻。

5) 多数患者有轻度贫血和轻度白细胞计数升高,尤其多见于溃疡型肠结核,也可出现血沉加快,痰培养阳性。结核菌素试验阳性对诊断有参考价值。

6) X线钡剂透视与钡剂灌肠可显示肠管激惹征及充盈缺损和狭窄征象及瘘管形成;溃疡型肠结核显示回盲部激惹现象,易充盈,造成钡影残缺;增生型肠结核可见回盲部有不规则充盈缺损,近段肠管扩张,盲肠变形,升结肠缩短。对肠结核诊断有重要价值。

7) 结肠镜检查:可见溃疡或肉芽等病变,并能取活检做病理组织学检查。若全面分析内镜的特点,再结合临床表现可提高肠结核的诊断率。

Ⅱ. 诊断肠结核最有价值的检查是(E)
A. 大便培养　　B. 钡灌肠　　C. 腹部CT
D. 全消化道造影　　E. 结肠镜检查及病理活检

【重点梳理】

结肠镜检查 可明确病变的性质与范围,可见溃疡或肉芽,并能取活检做病理组织学检查,对肠结核的诊断具有重要和肯定的价值。肠结核内镜下可分为炎症型、溃疡型、增生型及混合型。

(1) 炎症型:为发生于黏膜内的早期病变,表现为黏膜充血水肿,孤立或散在的糜烂,表面渗出,病变表浅,无溃疡和增生性病变。

(2) 溃疡型:是由于结核分枝杆菌侵犯肠黏膜血管,引起闭塞性血管炎,肠黏膜缺血坏死以及结核结节发生干酪样坏死、破溃,表现为肠壁大小不等的溃疡,呈堤状或放射状隆起,底部覆盖黄白色苔,部分可见肉芽组织生长,溃疡界限多不明显。

(3) 增生型:是因大量结核性肉芽组织形成和纤维组织显著增生,表现为增生性结节,类似铺路石样改变。

(4) 混合型:为上述多种病变同时存在。通过全面分析内镜的特点和结合临床表现可提高肠结核的诊断率。

例题 6

增生型肠结核最少见的 X 线表现是(E)

A. 黏膜皱襞粗乱　　B. 结肠袋形消失　　C. 肠壁僵硬
D. 钡影充盈缺损　　E. 钡影跳跃征象

【重点梳理】

1. **实验室检查**

(1) 血液检查:可有轻、中度贫血,血沉多明显加快。

(2) 粪便常规检查:多无特异性,粪便浓缩找结核杆菌阳性率不高,当获得阳性结果时,必须进行痰液浓缩找结核杆菌,只有痰菌阳性时才有意义,故对诊断帮助不大。

(3) 结核杆菌试验:强阳性对本病诊断有帮助,但效价低。用从结核杆菌培养液提取的结核蛋白衍生物做皮内试验称 PPD 试验,强阳性提示体内有结核杆菌感染。

(4) 聚合酶链反应(PCR):有较高的敏感性,但操作污染可产生假阳性结果。

2. **影像学检查**

(1) X 线钡餐透视:对肠结核所致肠黏膜破坏和溃疡的形成、肠道的累及范围、肠腔的狭窄程度及瘘管的显示具有重要诊断价值。溃疡型肠结核通常表现为回盲部激惹现象,易充盈,造成钡影残缺;增生型肠结核可见回盲部有不规则的充盈缺损,近段肠管扩张,盲肠变形,升结肠缩短等。但并发肠梗阻时该项检查要慎重,因为黏稠的钡剂可使部分肠梗阻演变为完全性肠梗阻,必要时可用稀钡或碘剂进行造影或钡剂灌肠。

(2) 腹部平片:如发现腹腔淋巴结钙化或胸片有肺结核病灶,对肠结核的诊断有帮助。

(3) CT:对肠结核病灶检出的敏感性和定性诊断不如 X 线钡剂透视,不易判断十二指肠水平段及空回肠病灶,但易于检出合并腹内肠外结核(如肠系膜淋巴结结核)及侵犯肠道的肠外结核灶。

例题 7

肠结核晚期常见的并发症是(D)
A. 急性肠穿孔 B. 播散性肺结核 C. 化脓性腹膜炎
D. 肠梗阻 E. 肠出血

【重点梳理】

并发症

(1) 肠梗阻：是本病最常见的并发症，主要发生在增生型肠结核，往往系肠壁环状狭窄或腹膜粘连、肠系膜挛缩、肠襻扭曲变形引起。梗阻多呈慢性进行性，以不完全性肠梗阻多见，轻重不一，少数可发展为完全性肠梗阻。

(2) 肠穿孔：主要为亚急性及慢性穿孔，可在腹腔内形成脓肿，破溃后形成肠瘘。急性穿孔较少见，常发生在梗阻近段极度扩张的肠曲，严重者可因肠穿孔并发腹膜炎或感染性休克而致死。

例题 8

下列哪几项是肠结核必须手术治疗的指征(ABCD)
A. 完全性肠梗阻 B. 急性肠穿孔
C. 慢性肠穿孔引起粪瘘经内科治疗不见好转 D. 肠道大量出血经积极抢救不能满意止血
E. 合并结核性腹膜炎

【重点梳理】

治疗　肠结核早期病变是可逆的，应强调早期诊断、早期治疗，并应坚持规范的药物治疗。治疗目的是消除症状、改善全身情况、提高生活质量、促进病灶愈合及防止并发症。

(1) 非手术治疗：主要指化学药物治疗，同时注意全身支持治疗及对症治疗。化学药物治疗原则是：① 坚持早期、联合、规律、适量、全程的原则；② 我国推荐对于无合并症的肺外结核病原则上采用初治菌阳的化疗方案；③ 建议推荐实施 DOTS 策略。

(2) 手术疗法：大多数肠结核患者经非手术治疗可治愈，少数患者因并发穿孔、肠梗阻等情况须外科手术，无论采取何种术式，患者术后均须接受抗结核药物治疗。

1) 手术适应证：急性穿孔形成弥漫性腹膜炎；慢性穿孔形成腹腔脓肿或肠瘘；伴有消化道出血，经非手术治疗无效；增生型回盲部肠结核易致不完全或完全性肠梗阻；增生型回盲部肠结核病变局限；诊断尚不肯定，又不能除外癌症者。

2) 手术方式：根据病情而定，原则上应彻底切除病变肠段，再行肠道重建术：① 回盲部或右半结肠切除术；增生型回盲部肠结核伴梗阻可行回盲部切除，如升结肠同时受侵犯宜行右半结肠切除术，然后行回肠横结肠端端或端侧吻合术。近年来已开展腹腔镜辅助下行回盲部切除术并取得良好效果;② 如回盲部病变炎症浸润广泛而固定无法切除,为解除梗阻,可先行末端回肠横结肠端侧吻合术,待3~6个月后再二期切除病变肠段,再行肠道重建术。

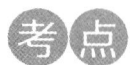

吸收不良综合征

 例题 1

营养物吸收不良时,临床表现为粪便量多、色淡,不伴腹胀的是(A)

A. 脂肪 B. 糖 C. 蛋白质
D. 维生素 E. 矿物质

【重点梳理】

1. 临床表现

(1) 吸收不良的临床表现由于疾病病因和严重度而轻重不一。总体的特征性表现是腹泻和消瘦。大便为浅黄或黄色,量多,表面常漂浮油脂层,有恶臭气味。患者虽进食足够但体重减轻。然而此典型表现并不常见。

(2) 大多数患者仅有轻微的胃肠道症状,食欲减退、胃肠胀气、腹胀和腹鸣可能是吸收不良的主要主诉,部分患者甚至可无症状。

(3) 一些患者的临床表现则是特定微量营养物缺乏导致,例如:缺铁性贫血和骨量减少可能是非典型性乳糜泻患者的唯一临床表现。有些吸收不良由于仅影响特定营养物质的吸收,因而仅表现为特定营养物质缺乏的特异性症状,例如:脂肪吸收不良表现为大便量多、油腻。胃肠胀气,腹鸣、腹胀常由于碳水化合物和蛋白质的细菌发酵。

2. 治疗 吸收不良和消化不良的治疗包括:① 纠正营养物质的缺乏;② 治疗潜在疾病。病因明确者针对病因治疗,辅以对症治疗;病因不明确者积极行对症及营养补充治疗。

(1) 饮食控制:宜采用高热量、高蛋白质、高维生素、易消化、无刺激性的低脂肪饮食。特别是脂肪泻患者,更应严格限制脂肪,每日的脂肪量不宜超过 40 g。

(2) 营养补充治疗:早期宜静脉内或肌内注射,且应加大剂量,待病情缓解后可改为口服维持量治疗。如缺铁性贫血,应补充铁剂;有出血倾向者,应补充维生素 K 和维生素 C;骨质疏松、骨软化患者可补充维生素 D 和钙。

(3) 对症处理:对于重症患者,应在治疗原发性疾病、控制饮食和给予充分支持治疗基础上,酌情对症处理,缓解症状。治疗的重点是缓解腹泻。非特异性止泻药有洛哌丁胺、地芬诺酯、阿托品和除臭鸦片酊。首选洛哌丁胺,因其大部分通过肝代谢,不易通过血脑屏障,可将中枢神经系统的副作用降至最低。对于脂肪吸收不良的患者,给予胆汁酸吸附剂可降低脂肪泻。

(4) 其他治疗:对伴有继发性感染的患者可酌情使用抗生素,如口服氟哌酸胶囊。"盲襻综合征"、小肠肿瘤、胰腺内分泌肿瘤的患者宜手术治疗。肾上腺皮质激素可增加消化道对氮、脂肪和其他营养素的吸收,并能增进食欲,对某些严重患者有一定的疗效,如静脉内注射氢化可的松,剂量为100~300 mg/24 h。但停药后有复发倾向,长期应用会导致水钠潴留,加重低钾,引起骨质疏松,故应慎用。

例题 2

可用于检测脂肪吸收不良的实验室检查包括(ABC)

A. 苏丹Ⅲ染色　　　　　　　　　　B. 近红外反射率分析法

C. ^{14}C-甘油三油酸呼吸试验　　　D. Schilling 试验

E. $^{75}SeHCAT$ 试验

【重点梳理】

实验室检查

(1) 脂类吸收试验

1) 粪便脂肪定性和定量:对于具有典型的呈麦片粥样外形的脂肪泻粪便,粪便涂片苏丹染色可找到脂肪滴。但对大多数大便外形和次数无异常的患者,粪脂排出不显著,这时需做粪脂含量测定。粪便脂肪定量检测是诊断脂肪泻的金标准。

2) 苏丹Ⅲ染色:是一种定量检测方法。因受操作和人为判读的影响,其敏感性和可靠性不高。如果操作正确,在一次的粪便标本能检测到90%有临床意义的脂肪泻患者。

3) 近红外反射率分析法:成为评价吸收不良的可供选择的新方法。与72 h粪脂检测相比,NIRA有相同的精确度,但耗时少是其优点,而且在一次粪便标本可同时测量粪脂、氮和碳水化合物。

4) ^{14}C-甘油三油酸呼吸试验:本试验测量摄入的放射标记的甘油三酸酯后呼出的 CO_2,间接反映脂肪的吸收。

(2) 碳水化合物吸收试验

1) D-木糖试验:木糖是一种戊糖,在小肠上段主要通过被动扩散,以完整形式吸收,而非通过特异的糖转运机制,故该试验反映了近端小肠黏膜的通透性和完整性。

2) 乳糖耐受试验:此试验用于诊断乳糖耐受。

3) 呼气试验:呼气试验用 H_2、$^{14}CO_2$,或 $^{13}CO_2$ 可诊断特定种类的碳水化合物吸收不良(如乳糖、果糖、蔗糖、异麦芽糖酶等)。

(3) 蛋白质吸收试验:肠道蛋白丢失可通过检测 α-1 抗胰蛋白酶清除率的方法直接证实。如有大量肠道蛋白丢失,也可通过输注 ^{99m}Tc-白蛋白和 γ 闪烁显像法来定位蛋白漏出的确切位点。血浆瓜氨酸和精氨酸浓度与小肠长度相关,在短肠综合征的患者中,吸收后血浆瓜氨酸浓度测定可用于评估有吸收功能的小肠长度,用于预测发生永久性肠道衰竭的可能性。

(4) 附加实验

1) Schilling 试验：用于鉴别维生素 B_{12} 吸收不良的病因。

2) ^{75}SeHCAT 试验：该试验不常用，多用于诊断胆汁酸性肠病。

3) 检测细菌过度生长的试验：乳果糖或其他碳水化合物的酶底物的 H_2 呼吸实验，用于诊断小肠细菌过度增殖。

4) 评价胰腺功能不全的试验：分为直接和间接实验 2 类。

嗜酸细胞性胃肠炎

例题 1

嗜酸细胞的主要炎性递质有（ABCD）

A. 主要碱性蛋白　　　　　　　　B. 嗜酸细胞阳离子蛋白

C. 嗜酸细胞源神经毒素　　　　　D. 嗜酸细胞过氧化物酶

E. 组胺

【重点梳理】

1. 流行病学　嗜酸细胞性胃肠炎是一种较少见的，可累及消化道多层组织的胃肠道嗜酸细胞增多性疾病。本病可发生于任何年龄，多见于 20～50 岁，男性稍多于女性。

2. 病因病理

(1) 嗜酸细胞性胃肠炎的病因尚不清楚。50％的病例有个人或家族哮喘、过敏性鼻炎及对食物过敏等变态反应史，激素治疗有效。食物过敏只是嗜酸细胞性胃肠炎的病因之一。本病可能存在多种病因，最终均通过嗜酸细胞浸润及释放炎症介质这一共同途径造成相同的组织病理学损害。嗜酸细胞释放的多种炎症因子如主要碱性蛋白（MBP）、嗜酸细胞阳离子蛋白（ECP）、嗜酸细胞源神经毒素（EDN）和嗜酸细胞过氧化物酶（EPO）以及溶酶、溶血性磷脂酶等对脏器的损害亦相当严重。其中 MBP 在嗜酸细胞性胃肠炎的致病过程中起主要作用。

(2) 本病可累及从食管到直肠各段，但以小肠和胃受累最为常见。组织学特点为水肿和几乎全部为嗜酸细胞的炎性细胞浸润，可以聚集成堆。其他病理改变包括小肠绒毛萎缩、黏膜及腺上皮细胞坏死和再生。嗜酸细胞浸润可以累及胃肠壁全层，也可以某一层受累为主。

(3) 分型

1) 黏膜病变型：最常见，病变主要累及黏膜层和黏膜下层，胃肠黏膜充血水肿、糜烂和嗜酸细胞浸润。

2) 肌层病变型：较少见，胃肠壁增厚、僵硬、呈结节状，常为局部病变，但有时也可弥漫累及胃和小肠。

3) 浆膜层病变型：最少见，常常全层均累及，浆膜增厚并累及肠系膜淋巴结，引起腹膜炎和腹水，腹水中有大量嗜酸细胞。

例题 2

关于嗜酸细胞性胃肠炎的临床表现，说法正确的是（ABCDE）

A. 腹痛　　　　　　　B. 腹泻　　　　　　　C. 恶心
D. 呕吐　　　　　　　E. 腹水

【重点梳理】

临床表现　首先是随炎症累及肠壁层次的不同而异，其次也与病变发生部位及广泛程度有关。最常见的临床表现为腹痛和腹泻，其次为恶心和呕吐，以及腹水等。

(1) 黏膜层病变型：典型症状为脐周腹痛或肠痉挛、恶心、呕吐、腹泻和体重减轻。儿童多为此型，多有过敏因素，因此又称"过敏性胃肠病"。病变广泛时可出现小肠吸收不良、蛋白丢失性肠病和缺铁性贫血等全身表现。青少年患者可表现为生长发育迟缓，青春期延迟和闭经，体检可发现营养不良。过敏性皮炎或荨麻疹并不多见。

(2) 肌层病变型：典型临床表现为肠梗阻或幽门梗阻，胃肠蠕动减弱或消失，出现相应的症状和体征，较为常见的是腹部绞痛伴恶心、呕吐。黏膜层或浆膜层受累亦不少见。病变常局限，但有时也可弥漫累及胃和小肠。嗜酸性粒细胞浸润食管肌层，引起贲门失弛缓症。此型患者食物过敏和变态反应病史较少见。

(3) 浆膜层病变型：最少见，典型表现为腹水，腹水中有大量嗜酸细胞。此型患者往往消化道全层均已累及。此型患者常伴有过敏和变态反应性疾病史。

(4) 嗜酸细胞性胃肠炎的临床表现：与嗜酸细胞浸润的部位亦密切相关。食管累及通常表现为胃食管反流和食管狭窄；胃部病变常表现为溃疡或幽门梗阻；小肠累及则可引起腹水或肠绞痛；结肠受累表现为结肠炎、阑尾炎、肠梗阻或穿孔。左半结肠受累时引起的肠套叠的梗阻表现不易与结肠肿瘤鉴别。肝、脾、胰和胆囊亦可因嗜酸细胞浸润而引起相应的临床表现。

例题 3

可引起嗜酸细胞增多的疾病有（ABCDE）

A. 蠕虫感染　　　　　B. 淋巴瘤　　　　　　C. 炎症性肠病
D. 嗜酸细胞胃肠炎　　E. 哮喘

【重点梳理】

辅助检查

(1) 实验室检查：80%患者有外周血嗜酸细胞增多，同时白细胞计数以及嗜酸细胞百分比均明显增高。外周血嗜酸细胞增多的程度与症状的严重程度相关。轻度外周血嗜酸细胞增多时靶器官的损伤也较轻。嗜酸细胞绝对计数在病变的不同时期波动范围亦较大。患者骨髓涂片检查亦为成熟的分叶核为主的嗜酸细胞增多的骨髓象。黏膜层病变型常因失血引起缺铁性贫血,其他异常有血浆白蛋白和球蛋白降低、血 IgE 增高(儿童患者尤为多见)、血沉中度增快。考虑嗜酸细胞性胃肠炎的患者均应行粪便检查,其主要意义在于除外肠道寄生虫感染。

(2) 影像学检查

1) 嗜酸性胃肠炎的 X 线表现缺乏特异性,60% 患者的 X 线表现可完全正常。

2) CT 检查可能发现肠壁和浆膜层增厚,局部肠系膜淋巴结肿大或腹水。

3) 超声检查是提示肌层病变型和浆膜层病变型的诊断的有效手段,具有检查迅速、经济和无创的优点。肌层病变型的超声表现为胃肠壁增厚并呈多层回声;浆膜层病变型超声可发现浆膜层增厚和腹腔积液。激素治疗后异常的超声表现消失,与外周血嗜酸细胞水平恢复正常同步,可进一步证实嗜酸细胞胃肠炎的诊断。

(3) 内镜及活检:内镜下多点活检对嗜酸细胞性胃肠炎的诊断具有重要意义。尤其是对于黏膜层病变型患者,几乎均通过内镜检查确诊。内镜下可能见到黏膜皱襞粗大、充血、溃疡或形成结节;同时在病变部位行黏膜活检证实有无嗜酸性粒细胞浸润可明确诊断。对本病要掌握手术适应证,怀疑嗜酸性胃肠炎一般不行剖腹探查术来证实,只有为解除肠梗阻或幽门梗阻,或怀疑肿瘤存在时才进行手术。

(4) 腹腔穿刺和腹腔镜:腹水患者必须行诊断性腹腔穿刺,腹水多为非感染性和渗出性,含大量嗜酸性粒细胞,须做腹水涂片染色,以区别嗜酸细胞和中性粒细胞。腹膜透析患者腹腔积液中嗜酸细胞增多常发生于透析的开始,可持续 7 周。患者可有腹痛或无症状。其原因可能为透析管中的聚酯纤维和硅橡胶复合物及术后血液的缓慢渗出引起,或插管过程中对游离空气的反应所致。

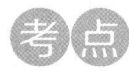

间质瘤及其他胃肠道肿瘤

胃肠间质瘤

 例题 1

关于 GIST 发生起源的正确描述是(A)

A. GIST 起源于 ICC 细胞　　　　　　　B. GIST 起源于平滑肌细胞

C. GIST 起源于肌层神经鞘　　　　　　D. GIST 起源于胃肠壁黏膜上皮细胞

E. GIST 起源于黏膜下层

【重点梳理】

概述 胃肠道间质瘤(GIST)是起源于胃肠道壁内包绕肌丛的间质细胞(ICC)的缺乏分化或未定向分化的非上皮性肿瘤,具有多分化潜能的消化道独立的一类间质性肿瘤,亦可发生于肠系膜以及腹膜后组织,以梭形肿瘤细胞 CD117 免疫组化阳性为特征。GIST 不是既往所指的平滑肌肿瘤和神经鞘瘤。

例题 2

目前所了解的 GIST 发生的分子基础是(AC)

A. *c-kit* 基因突变是 GIST 发病机制的核心环节

B. *p53* 基因突变是 GIST 发病机制的核心环节

C. *PDGFRα* 基因突变对 *c-kit* 野生型 GIST 的发生和发展起着重要作用

D. *Kras* 基因突变是 GIST 发病机制的核心环节

E. *Kras* 基因缺失是 GIST 发病机制与核心环节

【重点梳理】

病因和分子生物学

(1) *c-kit* 基因:位于人染色体 4q11-21,编码产物为 CD117,分子量为 145 kD,是跨膜酪氨酸激酶受体,其配体为造血干细胞生长因子(SCF),CD117 与配体结合后激活酪氨酸激酶,通过信号转导活化细胞内转录因子从而调节细胞生长、分化、增生。*c-kit* 基因突变导致酪氨酸激酶非配体激活,使细胞异常生长。CD117 信号转导异常是 GIST 发病机制的核心环节。*c-kit* 基因突变预示肿瘤的恶性程度高,预后不佳。

(2) *PDGFRα* 基因突变:可见于野生型无 *c-kit* 基因突变的 GIST,对 *c-kit* 野生型 GIST 的发生和发展起着重要作用。因此,GIST 从分子水平上可分三型:基因突变型、*PDGFRα* 基因突变型和 *c-kit*/*PDGFRα* 野生型。

例题 3

下列有关胃肠道间质瘤(GIST)好发部位的正确描述是(B)

A. 食管 GIST 最多见　　　　　　　　B. 胃 GIST 最多见

C. 小肠 GIST 最多见　　　　　　　　D. 大肠 GIST 最多见

E. 肠系膜 GIST 最多见

【重点梳理】

1. **大体标本病理** 大部分肿瘤源于胃肠道壁,表现为膨胀性生长,多显孤立的圆形或椭圆形肿块,境界清楚。其生长方式表现为:① 腔内型,肿瘤向消化道腔内突出,显息肉状,表面可有溃疡;② 壁内型,在胃肠道壁内显膨胀性生长;③ 腔外型,肿瘤向消化道腔外突出;④ 腔内-腔外哑铃型,肿瘤既向消化道腔内突出,又向腔外膨胀性生长;⑤ 胃肠道外肿块型,肿瘤源于肠系膜或大网膜。

2. **组织病理学**

(1) 光镜 GIST:有两种基本的组织学结构,梭型和上皮样细胞型,两种细胞常出现在一个肿瘤中。上皮细胞型瘤细胞圆形或多边形,嗜酸性,部分细胞体积较大,核深染,形态多样,可见糖原沉积或核周空泡样改变。梭型细胞呈梭形或短梭形,胞质红染,核为杆状,两端稍钝圆,漩涡状,呈束状和栅栏状分布。间质可见以淋巴细胞和浆细胞为主的炎性细胞浸润,可见间质黏液变性、透明变性、坏死、出血及钙化。

(2) 超微结构特征:电镜下,GIST 显示出不同的分化特点:有的呈现平滑肌分化的特点,如灶状胞质密度增加伴有致密小体的胞质内微丝、胞饮小泡、扩张的粗面内质网、丰富的高尔基复合体和细胞外基底膜物质灶状沉积,此类肿瘤占绝大部分。有的呈现神经样分化特点,如复杂的细胞质延伸和神经样突起、微管、神经轴突样结构以及致密核心的神经内分泌颗粒等。还有小部分为无特异性分化特点的间叶细胞。

(3) 免疫组织化学特征:CD34 常与 CD117 联合使用。另 SMA(α-平滑肌肌动蛋白)、结蛋白、S100 和 NSE(神经元特异性烯醇化酶)、神经巢蛋白、波形蛋白等在 GIST 中均有较高阳性率,其中 S-100 和 NSE 有助于神经源性肿瘤的辅助鉴别,SMA 和结蛋白有助于肌源性肿瘤的辅助鉴别,波形蛋白可用于肿瘤良恶性程度的判断。

例题 4(Ⅰ~Ⅲ题共用题干)

女,60 岁。间歇性黑便 6 个月,且时常有中上腹不适。上腹部 CT 平扫及增强示空肠起始段不规则软组织影,内部密度不均匀。小肠镜示空肠起始段见一直径约 3 cm 的黏膜下球形隆起性病灶,质硬,边界清晰,表面光滑,黏膜色泽正常,顶部中央有小而深的溃疡,覆血痂。溃疡边缘活检病理见大量梭形细胞,免疫组化示 CD117 和 CD34 均阳性。

Ⅰ.本例患者可能的诊断是(D)

A. 空肠腺癌　　　　　　　　　B. 空肠平滑肌瘤

C. 空肠平滑肌肉瘤　　　　　　D. 空肠间质瘤

E. 空肠神经鞘瘤

【**重点梳理**】

临床表现　GIST 的临床表现与肿瘤大小、部位、生长方式有关。一般症状隐匿,多在体检或腹腔手术中被发现。常见的临床表现为消化道出血、腹痛和腹部肿块。

(1) 消化道出血:由于肿瘤表面黏膜缺血和溃疡形成,血管破裂所致;其次为肿瘤中心坏死或囊性变向胃或腹腔内破溃的结果。肿瘤多生长在腔内,临床为间歇性出血,出血量不等,可有导致出血性休克者。

(2) 腹痛:出现不同部位的腹痛,为胀痛、隐痛或钝痛性质。由于肿瘤向腔内生长形成溃疡,或腔向外生长并向周围组织浸润,可引起穿孔或破溃而形成急腹症的临床表现,如急性腹膜炎、肠梗阻等,这些并发症的出现往往可为本病的首发症状。

(3) 腹部肿块:以肿瘤向腔外生长多见。

(4) 发生于不同部位的相应临床表现

1) 原发于食管的肿瘤:约半数无症状,主要表现有不同程度的胸骨后钝痛,压迫感和间歇性吞咽困难,而吞咽困难的程度与瘤体大小无明显关系。少数可有恶心、呕吐、呃逆和瘤体表面黏膜糜烂、坏死,形成溃疡出血。

2) 胃 GIST:以消化道出血最为常见,表现为黑粪、呕血。其次为疼痛,腹部包块、消瘦、乏力、恶心、呕吐等,腹痛性质与消化性溃疡相似,如肿瘤位于胃窦、幽门部可出现梗阻症状,不少患者无症状。

3) 小肠 GIST:多为恶性肿瘤,向腔外生长,无症状者多见。以消化道出血为主要症状,表现为呕血、便血或仅隐血试验阳性,尤其是十二指肠肿瘤易形成溃疡,可发生大出血。也可因肿瘤膨胀性生长或肠套叠导致小肠梗阻。少数患者因肿瘤中心坏死,可引起肠穿孔。

4) 结肠、直肠和肛门 GIST:腹痛、腹部包块为主要症状,可有出血、消瘦、便秘等。直肠和肛门处,以排便习惯改变、扪及包块为主要表现,出血也常见。个别直肠 GIST 患者可见尿频、尿少。

5) 胃肠道外 GIST:多因肿瘤发生于网膜、肠系膜或腹膜,主要表现为腹部肿块,可有消瘦、乏力、腹胀等不适。

(5) 其他:可伴有食欲缺乏、发热和体重减轻。有报道称个别病例以肿瘤自发性破裂合并弥漫性腹膜炎为首发表现。

Ⅱ. 首选的治疗措施是(E)

A. 放疗 B. 传统化疗 C. 放疗+传统化疗
D. 暂不处理,随访 E. 外科根治性手术切除

【重点梳理】

手术治疗 目前,手术切除仍是 GIST 的首选治疗方法。过去的放化疗方案对 GIST 肿瘤无效。对肿块体积较小的倾向为良性的 GIST,可考虑行内镜下或腹腔镜下切除,但须考虑到所有 GIST 均具有恶性潜能,切除不充分有复发和转移的危险。首次完整彻底地切除肿瘤是提高疗效的关键。GIST 的手术切除方案中整体切除比部分切除的治疗效果好,5 年存活率高。因 GIST 极少有淋巴结转移,故手术一般不进行淋巴结的清扫。对倾向为良性的 GIST,通常的手术切缘距肿瘤边缘 2 cm 已足够;但对倾向为高度恶性的 GIST,应行根治性切除术。

Ⅲ. 若术后复发和出现远处转移,首选药物为(E)

A. 吉西他滨 B. 卡培他滨 C. 依立替康
D. 5-FU E. 甲磺酸伊马替尼

【重点梳理】

药物治疗 完整彻底地切除肿瘤并不能彻底治愈倾向为高度恶性的GIST,因为其复发和转移相当常见。GIST对常规放、化疗不敏感。近年来甲磺酸伊马替尼,已成为治疗不可切除或转移的GIST患者最佳选择。部分患者对其耐药或者部分患者不能耐受该药的不良反应(包括水肿、体液潴留、恶心、呕吐、腹泻、肌痛、皮疹、骨髓抑制、肝功能异常等),很少有转移性的晚期患者获得完全缓解。而且,部分患者对该药会在服药6个月内发生原发性耐药或6个月后继发性耐药。

例题5(Ⅰ～Ⅲ题共用题干)

女,56岁。主因"反复上腹部不适6 d,黑粪5次,伴头晕、乏力"入院,既往有"胃病"史多年。

Ⅰ. 为明确诊断,应尽快做的检查项目首选(提示:查体:T 37.5℃,P 88次/min,R 26次/min,BP 96/66 mmHg。巩膜无黄染,腹软,上腹部可触及4 cm×3 cm质硬肿块,无压痛)(A)

A. 胃镜 B. 腹部X线平片 C. 胃肠钡剂双重造影
D. AFP、CEA、CA19-9 E. 血常规 F. 血细胞比容

【重点梳理】

辅助检查

(1) 内镜检查:随着消化内镜的普及,内镜检查已成为发现和诊断GIST的主要方法,特别是对于腔内生长型GIST。内镜下可见胃肠壁黏膜下肿块呈球形或半球形隆起,边界清晰,表面光滑,表面黏膜色泽正常,可有顶部中心呈溃疡样凹陷,覆白苔及血痂,触之易出血,基底宽,部分可形成桥形皱襞。对于小肠GIST,目前主要可运用推进式小肠镜、双气囊小肠镜、胶囊内镜作出诊断,GIST镜下表现为胃肠壁固有肌层的低回声团块,肌层完整。

(2) 钡剂或钡灌肠双重造影:内生长表现为球形或卵圆形、轮廓光滑的局限性充盈缺损,周围黏膜正常,如肿瘤表面有溃疡,可见龛影;向腔外生长的GIST表现为外压性病变或肿瘤的顶端可见溃疡并有窦道与肿瘤相通。胃间质瘤表现为局部黏膜皱襞变平或消失,小肠间质瘤有不同程度的肠黏膜局限性消失、破坏,仅累及一侧肠壁,并沿肠腔长轴发展,造成肠腔偏侧性狭窄。

(3) CT和MRI检查

1) CT:CT可直接观察肿瘤的大小、形态、密度、内部结构、边界,对邻近脏器的侵犯也能清楚显示,同时还可以观察其他部位的转移灶。良性或低度恶性GIST主要表现为压迫和推移,偶见钙化,增强扫描为均匀中度或明显强化;恶性或高度恶性GIST可表现为浸润和远处转移,可见坏死、囊变形成的多灶性低密度区,与管腔相通后可出现碘水和(或)气体充填影,增强扫描常表现为肿瘤周边实体部分强化明显。肝脏是恶性GIST最常见的远处转移部位,肿瘤较少转移至区域淋巴结、骨和肺。

2) MRI：MRI 检查中，GIST 信号表现复杂，良性实体瘤 T_1 加权像的信号与肌肉相似，T_2 加权像呈均匀等信号或稍高信号，这与周围组织分界清晰。恶性者，无论 T_1 或 T_2 信号表现均不一致，这主要是因瘤体内坏死、囊变和出血。

3) PET：PET 检测是运用一种近似葡萄糖的造影剂 PDF，可观测到肿瘤的功能活动，从而可分辨良性肿瘤还是恶性肿瘤；活动性肿瘤组织还是坏死组织；复发肿瘤还是瘢痕组织。其对小肠肿瘤的敏感性较高，多用于观测药物治疗的效果。

(4) 超声：腹部超声可描述出原发和转移肿瘤的内部特征，通常显示与胃肠道紧密相连的均匀低回声团块。在大型肿块中不同程度的不均匀密度可能预示着肿块的坏死、囊状改变和出血。良性间质瘤超声表现为黏膜下、肌壁间或浆膜下低回声肿物，多呈球形，也可呈分叶状不规则形，黏膜面、浆膜面较光滑，伴有不同程度的向腔内或壁外突起。

(5) 选择性血管造影：多数 GIST 具有较丰富的血管，因此，GIST 的血管造影主要表现为血管异常区小血管增粗、纡曲、紊乱，毛细血管相呈结节状、圆形血管团、血管纤细较均匀，中心可见造影剂外溢的出血灶，周围为充盈缺损。瘤内造影剂池明显者常提示恶性。采用肠系膜上动脉造影有助于确定出血部位和早期诊断，故对原因不明消化道出血的患者，X 线钡剂和内镜检查均为阴性者，是腹腔血管造影的适应证。

Ⅱ. 诊断考虑的可能疾病是（提示：于患者胃窦部发现一直径约 3 cm 的黏膜下球形隆起性病灶，质硬，边界清晰，表面光滑，黏膜色泽正常，顶部中央有小而深的溃疡，覆血痂）（E）

A. 胃溃疡伴出血　　　　B. 胃癌伴出血　　　　C. 胃淋巴瘤伴出血
D. 胃腺瘤样息肉伴出血　E. 胃 GIST 伴出血　　　F. 异位胰腺

【重点梳理】

1. 诊断

(1) 症状：一般症状隐匿，多在体检或腹腔手术中被发现。最常见的症状是腹部隐痛不适，浸润到消化道内表现为溃疡或出血。其他症状有食欲和体重下降、肠梗阻等。

(2) 辅助检查：内镜检查是目前发现和诊断 GIST 的主要方法，肿瘤位于黏膜下、肌壁间或浆膜下，内镜下活检如取材表浅，则难以确诊，超声内镜指导下的肿块细针穿刺不失为一种术前提高确诊率的手段，但穿刺的技术水平、组织的多少均影响病理检查结果，同时也存在肿瘤播散的问题。光镜下细胞形态多样，以梭形细胞多见，异型性可大可小。可分为梭形细胞为主型、上皮样细胞为主型以及混合细胞型。电镜下超微结构与 ICC 相似。

(3) 良、恶性判断：主要依据病理学标准中瘤的大小、核分裂象数目、肿瘤细胞密集程度、有无邻近器官的侵犯及远处转移、有无出血坏死或黏膜侵犯等。

2. 鉴别诊断

(1) 平滑肌瘤与平滑肌肉瘤：平滑肌肿瘤又分普通型平滑肌瘤、上皮样型、多形性、血管型、黏液型及伴破骨样巨细胞型等多亚型。平滑肌瘤多见于食管、贲门、胃、小肠，结直肠少见。平滑肌瘤组织学形态：瘤细胞稀疏，呈长梭形，胞质明显嗜酸性。平滑肌肉瘤肿瘤细胞形态变化很大,从类似平滑肌细胞的高分化肉瘤到多形性恶性纤维组织细胞瘤的多种形态均可见到。

(2) 神经鞘瘤、神经纤维瘤、恶性周围神经鞘瘤:消化道神经源性肿瘤极少见。神经鞘瘤镜下见瘤细胞呈梭形或上皮样,瘤细胞排列成栅栏状,核常有轻度异型,瘤组织内可见一些淋巴细胞、肥大细胞和吞噬脂质细胞,较多的淋巴细胞浸润肿瘤边缘,有时伴生发中心形成。

(3) 胃肠道自主神经瘤:少见。瘤细胞为梭形或上皮样,免疫表型和S-100均为阴性。

(4) 腹腔内纤维瘤病:该瘤通常发生在肠系膜和腹膜后,偶尔可以从肠壁发生。虽可表现为局部侵袭性,但不发生转移。瘤细胞形态较单一梭形束状排列,不见出血、坏死和黏液样变。免疫表型尽管CD117可为阳性,但表现为胞质阳性、膜阴性。CD34为阴性。

(5) 立性纤维瘤SFT:起源于表达CD34抗原的树突状间质细胞肿瘤,间质细胞具有纤维母/肌纤维母细胞性分化。肿瘤由梭形细胞和不等量的胶原纤维组成,细胞异型不明显。可以有黏液变。很少有出血、坏死、钙化。

(6) 其他:与良性肿瘤、胃肠道癌、淋巴瘤、异位胰腺和消化道外肿瘤压迫管腔相鉴别。

Ⅲ. 为进一步明确诊断及判断预后,应考虑的免疫组化检查项目应包括(提示:于患者胃窦病灶溃疡边缘已行活检4块送病理检查)(BC)

A. CD20　　　　　　B. CD117　　　　　　C. CD34
D. CD40　　　　　　E. Smad4

【重点梳理】

免疫组织化学检测　绝大多数GIST显示弥漫强表达CD117,CD117阳性率为85%～100%,因此,GIST最终仍有赖于CD117染色的确诊。GIST的CD117阳性特点是普遍的高表达,一般为胞质染色为主,可显示斑点样的"高尔基体"形式,上皮型GIST有膜染色,其他许多GIST则有核旁染色,梭形细胞肿瘤则胞质全染色。但是,不是所有的GIST均CD117阳性,而CD117阳性的肿瘤并非都是GIST。目前多用CD117与GIST的另一种抗原CD34联合检测。CD34在GIST中的阳性率为60%～70%,平滑肌瘤和神经鞘瘤不表达CD34。

其他胃肠道肿瘤

 例题1

不属于胃良性肿瘤的是(C)

A. 胃腺瘤　　　　　　B. 胃脂肪瘤　　　　　　C. 胃间质瘤
D. 胃神经鞘瘤　　　　E. 胃血管球瘤

【重点梳理】

概述　胃良性肿瘤占胃肿瘤的3%～5%,可分为上皮性肿瘤如腺瘤、乳头状瘤,间叶性肿瘤如平滑肌瘤、脂肪瘤、神经鞘瘤、神经纤维瘤、脉管性肿瘤、纤维瘤、嗜酸细胞性肉芽肿等。胃息肉是一个描述性的诊断,意指黏膜表面存在突向胃腔的隆起物,通常指上皮来源的胃肿瘤。

例题 2(Ⅰ~Ⅲ题共用题干)

男,40岁。因上腹部不适3个月就诊消化内科,查胃镜示胃体大弯侧0.6 cm广基隆起灶,黏膜表面光滑,肿块周围可见桥形皱襞,其余黏膜正常。

Ⅰ. 该患者最可能的诊断是(E)
A. 胃腺瘤　　　　　　B. 增生性息肉　　　　　C. 胃底腺息肉
D. 0~Ⅰ型早期胃癌　　E. 胃平滑肌瘤

【重点梳理】

1. 概述

(1) 胃平滑肌瘤在过去的大部分时间内均被认为是最常见的胃间叶性肿瘤。随着胃肠间质瘤(GISTs)的发现,绝大多数既往诊断的胃平滑肌瘤均被归入GISTs的范畴。组织病理学方面,胃平滑肌瘤由少量或中等量的温和梭形细胞构成,可能存在灶状的核异型性,核分裂象较少。细胞质嗜酸,呈纤维状及丛状。胃平滑肌瘤患者通常一般情况良好,无特殊不适主诉,或可因并存的上消化道其他疾病而产生相应的非特异性症状。

(2) 内镜下胃平滑肌瘤一般多为2~3 mm,大者可达20 mm,多见于胃底及胃体上部,大多为单发,少数可为多发。表面黏膜几乎总是非常光滑地隆起,呈半球形改变。体积较大、黏膜表面出现明显溃疡应疑及恶性GISTs或平滑肌肉瘤。内镜检查的重点在于从多个方向观察肿瘤、注意毛细血管透见的程度、用靛胭脂染色观察黏膜表面以排除上皮来源病变、用活检钳试探肿物的软硬程度及有无活动性,并与胃壁外压迫相鉴别。

2. 鉴别诊断

(1) 胃肠间质瘤(GISTs)及其他间叶性肿瘤:GISTs是最常见的胃肠道间叶性肿瘤,其特征为免疫组化KIT酪氨酸激酶受体(干细胞因子受体)阳性(CD117阳性),在70%~80%的病例中可见CD34阳性。而平滑肌瘤仅有结蛋白(desmin)和平滑肌肌动蛋白阳性,CD117和CD34均阴性。其他间叶性肿瘤亦可表现为局限性的隆起病变,超声内镜检查可提供有价值的诊断线索,确诊依赖细胞学或组织病理学。

(2) 平滑肌肉瘤:平滑肌肉瘤多发于老年人,为典型的高度恶性肿瘤,其免疫组化指标同平滑肌瘤,但体积通常大于2 cm,镜下核分裂象>10个/10HPF,可伴周围组织侵犯、转移等恶性生物学特征。

(3) 胃息肉:表面光滑、外形半球状的胃息肉时可表现为形似黏膜下肿瘤,超声内镜是鉴别此两种疾病最准确的方法。

(4) 胃腔外压迫:胃腔外压迫多见于胃底,亦见于胃的其他部位。大多为脾压迫所致,此外胆囊、肝等亦可造成。

Ⅱ. 为明确诊断,以下检查中应首选(A)
A. 超声内镜检查　　　　B. 增强CT检查　　　　C. MR检查

D. DSA 检查 E. 高分辨率变焦扩大内镜

【重点梳理】

超声内镜检查 超声内镜因可用于明确肿瘤的组织学起源而占有重要地位。超声内镜下肿瘤来源于胃壁 5 层结构中的第 4 层,呈现均匀的低回声团块,其余层次均完整连续。近年来开展的超声内镜引导下细针抽吸活检术和切割针活检术可提供细胞学和组织病理学诊断。肿瘤大小超过 1 cm 时易被增强 CT 发现。增强 CT 或 MRI 可用于评价恶性平滑肌瘤(平滑肌肉瘤)的侵犯和转移情况。

Ⅲ. 对于该病灶,考虑到该疾病的生物学特征和自然病程,最佳的治疗方案是(A)

A. 观察随访 B. 服用标准剂量 PPI
C. 服用舒林酸(NSAIDs 药物) D. 胃局部切除术
E. 肿瘤局部挖除术

【重点梳理】

治疗 胃平滑肌瘤为良性肿瘤,恶变率低。

(1) 对单发、瘤体直径<2 cm 者一般无需特殊治疗,临床观察随访大多病情稳定。或可行内镜下挖除治疗,但需注意出血或穿孔风险。

(2) 对于多发、直径>2 cm、肿瘤表面溃疡出血或伴有消化道梗阻症状、细胞病理学疑有恶变者,应予手术切除。手术方式可根据具体情况而定,选择肿瘤局部切除术、胃楔形切除术、胃大部切除术等,术中宜行冷冻切片排除恶性肿瘤。近年来开展的腹腔镜下胃部分切除术,创伤较小,疗效不逊于传统开腹手术。

考点
消化道类癌及类癌综合征

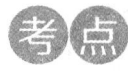

例题 1

类癌的诊断主要依据(AC)

A. 典型临床表现 B. B 型超声检查
C. 血清 5-HT 或尿液 5-HIAA 增高 D. 心电图
E. 胸部 X 线检查

【重点梳理】

1. 临床表现

（1）类癌的临床表现和它的部位及起源密切相关，也取决于其所产生的肽类和胺类介质。来自前肠的类癌可表现为各种内分泌肿瘤综合征；来自中肠的类癌较易发展为类癌综合征；来自后肠的类癌在临床上多呈静止状态。有些类癌是多发性内分泌肿瘤病（MEN 1）的组成部分。

（2）国外胃肠类癌的最常见发生部位为阑尾，我国则以直肠为国人类癌发生的最常见部位，而小肠为罕见。类癌本身常可没有症状或仅有局部压迫浸润、机械梗阻等症状，类癌引起的腹泻在症状上并无特征性。当然，如果有内分泌肿瘤综合征的临床表现，或出现了皮肤潮红、哮喘、心瓣膜病等类癌综合征的症状，应高度怀疑类癌的可能性。

（3）类癌危象是类癌综合征的严重合并症，一般发生于前肠类癌，尿 5－HIAA 可骤然增高，临床上表现为严重而普遍的皮肤潮红，腹泻明显加重并伴有腹痛，可有眩晕、嗜睡、昏迷等中枢神经系统症状，以及心动过速、心律失常、高血压及严重低血压等心血管异常。

2. 诊断及鉴别诊断

（1）类癌早期，症状往往不特异。类癌的腹泻常常易误诊为肠易激综合征；因此，早期正确诊断的关键在于医师对于此类疾病的认识和警惕，及时想到胰腺内分泌肿瘤的可能性，才不至于漏诊。出现皮肤潮红、哮喘、心瓣膜病等类癌综合征的症状，应高度怀疑类癌的可能性；血 5－HT 和尿 5－HIAA 测定在类癌的诊断中起着关键性作用。铬粒素在类癌中的阳性率为 80%～90%。

（2）无功能（尚未出现）类癌综合征症状的类癌出现肝转移时，与原发性肝癌和其他肿瘤的肝转移。类癌的肝转移无其他肿瘤的证据，且患者一般情况较好，如肝占位出现牛眼征，要考虑神经内分泌肿瘤的可能，确定类癌病理是关键。

例题 2

诊断类癌的生化诊断指标包括（ABC）

A. 血 5－HT 和尿 5－HIAA　　　　B. 五肽胃泌素激发试验
C. 铬粒素　　　　　　　　　　　　D. 生长抑素（SS）受体核素显像
E. 胃酸分析

【重点梳理】

1. 辅助检查

（1）生化诊断

1）特异性肿瘤标记物（即肿瘤分泌的特异性激素）的测定：血 5－HT 和尿 5－HIAA 测定在类癌的诊断中起着关键性作用。

2）激发试验：有些胰腺内分泌肿瘤患者血浆激素浓度仅轻度或中度升高，尚未达到肿瘤的诊断标准,需要进行激发试验以明确诊断。五肽胃泌素激发试验对类癌综合征的诊断有帮助。

3) 非特异性肿瘤标记物-铬粒素:目前已知的神经内分泌细胞标记物有神经原特异性烯醇酶、铬粒素、突触素等,这些标记物大多被用于肿瘤的免疫组织化学鉴定,能用作循环标记物的主要是铬粒素。

(2) 定位诊断

1) 常规无创性影像诊断:目前影像诊断的手段很多,设备也很先进,但总的看来,在胰腺内分泌肿瘤诊断方面,特别是小的肿瘤的检出,效果仍不够满意。目前的影像诊断方法可使相当一部分较小的原发性胰腺内分泌肿瘤漏诊。

2) 生长抑素(SS)受体核素显像:用经典的受体结合试验及体外放射自显影技术已证明人的许多肿瘤均含有 SS 受体,如胰腺内分泌肿瘤、类癌等。奥曲肽核素扫描能检出 92% 的肝内转移瘤,它对于鉴别小的肝内转移灶和肝内血管性病变特别有帮助。SS 不仅作为诊断,还可以用于生长抑素的治疗反映的预测。

3) 超声内镜诊断和定位:应用超声内镜(EUS)诊断胰腺肿瘤是近年来胰腺疾病诊断的新进展,在有经验的内镜学家操作下,EUS 是检出原发肿瘤的最有效的手段之一,主要对于胃类癌有一定的帮助。

2. 治疗

(1) 手术治疗:是类癌首选的治疗方法。

(2) 内科治疗:生长抑素及类似物是控制和治疗类癌的主要方法,82% 的类癌用生长抑素及类似物有效;特别是控制类癌危象。SS 显像阴性的,一般无效;生长抑素受体状态与生长抑素治疗呈正相关。

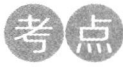

肠系膜上动脉综合征

 例题

以下说法错误的是(D)

A. 昂丹司琼可安全用于孕妇

B. 晕动症呕吐可伴有眩晕、耳鸣、眼球震颤

C. Mallory-Weiss 综合征和 Boerhaave 综合征是严重的呕吐并发症

D. 肠系膜上动脉综合征患者可通过仰卧位使症状缓解

E. 妊娠末 3 个月严重呕吐应警惕妊娠急性脂肪肝

【重点梳理】

概述 肠系膜上动脉综合征是肠系膜上动脉压迫十二指肠水平段所引起,临床上不常见。

(1) 发病人群:所有年龄均可发病,成人中女性较多,可以是急性或慢性间歇性发作,也可以从儿童期起病。

(2) 临床特点:通常存在脊柱前凸增加、腹壁肌肉张力消失、体重迅速下降和腹部手术后长期卧床等诱发因素。主要表现为逐渐发生的上腹胀痛、恶心与呕吐,于食后数小时或更短时间发作,呕吐物含有胆汁,采取俯卧位、膝胸位或左侧卧位时可使症状缓解,仰卧位时由于向后压迫症状加重。

(3) X线钡剂透视检查:可见十二指肠近段扩张,钡剂淤滞,胃与十二指肠排空延缓。

(4) 治疗:一般先采用非手术治疗。非手术治疗无效可采用手术治疗。

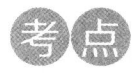

消化道息肉及息肉病

例题 1(Ⅰ、Ⅱ题共用题干)

女,39岁。例行接受胃镜体检,发现胃体上部大弯侧散在十数个广基息肉增生,直径为3~5 mm,表面色泽同正常黏膜;胃窦黏膜轻度发白,快速尿素酶试验(-)。该患者平素健康,无遗传家族史。

Ⅰ.该患者的主要诊断是(A)

A. 胃底腺息肉病
B. 家族性腺瘤性息肉病
C. 慢性萎缩性胃炎伴多发炎性息肉
D. 疣状胃炎
E. Peutz-Jeghers 综合征

【重点梳理】

概述 可见于胃的息肉病主要如下。

(1) 胃底腺息肉病:较多见,典型者见于接受激素避孕疗法或家族性腺瘤性息肉病(FAP)的患者,非FAP患者亦可发生但数量较少,多见于中年女性,与Hp感染无关。病变由泌酸性黏膜的深层上皮局限性增生形成。内镜下观察,息肉散在发生于胃底腺区域大弯侧,为3~5 mm,呈亚蒂或广基样,色泽与周围黏膜一致。零星存在的胃底腺息肉没有恶变潜能。需注意在那些FAP已经弱化的患者,其胃底腺息肉可发展为上皮内瘤变和胃癌。

(2) 家族性腺瘤性息肉病:为遗传性疾病,大多于青年期即发生,息肉多见于结直肠,55%

的患者可见胃-十二指肠息肉。90%的胃息肉发生于胃底,为2～8 mm,组织学上绝大多数均为错构瘤性,少数为腺瘤性,后者癌变率较高。

(3) 黑斑息肉病:为遗传性消化道多发息肉伴皮肤黏膜沉着病。息肉多见于小肠及直肠,亦可见于胃,为错构瘤性,多有蒂。癌变率低。

(4) cronkhite-canada 综合征(CCS):为弥漫性消化道息肉病伴皮肤色素沉着、指甲萎缩、脱毛、蛋白丢失性肠病及严重体质症状。胃内密集多发直径0.5～1.5 cm 的山田Ⅰ型、Ⅱ型无蒂息肉,少数可恶变。激素及营养支持疗法对部分病例有效,但总体临床预后差,多死于恶病质及继发感染。

(5) 幼年性息肉病:为常染色体显性遗传病,多见于儿童,息肉病可见于全消化道,多有蒂,直径0.5～5 cm,表面糜烂或浅溃疡,切面呈囊状。镜下特征性表现为囊性扩张的腺体衬有高柱状上皮,黏膜固有层增生伴多种炎性细胞浸润,上皮细胞多发育良好。本病可合并多种先天畸形。

(6) Cowden 病:为全身多脏器的化生性与错构瘤性病变,部分为常染色体显性遗传,全身表现多样、性质各异。诊断主要依靠:全消化道息肉病、皮肤表面丘疹或口腔黏膜乳头状瘤、肢端角化症或掌角化症确立。

Ⅱ. 该患者活检病理提示:为错构瘤性息肉。若患者自愿接受治疗,不适合的是(E)

A. 热活检钳摘除   B. 氩离子凝固术(APC)灼除
C. 热探头灼除   D. 局部激光灼除
E. 尼龙绳圈套后切除

【重点梳理】

1. 预防   采取良好的生活方式、积极治疗原发疾病如慢性萎缩、化生性炎症有助于预防胃息肉的发生。散发的、<5 mm 的胃底腺息肉通常认为是无害的。

2. 治疗

(1) 内镜治疗:胃息肉大多均可通过内镜切除而痊愈。

1) 切除方法包括活检钳咬除、热活检钳摘除、热探头灼除、圈套后电外科切除、氩离子凝固术(APC)、激光及微波烧灼、尼龙圈套扎后圈套切除、黏膜切除术(EMR)、黏膜下剥离术(ESD)等多种。较小的息肉可选择前3种方法。圈套切除是较大息肉的最常用方法,并可与黏膜下注射、尼龙圈套扎等其他方法合用,切除后创面可用APC或热探头修整。

2) 内镜治疗后应规范服用胃酸抑制药及胃黏膜保护药,并定期随访。内镜治疗主要并发症为出血、术后病变残余及穿孔。通常切除术后的黏膜缺损能很快愈合,出血通常为暂时性。创面过深、不慎切除肌层、电凝电流过大、时间过长可导致急慢性穿透性损伤而致穿孔。预防性应用尼龙圈及钛夹可减少穿孔风险。切除后当即发生的急性穿孔可试行钛夹夹闭、非手术治疗及密切观察,延迟发生的穿孔几乎均需外科手术治疗。

(2) 手术治疗:以下情况可行外科手术:内镜下高度疑及恶性肿瘤;内镜下无法安全、彻底地切除病变；息肉数量过多，恶变风险较高且无法逆转者；创面出血不止，内科治疗无效者；创面穿孔者。外科术式可选择单纯胃部分切除术、胃大部切除术、胃癌根治术、腹腔镜下胃切除术等。

例题 2

下列表述中正确的是(E)

A. 胃上皮性肿瘤包括腺瘤、乳头状瘤、脉管性肿瘤等
B. 胃间叶性肿瘤包括平滑肌瘤、脂肪瘤、神经纤维瘤、脉管性肿瘤、纤维瘤、类癌等
C. 胃腺瘤通常可分为管状腺瘤、管状绒毛状和绒毛状腺瘤，其中以管状绒毛状腺瘤最为常见
D. 胃息肉患者均需内镜下治疗
E. 胃山田Ⅰ型息肉即广基息肉

【重点梳理】

胃息肉的分类

(1) 组织学分类

1) 腺瘤性息肉：即胃腺瘤，是指发生于胃黏膜上皮细胞，大都由增生的胃黏液腺所组成的良性肿瘤，一般均起始于胃腺体小凹部。病理学可分为管状腺瘤（最常见）、管状绒毛状和绒毛状腺瘤。

2) 增生性息肉：较常见，以胃窦部及胃体下部居多，好发于慢性萎缩性胃炎及Billroth Ⅱ式术后的残胃背景。

3) 炎性息肉：胃黏膜炎症可呈结节状改变，凸出胃腔表面而呈现息肉状外观。病理学表现为肉芽组织，而未见腺体成分。胃炎性纤维性息肉是少见的胃息肉类型，好发于胃窦隆起病灶的顶部缺乏上皮黏膜，其本质为伴有明显炎性细胞浸润的纤维组织增生。

4) 错构瘤性息肉：组织学上，错构瘤性息肉表现为正常成熟的黏膜成分呈不规则生长，黏液细胞增生，腺窝呈囊性扩张，平滑肌纤维束从黏膜肌层向表层呈放射状分割正常胃腺体。

5) 异位性息肉：主要为异位胰腺及异位Brunner腺。异位胰腺常见于胃窦大弯侧，亦可见于胃体大弯侧。多为单发，内镜下表现为一孤立的结节，中央时可见凹陷。

(2) 胃息肉内镜下形态的山田分型

1) Ⅰ型：息肉的基底部平滑，与周围黏膜无明确分界（即广基息肉）。
2) Ⅱ型：息肉的隆起与基底部里直角分界明显。
3) Ⅲ型：息肉的基底部较顶部略小，与周围黏膜分界明显，形成亚蒂。
4) Ⅳ型：息肉的基底部明显小于底部，形成明显的蒂部（即带蒂息肉）。

(3) 胃息肉的中村分型

1) Ⅰ型：最多见，直径一般小于2 cm，多有蒂，亦可无蒂，胃窦多见。表面光滑或虽细颗粒

状、乳头状或绒毛状。色泽与周围黏膜相同或呈暗红。此型多为腺瘤性息肉。

2) Ⅱ型：多见于胃窦体交界处。息肉顶部常呈发红,并有凹陷,由反复的黏膜缺损-修复而形成。合并早期胃癌的概率较高。

3) Ⅲ型：呈盘状隆起,形态类似0-Ⅱa型浅表胃肠肿瘤。

例题3

下列关于胃息肉说法错误的是(C)

A. 可发生于任何年龄 B. 大多无明显临床症状
C. 疼痛多位于下腹部 D. 可引起呕血、黑粪及慢性失血性贫血
E. 可产生胃壁绞窄甚至穿孔

【重点梳理】

临床表现

(1) 胃息肉可发生于任何年龄,患者大多无明显临床症状,或可表现为上腹饱胀、疼痛、恶心、呕吐、胃灼热等上消化道非特异性症状。

(2) 疼痛多位于上腹部,为钝痛,一般无规律性。较大的息肉表面常伴有糜烂或溃疡,可引起呕血、黑粪及慢性失血性贫血。贲门附近的息肉体积较大时偶尔可产生吞咽困难,而幽门周围较大的息肉可一过性阻塞胃流出道引起幽门梗阻症状。

(3) 很少见的情况是若胃幽门区长蒂息肉脱入十二指肠后发生充血水肿而不能自行复位时,则可能产生胃壁绞窄甚至穿孔。体格检查通常无阳性发现。

大肠癌

例题1

大肠癌的病因,目前认为主要是哪些因素综合作用的结果(AD)

A. 遗传因素 B. 生活习惯 C. 免疫因素
D. 环境因素 E. 精神因素

【重点梳理】

病因和危险因素

(1) 环境因素：流行病学特点提示大肠癌的发病与环境因素,特别是与饮食方式有关,由

素食改为高脂肪饮食后大肠癌发病率有所增加。其他如热量摄入过多、肥胖以及钙与维生素D摄入不足等因素均可能导致大肠癌的发生。

(2) 遗传因素：在大肠癌普查中发现遗传因素在大肠癌的发生中已变得非常重要。从遗传学观点，可以将大肠癌分为遗传性（家族性）和非遗传性（散发性）。目前已有两种遗传性易患大肠癌的综合征被确定：家族性结肠息肉病和遗传性非息肉病大肠癌。人群调查也证明，大肠癌患者子女患大肠癌的危险性比一般人群高2~4倍，高达50%或更多的"散发性"大肠腺瘤或癌显示为常染色体显性遗传。

(3) 其他危险因素

1) 大肠腺瘤：一般认为绝大部分大肠癌均起源于腺瘤，故将大肠腺瘤性息肉看作是癌前病变。腺瘤发生癌变的概率与腺瘤大小、病理类型、不典型增生程度及大体形状有关。

2) 炎症性肠病：长期患有炎症性肠病的患者，其大肠癌的发生率增高。癌变的概率随着炎症性肠病的病程延长及大肠受累的范围扩大而增加。

3) 其他因素：血吸虫病、慢性细菌性痢疾以及慢性阿米巴肠病患者发生大肠癌的概率均比对照人群高。这些慢性结肠炎症可能通过肉芽肿、炎性或假性息肉而发生癌变。有报道胆囊切除术后大肠癌发病率增高，认为与次级胆酸进入大肠增加有关。近年来发现放射线损害、亚硝胺类化合物也可能是大肠癌的致病因素，原发性与获得性免疫缺陷症也可能与本病发生有关。

例题 2

早期大肠癌病理组织学哪项表述是正确的（E）
A. 肿瘤已侵及黏膜固有层　　　　　　B. 肿瘤已侵及浆膜层
C. 肿瘤已侵及固有肌层伴淋巴结转移　　D. 肿瘤局限于黏膜下层
E. 肿瘤局限于黏膜层及黏膜下层

【重点梳理】

1. 早期大肠癌　指浸润深度局限于黏膜及黏膜下层的任一大小结直肠癌。其中局限于黏膜层的为黏膜内癌，浸润至黏膜下层但未侵犯固有肌层者为黏膜下癌。

(1) 大体分型

1) 隆起型（Ⅰ型）：病变明显隆起于肠腔，基底部直径明显小于病变的最大直径（有蒂或亚蒂型）；或病变呈半球形，其基底部直径明显大于病变头部直径。此型又分三种亚型：有蒂型（Ⅰp）：病变基底有明显的蒂与肠壁相连；亚蒂型（Ⅰsp）：病变基底有亚蒂与肠壁相连；广基型（Ⅰs）：病变明显隆起于黏膜面，但病变基底无明显蒂部结构，基底部直径小于或大于病变头端的最大直径。

2) 平坦型（Ⅱ型）：病变为紧贴黏膜面的地毯样形态，可略隆起于黏膜面或略凹陷于黏膜面，病变基底部直径接近或等于病变表层的最大直径，此型分为4个亚型：① Ⅱa，表面隆起型；② Ⅱb，表面平坦型；③ Ⅱc，表面凹陷型；④ 侧向发育型肿瘤（LST）：病变最大直径 10 mm

以上。

(2) 组织学分型：国内外广泛采用以 Morson 分类为基础将大肠息肉分为肿瘤性、错构瘤性、增生性和炎症性四类。

2. 进展期大肠癌 当癌浸润已超越黏膜下层而达肠壁肌层或更深层时谓进展期大肠癌。

(1) 大体分型：可分为隆起型、溃疡型、浸润型和胶样型 4 型。其中以隆起型和溃疡型多见，胶样型少见。

(2) 内镜下多按 Borrmann 分类

Borrmann Ⅰ型：为息肉隆起型，肿瘤多见于右侧结肠，主要向肠腔内生长，呈菜花状。

Borrmann Ⅱ型：为溃疡型，以癌肿形成较大的溃疡为特征，周边呈结节状围堤，望之如火山口状。

Borrmann Ⅲ型：为浸润溃疡型，该型最常见，因癌肿向肠壁浸润而致隆起性肿瘤境界欠清楚，表面形成溃疡。

Borrmann Ⅳ型：为浸润型，多发生于左侧结肠，尤以直肠、乙状结肠为多。

例题 3

右侧大肠癌的常见肉眼类型是（A）

A. 隆起型　　　　　B. 溃疡型　　　　　C. 浸润型
D. 胶样型　　　　　E. 早期癌

【重点梳理】

1. **右侧大肠癌**　腹痛以钝痛为主，粪便性状多呈糊状，隐血阳性。常于右侧腹部触及肿块，多为隆起型肿瘤，常有贫血、低热、消瘦等全身症状。

2. **左侧大肠癌**　腹痛以绞痛为主，粪便变细，血便或脓血便。常于左侧腹部触及肿块，多为溃疡型肿瘤，常有慢性进行性肠梗阻。

3. **直肠癌**　腹痛以绞痛为主，排便次数增多，粪便变细，血便或脓血便，伴里急后重感，常于直肠指检扪及肿块，多为溃疡型肿瘤，肿瘤侵及周边组织时可引起相应的特征，如累及骶神经丛导致下腹及腰肌部持续疼痛、肛门失禁等。

例题 4

大肠癌最常见的好发部位是（A）

A. 直肠和乙状结肠　　B. 盲肠　　　　　C. 升结肠
D. 横结肠　　　　　　E. 降结肠

【重点梳理】

诊断　对于大肠癌，充分认识它的有关症状，提高对、它的警惕性，及时进行相关检查，是早期诊断的关键。凡 40 岁以上出现原因不明体重减轻、贫血、腹痛、大便习惯改变或血便、黏液便和肠梗阻等,均应考虑大肠癌的可能。由于大肠癌好发部位是直肠与乙状结肠,故体检时直肠指检十分必要。粪便隐血试验、血清 CEA、CCA 检测和钡灌肠 X 线检查等可提供大肠癌线索,但确诊需结肠镜结合病理组织学检查。

例题 5

应与左侧大肠癌进行鉴别的疾病是(ABCE)
A. 溃疡性结肠炎　　　　B. 痔　　　　　　　　C. 克罗恩病
D. 肠结核　　　　　　　E. 血吸虫病

【重点梳理】

鉴别诊断　右侧结肠癌应与阑尾脓肿、肠结核、血吸虫病肉芽肿、肠阿米巴病以及 Crohn 病相鉴别,左侧结肠癌的鉴别诊断包括血吸虫肠病、慢性细菌性痢疾、溃疡型结肠炎、结肠息肉病、结肠憩室炎等。直肠癌应与宫颈癌、骨盆底部转移癌、粪块嵌塞等区别。

例题 6（Ⅰ～Ⅲ题共用题干）

女,52 岁。腹痛伴大便秘结和腹泻交替 8 个月,腹泻 4～5 次/d,稀便,偶见鲜血便。查体:双肺未见异常,心率 80 次/min,无病理性杂音,左腹压痛,未及包块,肝脏未及,直肠指检阴性。

Ⅰ. 该患者诊断应首先考虑为(C)
A. 功能性便秘　　　　　B. 肠结核　　　　　　C. 左侧结肠癌
D. 肠阿米巴痢疾　　　　E. 溃疡性结肠炎

【重点梳理】

临床表现　多数早期大肠癌患者常无症状,查体常无阳性体征。随着癌肿增大,症状逐渐明显。

(1) 排便习惯与粪便性状改变:这是本病最早出现的症状。常以血便为突出表现,便血的量和性状往往与肿瘤的部位有关,病变越接近肛门血色越鲜,且往往是血、便分离,病变越远离肛门,血色越暗,且与粪便相混,也可有黏液脓血便伴里急后重。有时还表现为顽固性便秘或粪块直径变细。排便次数增加、腹泻或腹泻与便秘交替也是常出现的症状。

(2) 腹痛:由于癌组织的糜烂、坏死与继发感染刺激肠道,常为定位不确切的持续隐痛,或仅为腹部不适或腹胀感,也可因病变使胃结肠反射加强,可出现餐后腹痛,当肿瘤进展中晚期侵袭到肠管及周边组织时,往往疼痛的部位即病变的位置。

(3) 腹部肿块:肿块位置取决于癌的部位,肿块常为质硬,条索或结节状,一般可以推动,但至肿瘤中、晚期则固定,合并感染者可有压痛。

(4) 肠梗阻症状:一般为大肠癌中晚期症状,多表现为低位不完全性肠梗阻,完全梗阻时,症状加剧。

(5) 全身情况:由于慢性失血、癌肿溃烂、感染、毒素吸收等,患者可出现贫血、消瘦、乏力、低热等。晚期肿瘤通过血道、淋巴道及种植转移,可出现肝、肺、骨转移症状,以及出现进行性消瘦、恶病质、黄疸和腹水等。

Ⅱ.该患者检查应首选(E)
A. 腹部 CT　　　　　　B. 粪便隐血检查　　　　　C. X 线钡剂灌肠
D. 血清 CEA　　　　　E. 结肠镜检查

【重点梳理】

辅助检查

(1) 实验室检查

1) 大便隐血试验(FOBT):虽对本病的诊断无特异性,但由于方法简便、非侵入性、费用低,可用于大肠息肉和肿瘤普查的初筛手段,FOBT 阳性应进一步做结肠镜检查。

2) 血清癌胚抗原(CEA)及肠癌相关抗原(CCA)检测:CEA 虽非结肠癌所特有,但定量动态观察,对大肠癌的预后估计及术后复发的监测均有价值。CCA 即大肠癌中 SW620 细胞系中的 55 000 糖蛋白,如明显增高,有助于结肠癌的诊断与检测。

(2) 直肠指检:直肠指检是一种简单、经济又安全的诊断方法,不仅能确定肿块,并可根据肿块的部位、大小、形态和活动度,决定手术方式和推测预后。

(3) 内镜检查:对结直肠癌具确诊价值。通过结肠镜能直接观察全结直肠肠壁、肠腔改变,并确定肿瘤的部位、大小,初步判断浸润范围,取活检可获确诊。

1) 早期结直肠癌的内镜下形态分为隆起型和平坦型。结肠镜下黏膜染色可显著提高微小病变尤其是平坦型病变的发现率。

2) 采用染色放大结肠镜技术结合腺管开口分型有助于判断病变性质和浸润深度。

3) 超声内镜技术有助于判断结直肠癌的浸润深度,对结直肠癌的 T 分期准确性较高,有助于判定是否适合内镜下治疗。

(4) 组织病理活检:内镜下的组织活检对于确定早期癌或息肉癌变以及对病变鉴别诊断有决定性意义,它不仅可明确肿瘤的性质、组织学类型及恶性程度,而且能判断预后,指导临床治疗。

(5) 钡灌肠 X 线检查:X 线检查时,癌肿典型征象为黏膜局部变形、管壁僵硬、蠕动异常;当肿物呈菜花样隆起于肠管一侧,可见表面凹凸不平或见浅表龛影;呈溃疡者表现为充盈缺损;以肠腔狭窄为主病例,显示狭窄段与正常分界清楚。对于因肠腔狭窄未能继续结肠镜检查或不易做结肠检查的患者,钡灌肠 X 线检查显得尤为重要。

(6) CT 结肠成像:主要用于了解结直肠癌肠壁和肠外浸润及转移情况,有助于进行临床分期,以制订治疗方案,对术后随访亦有价值。但对早期诊断价值有限,且不能对病变活检,对细小或扁平病变存在假阴性、因粪便可出现假阳性等。

(7) 其他:血管造影可显示肿瘤异常的血管和组织块影。近年较先进的正电子发射断层显像(PET)影像学技术,它是一种依赖生理和代谢功能改变来观察肿瘤细胞,应用于多种肿瘤的检测和分期,目前认为是评价大肠癌可疑复发或转移的最好诊断方法。

Ⅲ. 假设信息:若该患者为早期病变,治疗应首选(C)
A. 大肠癌姑息性手术　　　B. 结肠镜下治疗　　　C. 大肠癌根治术
D. 放射治疗　　　　　　　E. 化疗

【重点梳理】

外科治疗　大肠癌唯一根治方法是癌肿早期切除。对已有广泛癌转移者,如病变肠段已不能切除,可进行姑息手术缓解肠梗阻。对原发性肿瘤已行根治性切除、无肝外病变证据的肝转移患者,也可行肝叶切除术。鉴于部分结直肠癌患者术前未能完成全结肠检查,存在第二处原发结直肠癌(异时癌)的风险,对这些患者推荐术后3~6个月即行首次结肠镜检查。

例题 7

大肠癌的非手术治疗方法有(ABCDE)
A. 经结肠镜治疗　　　　　B. 放射治疗　　　　　C. 化学药物治疗
D. 免疫疗法　　　　　　　E. 配合中药治疗

【重点梳理】

1. 内镜下治疗

(1) 禁忌证:有可靠证据提示肿瘤已达进展期(已浸润至固有肌层)的任何部位任何大小的大肠肿瘤。

(2) 内镜下治疗方法选择及指征

1) 高频电圈套法息肉切除术:适用5 mm以上的隆起型病变(Ⅰ型)。

2) 热活检钳除术:适用于5 mm以下的隆起及平坦型病变。

3) 内镜下黏膜切除术(EMR):适用于5 mm以上20 mm以下的平坦型病变。

2. 大肠癌的化学药物治疗　大肠癌对化疗不甚敏感,是一种辅助疗法。早期癌根治术后一般不需化疗。但对于非早期癌,为提高大肠癌手术切除率,控制局部淋巴结的转移和预防术后复发,常用于术前和术后的治疗,也应用于晚期广泛转移者的姑息治疗。氟尿嘧啶仍是辅助化疗的基本处方;新的化疗药如卡培他滨、伊立替康、草酸铂、奥沙利铂等,明显提高了患者的生存率;奥沙利铂+5-氟尿嘧啶+亚叶酸是有效和比较安全的治疗方案,可作为治疗进展期结直肠癌的标准方案。

3. 大肠癌的放射治疗　放射治疗适合于位置较固定的直肠癌。术前放疗有助于提高手术切除率、减少远处转移;术后放疗可减少复发率,提高生存率。对晚期直肠癌患者可用于止痛、止血等姑息治疗。但放疗有发生放射性肠炎的危险。

4. 其他治疗　对大肠癌的治疗研究目前较多,如基因治疗、导向治疗、免疫治疗以及中医中药等辅助治疗。

肠易激综合征

例题 1

肠易激综合征可能的发病机制有（ABCDE）
A. 胃肠道动力异常　　B. 内脏感知异常　　C. 精神因素
D. 感染　　　　　　　E. 某些食物

【重点梳理】

病理生理学　肠易激综合征（IBS）的症状是由多种病理生理机制所引起的，包括动力异常、内脏感觉高敏、脑-肠功能异常、遗传和环境因素、感染以及社会心理障碍。

（1）胃肠运动障碍：IBS 患者可以发生多种动力紊乱其动力障碍的形式随症状的变化而改变。在基础状态下 IBS 的胃肠动力是正常的，但是在各种刺激下包括食物、脂肪酸、胆盐、胆囊收缩素以及生理和心理应激，其动力会增强或发生改变。

（2）内脏高敏感性：大量研究发现，IBS 患者对胃肠道充盈扩张、肠平滑肌收缩等生理现象敏感性增强，易产生腹胀腹痛。

（3）感染后 IBS：感染后 IBS 患者在感染性肠炎恢复后，肠黏膜活检病理显示炎症介质如白介素 1 的表达较非 IBS 患者增加，直肠黏膜活检显示慢性炎性细胞增加。广泛分布于肠道黏膜和黏膜下层的肥大细胞很可能是炎症作用的中间环节。

（4）细菌过度生长：细菌过度生长可能是 IBS 的原因之一。

（5）自主神经功能紊乱：IBS 患者自主神经功能不正常。IBS 便秘型主要是胆碱能神经功能的过度而 IBS 腹泻型主要是肾上腺素能神经功能的过度兴奋。

（6）胃肠激素：5－HT 是引起疼痛感觉的调节和传递介质，由肠道黏膜的嗜铬细胞释放。5－HT 分泌失调或感觉神经末梢对 5－HT 的敏感性增加均可引起人对内脏正常刺激的感觉异常。已经证实 5－HT$_3$ 拮抗剂能降低 IBS 患者肠道敏感性。

（7）心理社会因素：IBS 患者常见的精神共病包括惊恐障碍、广泛性焦虑和创伤后应激障碍。常见的情感障碍包括严重抑郁症、情绪恶劣和躯体形式障碍。

（8）其他因素：IBS 在家族中的聚集现象提示发病中的遗传或环境致病因素，家族成员中有腹痛和功能紊乱者报道 IBS 的概率要增加 2 倍以上，肠功能紊乱在单卵双胞胎的遗传概率明显高于双卵双胞胎。

例题 2

女，40 岁。10 余年来反复下腹疼痛，腹泻，大便为糊状，有时带黏液。患病以来，体重正

常,睡眠亦可,结肠镜检查无异常发现,全消化道钡检查亦正常。其最可能的诊断为(D)

A. 肠结核　　　　　　B. 溃疡性结肠炎　　　　C. 克罗恩病
D. 肠易激综合征　　　E. 结肠癌

【重点梳理】

概述　肠易激综合征是一组包括腹痛、腹胀、排便习惯和大便形状异常,常伴有黏液便,持续存在或反复发作,而又缺乏形态学和生化学异常者的症候群,其发病原因尚未完全明了。病程呈慢性经过,常长期反复发作,但对患者健康情况一般无大影响。主要症状是阵发性痉挛性肠绞痛,部位通常在左下腹与下腹部,而甚少在脐周。情绪激动、劳累可诱发腹痛发作,排气或排便后症状缓解。腹痛发作时常伴有大便形状和(或)次数的改变,可表现为便秘或腹泻,或便秘与腹泻交替。结肠镜检查、X线钡剂灌肠检查正常或仅见局部肠痉挛而无其他异常。

例题3

对于肠易激综合征患者,下列有关腹痛的描述,错误的是(B)

A. 部位不定　　　　　B. 以下腹和右下腹多见　　C. 极少睡眠中痛醒
D. 多于排便或排气后缓解　　E. 无明显体征

【重点梳理】

临床表现　起病隐匿,症状反复发作或慢性迁延,病程可长达数年至数十年,但全身健康状况却不受影响。

(1) 精神、饮食等因素常诱使症状复发或加重。最主要的临床表现是腹痛、排便习惯和粪便性状的改变。

(2) 几乎所有IBS患者都有不同程度的腹痛,部位不定,以下腹和左下腹多见,排便或排气后缓解。极少有睡眠中痛醒者。腹泻型IBS常排便较急,粪便呈糊状或稀水样,一般每日3~5次,少数严重发作期可达10余次,可带有黏液,但无脓血。部分患者腹泻与便秘交替发生。便秘型IBS常有排便困难,粪便干结、量少,呈羊粪状或细杆状,表面可附黏液。常伴腹胀、排便不净感。部分患者同时有消化不良症状和失眠、焦虑、抑郁、头晕、头痛等精神症状。

(3) 一般无明显体征,可在相应部位有轻压痛,部分患者可触及腊肠样肠管,直肠指检可感到肛门痉挛、张力较高,可有触痛。

例题4

肠易激综合征据临床特点可分为(ABE)

A. 便秘型　　　　　　B. 腹泻便秘交替型　　　　C. 动力障碍型
D. 溃疡型　　　　　　E. 腹泻型

【重点梳理】

分型 根据主要的粪便性状对 IBS 进行分型,可分为 4 型。

(1) 便秘型 IBS(IBS-C):至少 25% 的排便为硬粪或干球粪,松散(糊状)粪或水样粪<25%。

(2) 腹泻型 IBS(IBS-D):至少 25% 的排便为松散(糊状)粪或水样粪,硬粪或干球粪<25%。

(3) 混合型 IBS(IBS-M):至少 25% 的排便为硬粪或干球粪,至少 25% 的排便为松散(糊状)粪或水样粪。

(4) 不定型 IBS:粪便的性状异常不符合上述 IBS-C、D 或 M 标准。

 例题 5(Ⅰ~Ⅲ题共用题干)

女,40 岁。腹部隐痛不适伴便秘 10 余年,加重半年,排便需要刺激性泻药,且伴左下腹腹胀,排出粪便后可缓解,进食量较前减少,体重有所增加。结肠镜检查未发现异常。

Ⅰ.首先考虑诊断(E)

A. 结肠癌　　　　　　B. 甲状腺功能低下　　　　　C. 结肠痉挛
D. 先天性巨结肠　　　E. 肠易激综合征

【重点梳理】

诊断

(1) 在缺乏可解释症状的形态学改变和生化异常基础上,反复发作的腹痛,近 3 个月内发作至少每周 1 次,伴下面 2 项或者 2 项以上症状:① 排便后症状改善;② 症状发生伴随排便频率的改变;③ 症状发生伴随粪便性状(外观)改变。诊断前症状出现至少 6 个月,近 3 个月符合以上诊断。

(2) 以下症状不是诊断所必备,但属常见症状,这些症状越多越支持 IBS 的诊断:① 排便频率异常(每天排便>3 次或每周<3 次);② 粪便性状异常(块状/硬便或稀水样便);③ 粪便排出过程异常(费力、急迫感、排便不尽感);④ 黏液便;⑤ 胃肠胀气或腹部膨胀感。西方国家便秘型多见,我国则以腹泻型为主。

Ⅱ.还需除外(E)

A. 结肠痉挛　　　　　　B. 更年期综合征　　　　　C. 甲状腺功能亢进
D. 先天性巨结肠　　　　E. 甲状腺功能低下

【重点梳理】

鉴别诊断

(1) 需进行鉴别诊断的疾病包括结肠癌、炎症性肠病、甲状腺疾病、腹腔疾病、贾第虫病类癌、显微镜下结肠炎、细菌过度生长、嗜酸性胃肠炎,它们均可有与 IBS 类似的症状,但是疼痛、排便习惯及粪便性状具有相关性是 IBS 最突出的特点。一些"警报"征象,如发热、出血、体重下降、贫血等可提醒我们注意器质性疾病的存在,但是这些征象的存在不能除外 IBS 与其他胃肠疾病同时存在的可能性。

(2) IBS 患者可有其他的胃肠道症状和躯体心理症状,包括胃灼热和其他上胃肠道症状、纤维性肌痛、头痛、背痛、泌尿生殖症状以及心理功能障碍,这些症状的数目随 IBS 严重性的增加而增多,但并不是诊断必需的。

(3) IBS 与妇科疾病的胃肠道症状和妇科症状可有重叠,女性患者常以"慢性盆腔痛"就诊,但疼痛与排便有关及肠道功能紊乱提示症状起源于肠道,需仔细询问病史。当怀疑 IBS 时,可能需要做的检查包括血常规、便常规、寄生虫和隐血、结肠镜或钡灌肠造影。内镜检查能除外炎症、肿瘤及结肠黑变病,不必常规进行直肠黏膜活检。IBS 患者血常规、ESR 和 CRP 的检查很少有异常。

Ⅲ. 下述哪项治疗你认为最有效(D)
A. 正规服用抗生素 7 天　　B. 外科手术　　　　　C. 肥皂水灌肠
D. 去除诱因,心理治疗　　E. 改刺激性泻药为膨胀性泻剂

【重点梳理】

治疗

(1) 基本治疗:向患者提供健康生活方式的宣教,避免一些不当饮食诱发 IBS 症状发生。解释和使患者放心可能是内科医生最重要的治疗手段,IBS 治疗的主要目的是帮助患者应对疾病,因此应该向患者灌输现实的治疗期望,而不能追求治愈。许多 IBS 患者常感到沮丧、孤独无助和担心,正确识别症状很重要,医生应对患者的生活质量、日常生活能力、患者性格特点、近期应激事件、焦虑和抑郁进行评估。绝大多数患者对心理治疗有效。

(2) 药物治疗

1) 洛哌丁胺是人工合成的外周阿片肽 μ 受体激动药,通过抑制肠壁环肌和纵肌的收缩,增加肠道水分和离子的吸收,增强肛门括约肌静息压力,从而减慢胃肠传输时间,于餐前或活动前服用可预防腹泻。高纤维膳食可增加大便容积、减少结肠内压力和缩短胃肠传输时间,主要用于便秘型 IBS 患者。

2) 对有腹痛的患者,推荐使用不同类的平滑肌松弛药,如匹维溴铵、奥替溴铵、双环维林和曲美布汀。

3) 阿洛司琼是一种选择性的 $5-HT_3$ 受体拮抗药,可以减轻女性 IBS-D 患者的疼痛、排便急迫感和排便频率。

4) 替加色罗是一种选择性的 $5-HT_4$ 受体部分激动药,对便秘为主的 IBS 具有加速小肠和结肠传输的作用。尤其是对女性 IBS-C 患者能减轻疼痛,改善总体状况、排便频率和形状,使排便顺畅,腹胀缓解。

5）对存在抑郁症状的IBS患者可考虑使用抗抑郁药物，不仅能提高患者的情绪，还能改善肠道症状。目前主要有丁氨苯丙酮、西酞普兰、氟西汀、舍曲林、文拉法辛等。

(3) 心理和行为治疗

1）心理社会因素在IBS中尽管不是IBS发病的直接因素，但在症状诱发和加重、持续化具有重要的作用，采用心理行为干预治疗是IBS治疗的重要辅助手段。心理治疗的目的是纠正患者对IBS的不良认知和应对策略，提高患者对与疾病发作有关的应激事件的应对能力和耐受，提高患者的生活质量。

2）目前用于IBS的心理治疗包括：简短的心理动力治疗、认知行为治疗、认知治疗和催眠治疗。催眠治疗使直肠感觉正常，该疗法在IBS的心理治疗中评价最为充分。生物反馈治疗主要用于有排便异常患者的治疗。

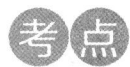

肝硬化

例题 1

肝硬化常见的原因有（ABCDE）
A. 慢性酒精中毒　　B. 营养缺乏　　C. 毒物中毒
D. 病毒性肝炎　　　E. 药物中毒

【重点梳理】

病因

(1) 病毒性肝炎：乙型、丙型肝炎，乙型和丁型病毒肝炎重叠感染经慢性病程所致。

(2) 酒精性肝病：长期大量饮酒者可历经轻症酒精性肝病、酒精性脂肪肝、酒精性肝炎、酒精性肝纤维化，最终进展为酒精性肝硬化。

(3) 自身免疫性肝病：自身免疫性肝炎或其他自身免疫性疾病累及肝脏。

(4) 遗传代谢性：Wilson病、遗传性血色病、α_1-抗胰蛋白酶缺乏、糖代谢障碍、脂代谢异常、尿素循环缺陷、叶啉症、氨基酸代谢障碍、胆酸代谢障碍均可引起肝硬化。

(5) 药物和毒物性：服用甲氨蝶呤、异烟肼、维生素A、胺碘酮、马来酸哌克昔林、甲多巴、酚丁、野百合碱，或长期接触四氯化碳、磷、砷等。

(6) 胆汁淤积性：原发性或继发性胆汁性肝硬化、原发性硬化性胆管炎、囊性纤维化、胆道闭锁或新生儿肝炎、先天性胆管囊肿等。

(7) 营养不良性：慢性炎症性肠病、长期食物中缺乏蛋白质、维生素等可引起吸收不良和营养失调,使肝细胞发生脂肪变性和坏死,并降低肝脏对其他致病因素的抵抗能力。

(8) 循环障碍:慢性充血性心功能衰竭、缩窄性心包炎、布-加综合征、肝小静脉闭塞病、遗传性出血性毛细血管扩张症等。

(9) 血吸虫性肝纤维化:长期反复感染血吸虫者,其虫卵沉积于汇管区,虫卵及其毒性代谢产物可引起大量结缔组织增生,但再生结节不明显,故称为血吸虫性肝纤维化。

(10) 隐源性:有部分肝硬化患者的病因不明,通称隐源性。随着病因的逐步阐明,此类肝硬化的比例会越来越少。

例题 2

下列哪项不属于肝硬化的病理变化(E)
A. 肝内血循环紊乱,血管床缩小、闭塞或扭曲
B. 不规则结节状再生肝细胞团形成
C. 假小叶形成
D. 广泛肝细胞坏死,肝小叶纤维支架塌陷
E. 汇管区因结缔组织增生而显著缩小

【重点梳理】

发病机制 各种病因引起的肝损伤导致肝实质细胞炎症、变性、坏死,损伤由可逆向不可逆发展,正常肝小叶结构被破坏,由增生的纤维组织替代形成再生结节。纤维增生进一步导致肝血管改建、血栓形成,加重肝血液循环障碍和肝细胞损伤,最终形成肝纤维化,甚至肝硬化。肝是机体合成和代谢的重要脏器,肝硬化时肝的合成和代谢功能显著下降,白蛋白和凝血因子合成、胆色素代谢、激素灭活、解毒功能下降;肝小叶正常结构的破坏、肝内血管改建导致门静脉高压,出现肿大、腹水及血液系统等病理生理改变。

例题 3

肝硬化患者肝功能减退的临床表现不包括(C)
A. 齿龈出血 B. 浮肿 C. 脾大
D. 黄疸 E. 肝掌

【重点梳理】

肝功能减退的临床表现

(1) 消化吸收不良:食欲减退、恶心、厌食,腹胀,餐后加重,荤食后易腹泻,多与门静脉高压时胃肠道淤血水肿、消化吸收障碍和肠道菌群失调等有关。

(2) 营养不良:一般情况较差,消瘦、乏力,精神不振,甚至因衰弱而卧床不起,患者皮肤干枯或水肿。

(3) 黄疸:皮肤、巩膜黄染、尿色深,肝细胞进行性或广泛坏死及肝衰竭时,黄疸持续加重,

多系肝细胞性黄疸。

(4) 出血和贫血：常有鼻腔、牙龈出血及皮肤黏膜瘀点、瘀斑和消化道出血等，与肝合成凝血因子减少、脾功能亢进和毛细血管脆性增加有关。

(5) 内分泌失调：肝脏是多种激素转化、降解的重要器官，但激素并不是简单被动地在肝内被代谢降解，其本身或代谢产物均参与肝脏疾病的发生、发展过程。

1) 性激素代谢：常见雌激素增多，雄激素减少。

2) 肾上腺皮质功能：肝硬化时，合成肾上腺皮质激素重要原料的胆固醇脂减少，肾上腺皮质激素合成不足；促皮质素释放因子受抑，肾上腺皮质功能减退，促黑色生成激素增加。患者面部和其他暴露部位的皮肤色素沉着、面色黑黄、晦暗无光，称肝病面容。

3) 抗利尿激素：促进腹腔积液形成。

4) 甲状腺激素：肝硬化患者血清总 T_3、游离 T_3 降低，游离 T_4 正常或偏高，严重者 T_4 也降低，这些改变与肝病严重程度之间具有相关性。

(6) 不规则低热：肝脏对致热因子等灭活降低，还可因继发性感染所致。

(7) 低清蛋白血症：患者常有下肢水肿及腹腔积液。

例题 4

门静脉高压症的主要表现是（CDE）

A. 门脉高压性胃病　　　　　　B. 肝肺综合征
C. 侧支循环的建立和开放　　　D. 脾大
E. 腹水

【重点梳理】

门静脉高压的临床表现　门静脉高压症主要表现为：① 脾大、脾功能亢进；② 侧支循环建立与开放，常见的侧支循环形成于食管下端胃底部、肝脏周围、前腹壁脐周、肛周、腹膜后等部位，其中以食管胃底静脉曲张最为常见，其破裂出血是肝硬化患者死亡的主要原因之一。腹壁及脐周静脉曲张可出现海蛇头征；③ 腹水，为门静脉高压症最为突出的表现；④ 门静脉高压性胃病，内镜下表现为充血性红斑和糜烂，可伴出血。

例题 5

按肝硬化结节形态的病理分类法，下列说法错误的是（BE）

A. 大结节性肝硬化　　　　　　B. 中结节性肝硬化
C. 小结节性肝硬化　　　　　　D. 混合结节性肝硬化
E. 多结节性肝硬化

【重点梳理】

1. **病理**　在大体形态上，肝脏早期肿大，晚期明显缩小、质地变硬、重量减轻、包膜增厚，肝表面有弥漫性大小不等的结节和塌陷区。

2. 肝硬化的形态学分类

(1) 小结节性肝硬化：结节大小均匀，直径一般在 3～5 mm，最大不超过 1 cm。长期过量饮酒导致的酒精性肝硬化是典型的小结节性肝硬化；营养不良和贫血患者中也可见。

(2) 大结节性肝硬化：结节粗大，大小不均，直径一般在 1～3 cm。慢性病毒性肝炎导致的肝硬化常为大结节性肝硬化。

(3) 大小结节性混合性肝硬化：即肝内同时存在大小结节两种病理形态。

例题 6

下列哪项不是诊断肝硬化的依据(B)

A. 门脉高压的临床表现　　　　　　B. 尿频，腹胀，乏力
C. 肝功能减退的临床表现　　　　　D. 肝活检有假小叶形成
E. 食管吞钡，X 线检查示食管静脉曲张

【重点梳理】

1. 诊断依据

(1) 病史：有助于了解肝硬化的病因，包括肝炎史、饮酒史、药物史、输血史、社交史及家族遗传性疾病史。

(2) 症状体征：确定是否存在门脉高压和肝功能障碍表现。

(3) 肝功能试验：血清白蛋白降低、胆碱酯酶下降、凝血酶原时间延长提示肝功能储备降低。

(4) 影像学检查：B超、CT 或 MRI 可见肝硬化的征象。

(5) 完整的诊断：① 是否有肝硬化；② 肝硬化病因；③ 是否有肝硬化并发症；④ 肝功能分级情况：Child - Pugh 评分或 MELD 评分。

2. 鉴别诊断

(1) 肝大时需与慢性肝炎、原发性肝癌、肝包虫病、华支睾吸虫病、慢性白血病、肝豆状核变性等鉴别。

(2) 腹水时需与心功能不全、慢性肾小球肾炎、结核性腹膜炎、缩窄性心包炎、腹腔内肿瘤和巨大卵巢囊肿等鉴别。

(3) 脾大应与疟疾、慢性白血病、血吸虫病相鉴别。

(4) 出现并发症时的鉴别：急性上消化道出血应和消化性溃疡、糜烂性出血性胃炎、胃癌并发出血相鉴别；肝性脑病与低血糖、尿毒症、糖尿病酮症酸中毒等鉴别；肝肾综合征和慢性肾小球肾炎、急性肾小管坏死等鉴别。

例题 7

以下哪一项不是代偿期肝硬化的临床表现(D)

A. 乏力　　　　　　B. 食欲不振　　　　　　C. 肝脏轻度肿大

D. 鼻出血及齿龈出血　　　　　E. 脾脏轻度肿大

【重点梳理】

肝硬化代偿期　代偿期常常症状较轻,缺乏特异性,可表现为轻度乏力、食欲减退、腹胀、腹泻、厌油腻、皮肤瘙痒、上腹部不适等。症状多呈间歇性、因劳累或伴发病而诱发,适当休息或治疗可缓解。部分患者可无症状,仅仅在体检或因其他疾病进行相关检查时偶然发现。

例题 8

不符合肝硬化腹水形成原因的描述是(E)

A. 小叶下静脉受压　　　　　　　　B. 窦内压升高
C. 肝细胞合成蛋白功能降低　　　　D. 血中醛固酮、抗利尿素水平升高
E. 肝动脉与肝静脉异常吻合形成

【重点梳理】

腹腔积液形成的机制

(1) 门静脉高压,腹腔内脏血管床静水压增高,组织液回吸收减少而漏入腹腔,是腹腔积液形成的决定性因素。

(2) 低白蛋白血症,白蛋白低于 30 g/L 时,血浆胶体渗透压降低,毛细血管内液体漏入腹腔或组织间隙。

(3) 有效循环血容量不足,肾血流减少,肾素-血管紧张素系统激活,肾小球滤过率降低,排钠和排尿量减少。

(4) 肝脏对醛固酮和抗利尿激素灭能作用减弱,导致继发性醛固酮增多和抗利尿激素增多,前者作用于远端肾小管,使钠重吸收增加,后者作用于集合管,水的吸收增加,水钠潴留,尿量减少。

(5) 肝淋巴量超过了淋巴循环引流的能力,肝窦内压升高,肝淋巴液生成增多,自肝包膜表面漏入腹腔,参与腹腔积液形成。

例题 9

肝硬化患者出现反复发作性木僵与昏迷,应首先考虑(D)

A. 低血糖　　　　　　B. 脑血管意外　　　　　　C. 尿毒症
D. 肝性脑病　　　　　E. 糖尿病

【重点梳理】

肝性脑病　是肝功能不全所引起的神经精神症候群,可发生于重型肝炎和肝硬化。主要临床表现可从注意力下降、人格改变、行为失常、扑翼样震颤到出现意识障碍、昏迷,甚至死亡。

例题 10

肝硬化腹水患者进水量应限制在每天(D)

A. <1 500 ml　　　B. <250 ml　　　C. <750 ml
D. <1 000 ml　　　E. <600 ml

【重点梳理】

肝硬化腹水患者的注意事项　限制每日的水、钠盐摄入量,一般控制钠盐在每天 88 mmol (2 000 mg)。入水量<1 000 ml/d,如有低钠血症,则应限制在 500 ml 以内。

例题 11

对于肝硬化引起的顽固性腹水,最有效的治疗方法是(D)

A. 肝移植　　　B. 腹腔穿刺抽水　　　C. 腹腔置管引流
D. 肝内门体分流术　　　E. 腹腔-颈静脉转流术

【重点梳理】

顽固性腹水　是指对限制钠的摄入和大剂量的利尿药(螺内酯 400 mg/d,呋塞米 160 mg/d)治疗无效的腹水,或者治疗性腹腔穿刺术放腹水后很快复发者。治疗方法如下。

(1) 放腹水治疗可以有效地控制腹水。即使对无尿钠排出的患者,每 2 周进行一次放腹水治疗仍然有效。对无尿钠排泄的患者,一次放液 6 L 就相当于抽出 10 d 的潴留钠。穿刺 10 L 腹水可抽出约 17 d 的潴留钠。有尿钠排出的患者,放腹水间隔应相应延长。

(2) 对于需要频繁进行大量放腹水或大量放腹水效果不佳的患者,经颈静脉肝内门体分流术可有效降低门静脉压力、促进尿钠排泄,改善患者病情,但应注意该方法易导致肝性脑病及支架再堵塞等。

例题 12 (Ⅰ、Ⅱ题共用题干)

男,40 岁。患肝硬化已 2 年,近 2 周来发热、腹痛就诊。体检:体温 38℃ 左右,全腹有压痛,随访中腹水量逐渐增加。

Ⅰ. 患者最可能的并发症是(A)

A. 自发性腹膜炎　　　B. 结核性腹膜炎　　　C. 门静脉血栓形成
D. 原发性肝癌　　　E. 肝肾综合征

【重点梳理】

肝硬化的并发症

(1) 上消化道出血:为最常见的并发症。常引起出血性休克或诱发肝性脑病,每年静脉曲张引起的消化道出血发生率为 5%~15%,首次出血死亡率为 25%~30%。

- 175 -

(2) 肝性脑病：是终末期肝病的常见并发症，初期为可逆性而反复发生，但重度肝性脑病是失代偿期肝硬化的重要死亡原因。

(3) 自发性腹膜炎和其他感染：自发性腹膜炎是因肠道细菌易位进入腹水所致的腹腔感染，多为单一革兰阴性需氧菌感染。可有发热、腹痛，有或无压痛反跳痛。有的患者起病缓慢，并无明显腹膜炎的症状及体征。

(4) 肝肾综合征：是继发于严重肝功能障碍基础上的功能性肾衰竭，多发生在大量腹水的患者，其中主要发生机制为由于全身内脏动脉扩张所致的肾动脉收缩。其临床表现为血肌酐升高，可有尿量减少但无明显蛋白尿，超声显像亦无肾实质萎缩或尿路梗阻的表现。

(5) 原发性肝癌：乙型肝炎或丙型肝炎肝硬化患者中每年有3‰～5‰发生肝癌。

Ⅱ. 为尽快明确诊断，应先做下列哪项检查（D）
A. 肝功能　　　　　　B. 血常规　　　　　　C. 血培养
D. 腹水常规加涂片检查　　E. 腹部B型超声检查

【重点梳理】

辅助检查

(1) 生化学：血清谷丙转氨酶、谷草转氨酶和胆红素水平可反映肝细胞受损情况，但与肝脏受损严重程度并不完全一致。血清白蛋白可反映肝脏合成能力，肝硬化时血清白蛋白降低。在自身免疫性肝炎肝硬化时，可见γ-球蛋白升高，在原发性胆汁性肝硬化时IgM升高。胆碱酯酶可反映肝脏功能储备，在肝硬化时可有下降明显。自发性细菌性腹膜炎时腹腔积液外观浑浊，生化及镜检提示为渗出性，腹腔积液可培养出致病菌。

(2) 血液学：血常规检查可显示轻度贫血、白细胞、血小板降低提示脾功能亢进。凝血酶原时间与肝细胞受损害程度有一定的关系。如明显延长，而且经注射维生素K仍不能纠正，常表示肝功能严重衰竭。

(3) 影像学

1) 肝脏超声显像：肝硬化早期可有肝脏增大，而晚期则左叶增大，右叶缩小，尾叶增大也较常见；肝脏边缘弯钝，肝脏表面凸凹不平，呈锯齿状、波浪状或结节状；肝实质回声增强、不均匀或呈结节状。

2) CT：肝表面明显凸凹不整、边缘变钝，肝实质密度不均匀，可呈结节样。脾静脉及门静脉曲张，可见侧支循环形成，胃短静脉、胃冠状静脉及食管静脉曲张。对于发现肝占位病变CT优于超声显像。

3) MRI：肝边缘波浪状或结节状改变，左肝外叶、肝尾叶增大，右肝及左肝内叶缩小，肝裂增宽，脾大。MRI对于鉴别肝脏占位病变能提供比CT更多的信息。

4) 上消化道内镜或钡剂X线造影：胃镜可直接观察到食管胃底静脉曲张的部位和程度，并可进行内镜下治疗如曲张静脉套扎术或硬化注射术。食管及胃钡剂造影亦可发现食管静脉及胃底静脉曲张征象。

(4)肝活检组织病理学检:是确诊代偿期肝硬化的金标准。除对肝脏组织切片进行光学显微镜下检查外,还可做各种特殊化学染色、免疫组化染色甚至原位杂交,有助于病因诊断。

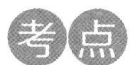

肝性脑病

例题 1

肝性脑病的发生机制是(C)

A. 蛋白质代谢紊乱,氨基酸不平衡
B. 水、电解质平衡失调
C. 多种因素综合作用的结果
D. 慢性肝病导致大脑敏感性高
E. 脂肪代谢紊乱

【重点梳理】

肝性脑病 是肝衰竭或门体分流引起的中枢神经系统神经精神综合征,是肝硬化失代偿期死亡的主要原因之一。肝性脑病的发病机制复杂,迄今尚未完全阐明,目前认为是多因素相互协同、互为因果。

例题 2

关于肝性脑病的氨中毒学说,下列正确的是(C)

A. NH_4^+ 有毒性,能透过血脑屏障
B. 肠内 pH>6 时,NH_3 不易被吸收
C. 低钾碱中毒时增加氨毒性
D. 腹泻时增加氨毒性
E. 高血糖时增加氨毒性

【重点梳理】

氨中毒 是肝性脑病、特别是门体分流性肝性脑病的重要发病机制。

(1)消化道是氨产生的主要部位,以非离子型氨(NH_3)和离子型氨(NH_4^+)两种形式存在,当结肠内 pH>6 时,NH_4^+ 转为 NH_3,极易经肠黏膜弥散入血;pH<6 时,NH_3 从血液转至肠腔,随粪排泄。

(2)肝衰竭时,肝脏对门静脉输入 NH_3 的代谢能力明显减退,体循环血 NH_3 水平升高;当有门体分流存在时,肠道的 NH_3 不经肝脏代谢而直接进入体循环,血 NH_3 增高。

(3)体循环 NH_3 能透过血脑屏障,通过多方面干扰脑功能。

1)干扰脑细胞三羧酸循环,脑细胞能量供应不足。

2) 增加脑对酪氨酸、苯丙氨酸、色氨酸等的摄取,它们对脑功能具有抑制作用。

3) 脑内 NH_3 升高,增加谷氨酰胺合成,神经元细胞肿胀,导致脑水肿。

4) NH_3 直接干扰脑神经电活动。

5) 弥散入大脑的 NH_3 可上调脑星形胶质细胞苯二氮䓬受体表达,促使氯离子内流,神经传导被抑制。

例题 3

肝性脑病昏睡期不会出现(D)
A. 精神错乱 B. 扑翼震颤 C. 定向力减退
D. 腱反射消失 E. 脑电图异常

【重点梳理】

肝性脑病的分期及临床表现

(1) 潜伏期(0 期):无行为、性格的异常,无神经系统病理征,脑电图正常,只有在心理测试或智力测试时有轻微异常。

(2) 前驱期(1 期):轻度性格改变和精神异常,如焦虑、欣快激动、淡漠、睡眠倒错、健忘等,可有扑翼样震颤。脑电图多数正常。此期临床表现不明显,易被忽略。

(3) 昏迷前期(2 期):嗜睡、行为异常(如衣冠不整或随地大小便)、言语不清、书写障碍及定向力障碍。有腱反射亢进、肌张力增高、踝阵挛及 Babinski 征阳性等神经体征,有扑翼样震颤,脑电图有特征性异常。

(4) 昏睡期(3 期):昏睡,但可唤醒,醒时尚能应答,常有神志不清或幻觉,各种神经体征持续或加重,有扑翼样震颤,肌张力高,腱反射亢进,锥体束征常阳性。脑电图有异常波形。

(5) 昏迷期(4 期):昏迷,不能唤醒。患者不能合作而无法引出扑翼样震颤。浅昏迷时,腱反射和肌张力仍亢进;深昏迷时,各种反射消失,肌张力降低。脑电图明显异常。

例题 4

确诊肝性脑病需做的辅助检查有(ABCDE)
A. 影像学检查 B. 诱发电位
C. 心理智能测验 D. 血氨测定
E. 脑电图

【重点梳理】

肝性脑病的常用辅助检查

(1) 血氨:慢性肝性脑病尤其是门体分流性脑病患者多有血氨增高。急性肝功能衰竭所致脑病的血氨多正常。

(2) 脑电图检查:肝性脑病前驱期脑电图正常,昏迷前期到昏迷期,脑电图明显异常。

(3) 诱发电位：是体外可记录的电位，由各种外部刺激经感觉器传入大脑神经元网络后产生的同步放电反应，可用于亚临床或临床肝性脑病的诊断。

(4) 简单智力测验：目前认为心理智能测验对于诊断早期肝性脑病包括亚临床脑病最有用。内容包括数数字、数字连接、简单计算、书写、构词、画图、搭积木、用火柴杆搭五角星等，其中以数字连接试验最常用，其结果容易计量，便于随访。

(5) 影像学检查：行头部 CT 或 MRI 检查。急性肝性脑病患者可发现脑水肿，慢性肝性脑病患者则可发现不同程度的脑萎缩。可排除脑血管意外和颅内肿瘤等疾病。

例题 5

肝性脑病患者灌肠或导泻时应禁用(D)

A. 25％硫酸镁 　　　　　　　　　B. 生理盐水
C. 生理盐水加食醋 　　　　　　　D. 肥皂水
E. 乳果糖加水

【重点梳理】

灌肠或导泻　肝性脑病患者可用生理盐水或弱酸性溶液（如稀醋酸液）灌肠，或口服或鼻饲 25％硫酸镁 30～60 ml 导泻。对急性门体分流性脑病昏迷者用乳果糖 500 ml 加水 500 ml 灌肠作为首选治疗。忌用肥皂水。

例题 6（Ⅰ～Ⅴ题共用题干）

男，49 岁。肝炎后肝硬化病史，腹胀、下肢浮肿 3 天，因自服利尿剂 2 天后出睡眠时间昼夜颠倒，言语不清，简单计算亦不能完成。

Ⅰ. 患者最可能的诊断是什么(BE)

A. 原发性肝癌 　　　　B. 肝硬化（失代偿期） 　　　　C. 门静脉血栓形成
D. 自发性腹膜炎 　　　E. 肝性脑病 　　　　　　　　　F. 上消化道出血

【重点梳理】

1. 肝硬化（失代偿期）　该期患者症状明显加重，主要表现为肝细胞功能减退和门静脉高压所致的两大综合征，并出现腹水、消化道出血、肝性脑病等多种并发症。

2. 肝性脑病　指在肝硬化基础上因肝功能不全和(或)门-体分流引起的、以代谢紊乱为基础、中枢神经系统功能失调的综合征。约 50％肝硬化患者有脑水肿，病程长者大脑皮质变薄，神经元及神经纤维减少。

Ⅱ. 该患者肝性脑病可能的诱因为(EF)

A. 感染 　　　　　　　B. 缺氧 　　　　　　　　　　　C. 低血糖
D. 代谢性酸中毒 　　　E. 低钾低氯性碱中毒 　　　　　F. 大量利尿

【重点梳理】

诱因 上消化道出血、摄入过多含氮物质、水电解质紊乱及酸碱平衡失调、缺氧与感染、低血糖、便秘、催眠药、镇静药及手术等是诱发肝性脑病发生发展的常见因素。

Ⅲ. 下列哪些是假性神经递质(E)
A. 酪氨酸　　　　　　B. 苯丙氨酸　　　　　　C. 色氨酸
D. 苯乙胺　　　　　　E. 苯乙醇胺

【重点梳理】

假性神经递质 肝对肠源性酪胺和苯乙胺清除发生障碍,此两种胺进入脑组织,分别形成β-羟酪胺和苯乙醇胺,由于其化学结构与正常神经递质去甲肾上腺素相似,但不能传递神经冲动或作用很弱,被称为假性神经递质。假性神经递质使脑细胞神经传导发生障碍。

Ⅳ. 下列哪些是常用在肝性脑病中抑制肠肠细菌生长的药物(ABC)
A. 利福昔明　　　　　B. 新霉素　　　　　　　C. 甲硝唑
D. 乳果糖　　　　　　E. 精氨酸

【重点梳理】

抑制肠道细菌生长 使用抑制肠道产尿素酶的细菌的口服抗生素,减少氨的生成。常用的有新霉素、甲硝唑、利福昔明等。利福昔明具有广谱、强效的抑制肠道细菌生长作用,口服不吸收,只在胃肠道局部起作用。

Ⅴ. 关于肝性脑病的治疗下列哪些说法是正确的(BDF)
A. 尽快用碱性液灌肠
B. 用乳果糖口服以减少肠道吸收氨
C. 给三至四期患者口服补充大量的蛋白质以提高其抵抗力
D. 大量利尿可加重患者的病情
E. L-鸟氨酸-L-天冬氨酸(OA)可与氨结合形成谷氨酸而降低血氨
F. 口服抗生素可抑制肠道产尿素酶的细菌,减少氨的生成

【重点梳理】

肝性脑病的治疗

(1) 治疗或去除可能的诱发因素:如上消化道出血、高蛋白质饮食、饮酒、应用镇静剂、安眠药、过度利尿、低血容量、低血钾、感染、手术(包括 TIPS)等。

(2) 减少氨的产生:低蛋白质饮食可减少氨的产生,肝功失代偿时应控制蛋白质摄入量不超过 70~80 g/d;发生脑病时,不超过每日 40 g,患者苏醒后可逐渐增加。

(3) 减少氨的吸收：乳果糖在结肠内可被细菌降解，产生乳酸及乙酸，使 NH_3 变成 NH_4^+，同时它还能改善肠道微生态，减少内毒素的产生与吸收。

(4) 促进氨的清除：近年多个有对照的研究报道 L-鸟氨酸-L 天冬氨酸每日 20 g 静脉滴注，或 6~9 g，每日 3 次口服，对治疗肝性脑病有效。

(5) 其他：支链氨基酸可调节体内氨基酸平衡，静脉输注对不能耐受口服蛋白摄入者有维持营养的作用。对于有锥体外系症状者可应用多巴胺能激动药如溴隐亭。对于血液 pH 偏碱者可静脉输注精氨酸。

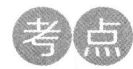

酒精性肝病

 例题 1（Ⅰ~Ⅳ题共用题干）

男，60 岁。主因乏力、食欲不振，伴右上腹隐痛半年余就诊。既往有长期饮酒史。查体：T36.5℃，巩膜黄染，心肺未见异常，腹平软，肝肿大，于肋下 3 指，质中等硬度、有触痛，余未见异常。血 GPT 120 U/L，GOT 50 U/L，肝超声回报肝脏脂肪变性。

Ⅰ. 最可能的诊断为（E）
A. 自身免疫性肝炎　　　B. 乙型病毒性肝炎　　　C. 丙型病毒性肝炎
D. 肝癌　　　　　　　　E. 酒精性肝病

【重点梳理】

酒精性肝病(ALD)的诊断

(1) 长期过量饮酒为诊断 ALD 的前提条件。

(2) 根据患者及其家属或同事饮酒史的回答来确定饮酒量有时并不准确。需要根据实验室检查来确定。

(3) ALD 的临床特征与其疾病分型有一定相关性。酒精性脂肪肝通常表现为无症状性轻度肝大，肝功能正常或轻度异常。酒精性肝炎往往存在肝脏和全身炎症反应，表现为发热、黄疸、肝大，偶可出现腹水、门脉高压相关性出血以及肝性脑病等失代偿期肝病征象。

(4) 影像学检查有助于发现弥漫性脂肪肝以及肝硬化和门脉高压相关的证据，并可提示有无肝静脉血栓形成、肝内外胆管扩张、肝癌等其他疾病。

(5) 肝活检有助于嗜肝病毒慢性感染的嗜酒者肝脏损伤病因的判断，可准确反映 ALD 的临床类型及其预后，并为激素治疗重症酒精性肝炎提供参考依据。ALD 的病理特点为大泡性肝脂肪变、肝细胞气球样变、Mallory 小体、中性粒细胞浸润，以及窦周纤维化和静脉周围纤维化。

Ⅱ. 哪项与酒精性肝病的发生无关(C)

A. 饮酒量及时间　　　B. 遗传因素　　　C. 动脉粥样硬化

D. 性别　　　E. 营养因素

【重点梳理】

病因　许多因素可影响嗜酒者肝病的发生和发展,主要如下。

(1) 性别:女性对乙醇较男性敏感,女性安全的饮酒阈值仅为男性的1/3~1/2。

(2) 遗传易感性:乙醇主要在肝脏代谢,许多参与乙醇代谢的酶类(乙醇脱氢酶、乙醛脱氢酶)具有遗传多态性,因此安全的饮酒阈值的个体差异很大。

(3) 营养状态:营养不良、高脂饮食和内脏性肥胖均可促进酒精性肝损伤。

(4) 嗜肝病毒感染:嗜酒者对 HBV、HCV 感染的易感性增加,而乙醇又可促进嗜肝病毒在体内复制,从而促进肝硬化和肝细胞癌的发生。

(5) 与肝毒物质并存:饮酒可增加对乙酰氨基酚等药物的肝脏毒性,而甲苯磺丁脲、异烟肼以及工业溶剂则可增加乙醇的肝毒性,因此嗜酒者肝酶显著升高应警惕并发药物性肝损害的可能。

(6) 吸烟和咖啡:吸烟可增加酒精性肝硬化的发生,而经常喝咖啡则降低嗜酒者酒精性肝硬化的发生率,茶叶对酒精性肝病的防治可能亦有帮助。

Ⅲ. 本病首先表现的病理改变为(A)

A. 酒精性脂肪肝　　　B. 酒精性肝炎　　　C. 酒精性肝硬化

D. 酒精性胃炎　　　E. 酒精性中毒性脑病

【重点梳理】

ALD 的病理学

(1) 酒精性脂肪肝:是 ALD 的初期损害表现。

(2) 酒精性肝炎:发生于慢性嗜酒者,其病理特点如下。

1) 肝细胞明显肿胀呈气球样变,有时可见巨大的线粒体。

2) 肝细胞质内有凝聚倾向,可形成 Mallory 小体。

3) 汇管区和小叶内有明显的中性粒细胞浸润,并多聚集在发生坏死和含有 Mallory 小体的肝细胞周围。

4) 中、重度的坏死灶可融合成中央静脉-汇管区或中央静脉-中央静脉桥接坏死。

5) 重度酒精性肝炎病变初期中央静脉周围肝细胞呈明显气球样变、其后残留的 Mallory 小体缓慢消失,局部胶原沉积、终末门静脉闭塞,从而导致门脉高压。

(3) 酒精性肝纤维化和肝硬化

1) 酒精性肝纤维化:病理特点是不同程度的窦周纤维化和终末门静脉周围纤维化。轻度者可见少数纤维间隔形成,小叶结构保留;中度者纤维化范围更广,纤维间隔形成增多,常致小叶结构紊乱;重度者即早期肝硬化,常见广泛的终末门静脉周围纤维化伴不同程度的终末门静脉闭塞。

2) 酒精性肝硬化:典型的呈小结节性肝硬化,肝脏肿大,再生结节大小较一致。由于酒精本身可抑制肝细胞再生,而戒酒后肝细胞再生可以得到恢复,故戒酒后可发展为大小结节并存的混合性肝硬化。

Ⅳ. 本病治疗的根本措施为(D)
A. 进食高蛋白质饮食　　　B. 补充维生素　　　　　　C. 抗病毒
D. 戒酒　　　　　　　　　E. 肝移植

【重点梳理】

戒酒和防治戒酒综合征　戒酒治疗是最重要的治疗。ALD患者往往有酒精依赖,酒精依赖的戒酒措施包括精神治疗和药物治疗两方面。具体措施如下。

(1) 教育患者了解所患疾病的自然史、危害及其演变常识,并介绍一些改变饮酒习惯及减少戒断症状的方法。这些措施对部分ALD患者减少饮酒量或者戒酒确实行之有效,且具有良好的费用效益比。

(2) 作为精神治疗的替代选择,一些患者对鸦片受体拮抗剂等新型戒酒药物治疗有效。戒酒过程中出现戒断症状时可逐渐减少饮酒量,并可酌情短期应用地西泮等镇静药物,且需注意热量、蛋白质、水分、电解质和维生素的补充。美他多辛可加速酒精从血清中清除,有助于改善酒精中毒症状和行为异常,并能改善戒断综合征。有明显精神或神经症状者可请相应专科医生协同诊治。

例题 2

酒精性肝病的临床分型不包括(D)
A. 轻症酒精性肝病　　　　B. 酒精性脂肪肝　　　　　C. 酒精性肝炎
D. 重症酒精性肝炎　　　　E. 酒精性肝硬化

【重点梳理】

1. 临床分型

(1) 过去将ALD分为三类,即酒精性脂肪肝、酒精性肝炎和酒精性肝硬化。

(2) 我国和日本学者根据肝组织病理学改变,将ALD分为以下五大类型。这些病理改变既可相继发生又可合并存在,例如酒精性肝硬化合并脂肪性肝炎。

1) 轻症酒精性肝病:肝脏生物化学、影像学和组织病理学检查基本正常或轻微异常。
2) 酒精性脂肪肝:影像学诊断符合脂肪肝标准,血清GPT、GOT可轻微异常。
3) 酒精性肝炎:血清GPT、GOT或GGT升高,可有血清总胆红素增高。
4) 酒精性肝纤维化:症状及影像学无特殊。未做病理时,应结合饮酒史、血清纤维化标志

(透明质酸、Ⅲ型胶原、Ⅳ型胶原、层粘连蛋白)、GGT、GPT/GOT、胆固醇、载脂蛋白-A1、总胆红素、$α_2$巨球蛋白、铁蛋白、胰岛素抵抗等改变,进行综合考虑。

5) 酒精性肝硬化:有肝硬化的临床表现和血清生物化学指标的改变。

2. 特殊类型 ALD的特殊类型包括Zieve综合征(黄疸、高脂血症、溶血三联征)、肝内胆汁淤积综合征、假性布-加综合征、酒精性泡沫样脂肪变性,以及饮酒相关代谢异常(低血糖症、高脂血症、高尿酸血症、血色病、卟啉症、酮症酸中毒)和脂肪栓塞综合征。此外,ALD患者亦可存在酒精中毒所致其他器官损伤的表现,例如酒精性胰腺炎、酒精性心肌病以及酒精相关的神经精神障碍和酒精戒断综合征。

3. 与其他病因共存的酒精性肝病 根据病因,嗜酒者肝损伤有以下几种可能。

(1) 经典的酒精性肝病,有长期过量饮酒史且无其他明确损肝因素存在的肝损伤。

(2) 酒精性肝病合并其他肝病,如慢性乙型肝炎、丙型肝炎、药物性肝病,甚至非酒精性脂肪性肝病(患者既符合酒精性肝损伤的诊断标准又符合其他肝病的诊断标准)。

(3) 混合病因肝损伤,即存在两种或多种损肝因素但任一因素单独存在均不足以导致肝损伤或难以满足任一肝病的病因诊断。

(4) 难以明确病因或分型,即嗜酒者合并其他尚未确诊的隐匿性肝病。肝活检以及严格戒酒一段时间后重新评估,有助于嗜酒者肝损伤病因的判断。

 例题 3

酒精性肝病患者实验室检查特征不包括(E)

A. GPT/GOT值>2　　　　　　　　B. γ-谷氨酰转肽酶增高

C. 平均红细胞体积(MCV)增加　　D. GPT增加为主的氨基转移酶异常

E. 氨基转移酶水平大于5倍正常值上限

【**重点梳理**】

实验室检查

(1) 酒精性脂肪肝:可有血清GPT、GOT轻度升高。

(2) 酒精性肝炎:血清GPT比GOT升高明显,GPT/GOT常大于2,但GPT和GOT值很少大于500 U/L。γ-谷氨酰转肽酶(GGT)和平均红细胞容积(MCV)升高,禁酒后这些指标明显下降,有助于酒精性肝损害的诊断。

例题 4

酒精性肝病的治疗原则不包括(C)

A. 戒酒或尽可能减少饮酒量　　　　B. 防治戒酒综合征

C. 营养支持治疗可用于肥胖的嗜酒者　D. 应用多烯磷脂酰胆碱等保肝药物治疗酒精性肝炎

E. 对症治疗酒精性肝硬化及其并发症

【重点梳理】

酒精性肝病的治疗

(1) 戒酒和防治戒酒综合征。

(2) 营养支持治疗：ALD 患者通常合并热量-蛋白质缺乏性营养不良，及维生素和微量元素(镁、钾和磷)的严重缺乏，而这些营养不良又可加剧酒精性肝损伤并可诱发多器官功能障碍。为此，ALD 患者宜给予富含优质蛋白和维生素 B 类、高热量的低脂软食，必要时额外补充支链氨基酸为主的复方氨基酸制剂。合并营养不良的重度酒精性肝炎患者还可考虑全胃肠外营养或进行肠内营养，以改善重症 ALD 患者的中期和长期生存率。

(3) 保肝抗纤维化：常用药物治疗。

(4) 非特异性抗炎治疗：主要用于 Maddrey 判别函数＞32 和(或)伴有肝性脑病的重症酒精性肝炎患者的抢救。

(5) 防治并发症：积极处理酒精性肝炎和酒精性肝硬化的相关并发症，如食管胃底静脉曲张出血、自发性细菌性腹膜炎、肝肾综合征、肝性脑病和肝细胞肝癌(HCC)。对酒精性肝硬化患者定期监测甲胎蛋白和 B 超有助于早期发现 HCC，但这并不能改善 ALD 患者的生存率。合并慢性 HBV、HCV 感染者更易发生 HCC，但抗病毒治疗对嗜酒者 HCC 的预防作用尚不明确。

(6) 肝移植：对于终末期 ALD 患者，肝移植术是较好的选择。在欧美，酒精性肝硬化是原位肝移植的主要适应证。戒酒至少 3～6 个月后再考虑肝移植，可避免无需肝移植患者接受不必要的手术；戒酒 6 个月后肝移植则可显著减少肝移植后再度酗酒的发生率。

例题 5

关于皮质激素治疗酒精性肝病，叙述错误的是(D)

A. 皮质激素仅用于重症酒精性肝炎患者　　B. 合并乙型肝炎、丙型肝炎的患者应慎用激素

C. 合并肝硬化的患者应慎用激素　　D. 皮质激素有助于嗜酒者胆汁淤积性黄疸的消退

E. 近期有消化道出血的患者应慎用激素

【重点梳理】

非特异性抗炎治疗　首选糖皮质激素泼尼松龙，旨在阻断或封闭重症酒精性肝炎患者肝内存在的级联瀑布式放大的炎症反应。对于合并急性感染(包括嗜肝病毒现症感染指标阳性)、胃肠道出血、胰腺炎、血糖难以控制的糖尿病患者，可考虑使用肿瘤坏死因子(TNF-α)抑制药——己酮可可碱替代激素治疗。有条件者亦可试用抗 TNF-α 的抗体英利昔单抗治疗。

例题 6

酒精性肝病的药物治疗错误的是(D)

A. 美他多辛可改善酒精中毒症状和行为异常

B. 多烯磷脂酰胆碱可致酒精性肝病组织学恶化

C. 甘草酸制剂等有不同程度的抗氧化、抗炎、保护肝细胞等作用

D. 保肝药物对酒精性肝病的防治比戒酒更重要

E. 不宜同时应用多种抗炎保肝药物,以免加重肝脏负担

【重点梳理】

保肝抗纤维化治疗 甘草酸制剂、水飞蓟宾、多烯磷脂酰胆碱、还原型谷胱甘肽等药物有不同程度的抗氧化、抗炎、保护肝细胞膜及细胞器等作用,临床应用可改善肝脏生化学指标。S-腺苷甲硫氨酸、多烯磷脂酰胆碱对 ALD 患者还有防止肝脏组织学恶化的趋势。保肝药物可用于合并肝酶异常的 ALD 的辅助治疗,但不宜同时应用多种药物,以免加重肝脏负担及因药物间相互作用而引起不良反应。秋水仙碱现已不再用于酒精性肝硬化的抗肝纤维化治疗,中药制剂在肝纤维化防治中的作用及安全性有待大型临床试验证实。

例题 7

最能提示酒精性肝病患者预后不良的因素是(D)

A. 慢性丙型肝炎病毒感染　　B. 铁负荷　　C. 肥胖

D. 长期大量酗酒　　E. 甲状腺功能亢进

【重点梳理】

预后 ALD 的预后取决于患者 ALD 的临床病理类型、是否继续饮酒,以及是否已发展为肝硬化,大脑、胰腺等全身其他器官的受损程度,是否合并 HBV 和(或)HCV 感染以及其他损肝因素。其中是否戒酒是决定预后的关键因素,而酒精性肝炎的严重程度是影响患者近期预后的主要因素,是否已发生肝硬化则是影响患者远期预后的主要因素。

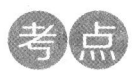

脂肪肝

酒精性脂肪肝

例题

酒精性脂肪肝的病理特征为(C)

A. 小叶中央静脉周围纤维化　　B. 酒精性透明小体　　C. 肝细胞脂肪变性

D. 肝细胞坏死　　E. 中性粒细胞浸润

【重点梳理】

病理特征 肝脏有不同程度的肿大、色黄、边缘钝。镜下可见＞30%的肝细胞有大泡性脂肪变；早期或轻度患者，脂肪变主要见于肝腺泡3区，中、重度患者分别达到2区或者1区。中、重度嗜酒者的脂肪肝可伴有终末静脉周围纤维化。单纯性小泡性脂肪变多见于因急性肝损伤住院的嗜酒者，酒精摄入量多＞170 g/d。

非酒精性脂肪性肝病

例题 1

非酒精性脂肪性肝病的发生主要与下列哪种因素相关（C）

A. 饮酒　　　　　　B. 高血压　　　　　　C. 胰岛素抵抗
D. 病毒感染　　　　E. 糖尿病

【重点梳理】

发病机制 非酒精性脂肪性肝病（NAFLD）是遗传-环境-代谢应激相关性肝病，"二次打击"学说和"四步骤学说"可解释其复杂的发病机制。

（1）初次打击主要为胰岛素抵抗。胰岛素抵抗通过促进外周脂肪分解和高胰岛素血症引起肝细胞内脂肪储积而形成单纯性脂肪肝（第一步），而有脂肪变的肝脏对内、外源性损害因子敏感性增高。

（2）二次打击主要为反应性氧化代谢产物增多，导致脂质过氧化伴细胞因子释放、线粒体解耦联蛋白-2以及Fas（膜受体，TNF-α受体家族）配体被诱导活化，进而引起已发生脂肪变的肝细胞发生气球样变和炎症坏死，即为脂肪性肝炎（第二步）。

（3）炎症的持续存则激活肝脏星状细胞，从而启动肝脏纤维增生，形成肝纤维化（第三步）。进展性肝纤维化及持续炎症坏死可导致肝小叶结构改建，最终形成肝硬化（第四步）。

小肠细菌过度生长和肠黏膜屏障功能减退及其伴随内毒素产生增多，通过激活肝脏库普弗细胞、释放TNF-α等炎症因子促进脂肪性肝炎的发生和发展。此外，肝毒药物、缺氧、肝脏细胞色素P450（CYP）2E1表达增强，以及肝组织铁负荷过重和遗传易感性等因素，均可作为二次打击参与非酒精性脂肪性肝炎（NASH）的发病。

例题 2

非酒精性脂肪性肝病的治疗措施包括（ABCDE）

A. 健康宣教提高认识，改变不良生活方式
B. 纠正潜在的危险因素，控制体重
C. 减少腰围、降低血糖和血压、调整血脂
D. 少或避免"二次打击"，必要时应用保肝药物防治脂肪性肝炎

E. 肝移植治疗

【重点梳理】

治疗措施 包括：① 健康宣教提高认识，改变不良生活方式；② 纠正潜在的危险因素，控制体重/减少腰围、降低血糖和血压、调整血脂；③ 减少或避免"二次打击"，必要时应用保肝药物防治脂肪性肝炎；④ 肝移植治疗 NASH 相关终末期肝病，但仍需加强代谢紊乱的控制。

（1）改变生活方式

1）饮食治疗：现有的饮食干预措施包括控制总热量摄入、膳食脂肪以不饱和脂肪酸为主，碳水化合物以慢吸收的复合糖类和纤维素为主。

2）运动治疗：中等量的有氧运动对改善胰岛素抵抗和代谢综合征均有益处。体育锻炼可以避免肌肉萎缩，并通过选择性减少内脏脂肪而降低体重。

（2）药物治疗：药物治疗主要针对肥胖症、糖脂代谢紊乱和高血压。

1）胰岛素增敏剂：二甲双胍可显著降低 NAFLD 患者血清 GOT 水平，吡格列酮和罗格列酮主要通过作用于前脂细胞而改善胰岛素抵抗，可能有助于 NASH 患者血清转氨酶和肝组织学的改善。

2）抗氧化及抗炎治疗：这类治疗包括抗氧化剂[维生素 E 和(或)维生素 C，谷胱甘肽前体、β-甜菜碱，普罗布考]、针对 TNF-α 的药物(如己酮可可碱)以及益生元和益生菌(预防肠道细菌过度生长，从而减少肠道内毒素的产生及其相关肝脏氧化应激和炎症损伤)。

3）他汀类降脂药物：对于有心血管疾病危险因素患者，他汀为降低血液低密度脂蛋白胆固醇的标准治疗药物，没有肝病的患者应用他汀相对安全。

（3）减肥手术：具有迅速见效和效果持久的特点，是重度肥胖的 NASH 患者当前最佳治疗选择。减肥手术的优点为在改善胰岛素敏感性和减少代谢综合征和糖尿病相关风险的同时，可减轻甚至逆转 NASH 和肝纤维化，并显著改善患者社会心理功能和生活质量。

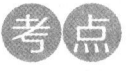

肝脓肿

细菌性肝脓肿

例题 1

关于细菌性肝脓肿，下列叙述正确的是（A）

A. 大部分是胆源性肝脓肿　　B. 致病菌多为 G^+ 球菌

C. 脓液多为棕褐色，涂片可能无细菌　　D. 多由于溃疡性结肠炎所致
E. 手术引流是唯一有效的方法

【重点梳理】

1. 感染途径

（1）经胆道：为细菌性肝脓肿最主要的感染途径，由于胆道炎症、蛔虫症、结石以及其他如壶腹部狭窄、胰头癌等原因使胆总管狭窄与阻塞，细菌沿着胆管上行进入肝脏形成脓肿。

（2）经门静脉：所有胃肠道、腹腔内的感染均可通过门静脉进入肝脏，如痔核感染、坏疽性阑尾炎、菌痢、憩室炎、溃疡性结肠炎、大肠癌伴感染，可引起门静脉属支的血栓性静脉炎，脓毒栓子脱落进入肝内，即可形成脓肿。

（3）经肝动脉：身体任何部位的化脓性病变，如败血症、骨髓炎、中耳炎、皮肤疖痈、亚急性细菌性心内膜炎、呼吸道感染等，特别在发生脓毒血症时，细菌可经肝动脉进入肝脏。

（4）肝外伤：特别是肝的贯通伤或闭合伤后肝内血肿的感染而形成脓肿。

（5）邻近组织脏器化脓性炎症的直接蔓延：胆囊穿孔、膈下脓肿、胰腺脓肿、胃十二指肠溃疡穿孔等均可蔓延累积到肝脏。

2. 病因与病理学　细菌感染是本病的病因，而机体抵抗力降低也是本病发病的重要因素。其致病菌多为大肠杆菌、链球菌、葡萄球菌等，其他如副大肠杆菌、变形杆菌、铜绿假单胞菌、产气杆菌、伤寒杆菌、真菌等均曾有报道。混合感染多于单一细菌感染。按脓肿数目可分为孤立性和多发性。细菌性肝脓肿可多发或单发，以多发常见，多见于右半肝。细菌侵入肝脏后即引起炎症反应，从而形成小脓肿，小脓肿逐渐扩大，相互融合成较大的脓肿。

例题 2

细菌性肝脓肿不应有（BE）
A. 胆管化脓性感染史　　B. 阿米巴原虫感染史
C. 全身化脓性感染史　　D. 肝肿大伴疼痛
E. 可见左膈升高、运动受限

【重点梳理】

1. 诊断　根据病史，临床上出现寒战、高热、肝区疼痛、肝大，X线检查可见病侧膈肌抬高和固定、常有胸腔积液，加上腹部超声、CT、MRI 影像检查即可诊断本病。对于影像检查不能确定的病例，诊断性肝穿刺抽脓是确诊的重要手段。

2. 鉴别诊断

（1）阿米巴肝脓肿：细菌性肝脓肿继发于胆道感染，病情急剧严重，全身脓毒血症状明显；白细胞计数增加，中性粒细胞可高达 90%，有时血液细菌培养阳性，脓肿穿刺多为黄白色脓液，涂片和培养可发现细菌。阿米巴肝脓肿继发于阿米巴痢疾后，起病较缓慢，病程较长，症状较轻；白细胞数可增加，血液细菌培养阴性，脓肿穿刺大多为棕褐色脓液，镜检有时可找到阿米巴

滋养体。若无混合感染,涂片和培养无细菌。

（2）肝结核（脓肿型）：肝结核形成脓肿时酷似细菌性肝脓肿,有时需要依靠肝穿刺进行肝组织学、病原学检查才能确诊。

（3）原发性肝癌：原发性肝癌患者肝大且质地坚硬呈结节状。患者迅速消瘦呈恶病质,腹水、黄疸常较明显。白细胞正常甚至降低,甲胎蛋白明显增高。B超或CT检查有实质性占位病灶存在。

（4）胆囊炎胆石症：本病起病较急,以右上腹阵发性绞痛并向右肩部放射为主要表现,并有发热、黄疸、右上腹肌紧张伴压痛。有时可触及肿大的胆囊,肝大不明显。B超可见肿大的胆囊或胆道结石,X线检查一般无膈肌上抬、局限性膨隆、活动受限等表现。

（5）膈下脓肿：膈下脓肿多发生在内脏穿孔（如胃、阑尾、肠）或腹部外科手术的基础上。胸壁疼痛及压痛较明显,疼痛可因呼吸加重。体检时可发现膈肌上升而肝上界下移,膈下可有游离气体。B超或CT可发现脓肿不在肝内。

 例题3

关于细菌性肝脓肿的辅助检查,下列说法正确的是（ABCDE）
A. 白细胞计数及中性粒细胞增多　　B. 血清转氨酶、碱性磷酸酶升高
C. 肝右叶脓肿可见右膈肌升高、运动受限　　D. 超声下可见无回声的液化区
E. 血清胆红素可轻至中度升高

【重点梳理】

1. 实验室检查

（1）血象：白细胞计数及中性粒细胞增多,有时出现贫血。

（2）肝功能检查：可出现不同程度的损害,可有血清转氨酶、碱性磷酸酶升高,血清胆红素可轻至中度升高。

2. 影像学检查

（1）B超检查：B超可确定脓肿的部位、数目及大小。早期病变部位呈低至中等回声,与周围组织边界不清。随着病情的进展,超声下可见无回声的液化区,脓肿壁的回声增强。肝脓肿穿破横膈进入胸腔,常合并反应性胸膜腔积液。

（2）X线胸部透视：肝右叶脓肿可见右膈肌升高、运动受限,肝影增大或局限性隆起,有时伴有反应性胸膜腔积液。左叶肝脓肿X线钡剂检查常可见胃小弯受压、推移征象。

（3）肝脏CT检查：肝脏平扫CT呈低密度、不均匀改变,形态多样化,单发或多发,单房或多房,圆形或椭圆形,边界清楚;已形成脓肿者壁较厚,脓肿腔内可有气影。增强的特点为：在未形成脓腔前不均匀增强,在形成脓腔后,其壁内侧光滑增强,壁外侧模糊。

（4）MRI扫描检查：MRI扫描能发现肝内1~2 cm以上的病变,并对鉴别病变性质有重要帮助。

例题 4

细菌性肝脓肿的治疗措施包括（ABCDE）
A. 抗生素治疗　　　　B. 肝穿刺抽脓术　　　　C. 手术切开引流
D. 全身支持疗法　　　E. 穿刺抽脓与置管引流

【重点梳理】

治疗

（1）全身支持疗法：细菌性肝脓肿是严重的继发性病变，必须早期诊断、早期治疗。

（2）抗生素治疗：尽早应用大量有效抗生素是治疗本病的关键。脓肿穿刺抽脓和涂片可提供系革兰阳性球菌抑或阴性杆菌感染的线索，细菌培养和药敏可为进一步应用抗生素提供依据。在未确定病原菌之前，可针对大肠杆菌和金黄色葡萄球菌给药，待药物敏感试验报告后再调整抗菌药物。

1) 革兰阳性球菌

a. 金黄色葡萄球菌与表葡菌感染性肝病：可选用苯唑西林、头孢唑啉等耐酶青霉素类。

b. 耐甲氧西林葡萄球菌：可用万古霉素或去甲万古霉素、泰能（亚胺培南-西司他丁）等。

c. 肠球菌：可选青霉素、氨苄西林、头孢唑啉、万古霉素或去甲万古霉素，但近年已发现万古霉素耐药肠球菌，并呈增多趋势，目前尚无可靠疗效药物，链阳性菌素类药物 Synercid（达福普汀和喹努普丁复方制剂）、噁唑烷酮类药物利奈唑烷和替考拉宁等可能有效。对严重的球菌类感染宜联合应用抗生素。

2) 革兰阴性杆菌：包括大肠埃希菌、克雷伯杆菌、沙雷菌等，耐药性日趋严重，在获得药敏结果前可选用氨曲南、哌拉西林-舒巴坦等广谱青霉素与酶抑制药、第 3 或 4 代头孢菌素、喹诺酮类或联合氨基糖苷类抗生素。

3) 厌氧菌：可选用甲硝唑、克林霉素等。

（3）对脓肿的处理

1) 肝穿刺抽脓术：对孤立性肝脓肿选用穿刺、抽脓，做细菌培养。根据培养的结果选用敏感的抗生素。经 7～10 d 治疗脓腔未见缩小者，可反复穿刺抽脓。

2) 穿刺抽脓与置管引流：对有较大脓肿形成、发热和毒性症状比较明显者，应尽早进行超声引导下穿刺置管，放置导管后可反复冲洗脓腔，直至不再排脓、临床症状消失、脓腔缩小，方可将导管拔出。

3) 手术切开引流：切开引流的指征为：① 巨大肝脓肿≥10 cm，抽脓困难或脓液不易抽出者；② 脓肿已穿破到胸腹腔者；③ 肝右叶前方脓肿，穿刺抽脓或置管困难者；④ 穿刺抽脓不畅，药物治疗后脓肿不见减小者；⑤ 较大的多发性脓肿或已融合为较大脓腔者；⑥ 肝脓肿伴有腹膜炎体征者。

阿米巴肝脓肿

例题 1（Ⅰ～Ⅴ题共用题干）

男,52岁。近1周来反复高热,伴寒战,右上腹疼痛,食欲减低,体重下降。查体：巩膜黄染,肝肋下1 cm,剑突下2 cm,肝区叩痛阳性,移动性浊音阴性。肝功能：TBil 58 μmol/L, Alb 28 g/L；AFP 40 μg/L；PT 14.2秒。

Ⅰ.该患者目前最可能的诊断是（A）

A. 肝脓肿　　　　　　　B. 肝囊肿　　　　　　　C. 慢性肝炎
D. 继发性肝癌　　　　　E. 肝硬化并肝癌　　　　F. 急性肝炎

【重点梳理】

1. **诊断**　根据症状（长期不明原因的发热、食欲下降、消瘦、肝区不适或疼痛）与体征（肝大有压痛、叩击痛或右上腹局部隆起并有触痛者）、既往阿米巴痢疾史,通过影像学检查（超声、CT等发现肝内囊性占位）及实验室检查（粪便中发现溶组织阿米巴滋养体或包囊、脓液中找到大滋养体）,一般不难对本病做出诊断。

2. **鉴别诊断**　与细菌性肝脓肿、肝结核（脓肿型）、右膈下脓肿、原发性肝癌的鉴别见细菌性肝脓肿部分内容。

Ⅱ.该患者行下列哪些检查对确诊该病有帮助（ABCDE）

A. 血常规　　　　　　　B. B超　　　　　　　　C. 肝脏CT
D. 肝脏MRI　　　　　　E. 胸部X线检查　　　　F. 尿常规
G. 胸穿　　　　　　　　H. 腰穿　　　　　　　　I. 全身核素扫描
J. 头MRI

【重点梳理】

1. **实验室检查**

(1) 血象：多数患者有轻至中度贫血。约70%的急性期阿米巴肝脓肿患者白细胞增高,合并细菌感染时白细胞和中性粒细胞常明显增高。

(2) 肝功能检查：肝功能大多正常。有时出现胆红素轻度升高、白蛋白下降、球蛋白上升、GOT轻度升高。

(3) 粪便检查：本病常继发于肠道阿米巴病,可在粪便中找到滋养体。采集粪便后应及时检测,因为在外界超过30 min阿米巴滋养体可能很快失去活力,导致形态不易辨认而使检出率明显下降。

(4) 脓液检查：典型的阿米巴肝脓肿脓液呈咖啡色或棕色的果酱样液体,伴有肝腥味。滋养体存在于脓肿壁上,在穿刺抽脓后,使针头靠抵脓肿壁后再用力抽吸,将针头内的少许抽出物立即涂片检查,可以提高滋养体检出率。阿米巴肝脓肿合并细菌感染时,脓液呈黄白色或黄绿色并有臭味。脓肿穿入胸腔并形成肝-肺-支气管瘘时,痰液也可呈棕红色,痰中可能找到滋养体。

(5) 免疫学检查

1) 检测抗原:用对流免疫电泳检测阿米巴肝脓肿脓液、肝活组织和血清中抗原也有助于本病的诊断。

2) 检测抗体:感染阿米巴原虫后体内可产生特异性抗体,常用间接血凝试验(IHA)、间接荧光抗体试验(IFA)、间接免疫过氧化物酶染色试验(IIP)、酶联免疫吸附试验(ELISA)等检测。

2. 影像学检查

(1) 超声检查:B超检查的准确率可达95%左右,表现为肝区内出现圆形或卵圆形的边界清晰的低回声区或无回声区。

(2) 胸部X线检查:肝右叶阿米巴脓肿常使右膈肌抬高、活动受限、压迫右肺底,导致右肺下部片状阴影、盘状肺不张、右侧胸腔积液等。若病变位于左侧,可出现左侧胸腔积液、心包积液等。

(3) CT检查:CT诊断肝脓肿的准确率可达92.5%,能发现1 cm以下的小脓肿。表现为均匀的圆形或卵圆形的低密度区,边缘不甚清晰。增强后脓肿壁环状增强,若其内有气体存在,则对诊断有重要价值。

Ⅲ. 该病有哪些感染途径(ADFG)

A. 肝动脉　　　　　　B. 食管静脉　　　　　　C. 下肢静脉
D. 肝外伤　　　　　　E. 腹壁静脉　　　　　　F. 门静脉
G. 胆道　　　　　　　H. 盆腔静脉　　　　　　I. 腹主动脉
J. 胃左动脉　　　　　K. 直肠下静脉

【重点梳理】

病因及发病机制　阿米巴肝脓肿是肠阿米巴原虫引起的肝脏感染性疾病。溶组织内阿米巴的生活史可分为滋养体、包囊前和包囊三种形态。寄生在肠腔内的阿米巴小滋养体(又称肠腔型滋养体),借助对肠黏膜组织的溶解破坏作用,侵入肠黏膜下层及黏膜下小血管成为大滋养体(又称组织型滋养体),并随血流经门静脉系统进入肝脏。如果入侵肝脏的滋养体数量较大,机体抵抗力降低,可引起肝脏微血管及周围组织的炎症反应,形成微血管栓塞,导致局部组织缺血、缺氧、肝组织坏死。滋养体的溶组织作用引起肝小叶的灶性坏死、液化而成为微小脓肿。滋养体不断地从坏死组织向周围组织扩散,不断破坏正常肝组织,脓肿随之逐步扩大。肝内小脓肿也可互相融合,最后形成巨大的肝脓肿。阿米巴滋养体除经门脉血流侵入肝脏外,还可以直接通过肠壁或淋巴管侵入肝脏。

Ⅳ. 如果在患者的粪便中找到阿米巴滋养体,适合的治疗方法是(CD)

A. 广谱抗生素　　　　B. 抗真菌药物　　　　C. 抗阿米巴原虫药物治疗
D. 静滴白蛋白　　　　E. 肝叶切除术　　　　F. 肝移植

【重点梳理】

1. 药物治疗

(1) 甲硝唑:对脓肿较大、排脓不好的病人,疗程应适当延长。

(2) 替硝唑:对肠内、肠外阿米巴病的疗效与甲硝唑相似,但其毒性略低。

(3) 氯喹:该药对阿米巴滋养体也有杀灭作用。口服后很快在肠道内吸收,在肝中的浓度为血浓度的 500～600 倍,故对阿米巴肝脓肿也有较好疗效。

(4) 抗细菌感染治疗:阿米巴肝脓肿合并细菌感染者,应根据脓液或血培养结果和药物敏感性试验选用相应的抗生素药物进行治疗。

2. 穿刺治疗　症状轻、脓肿直径<3 cm、对抗阿米巴治疗效果良好者,一般不须穿刺即可治愈。对脓肿局部疼痛和压痛明显、脓肿直径>6 cm、经足量抗阿米巴药物治疗 1 周后症状无改善、有穿破危险或并发细菌感染全身毒血症明显者,应考虑及早行脓肿穿刺抽脓。

3. 外科治疗　内科治疗效果不佳者须外科手术治疗。

Ⅴ. 该病可能会出现下列哪些并发症(ABDF)

A. 膈下脓肿　　　　　B. 血行播散　　　　　C. ARDS
D. 脓肿破裂入肺　　　E. 肾脓肿　　　　　　F. 继发细菌感染
G. 肛脓肿　　　　　　H. 腰肌脓肿　　　　　I. 肾衰竭
J. 肝肾综合征

【重点梳理】

1. 临床表现　阿米巴肝脓肿可发生在任何年龄,起病多缓慢,多数患者在患阿米巴痢疾数周或 1 个月后或至痢疾已经痊愈数月或数年后发生。但也可和痢疾同时发生,临床上以发热、肝区疼痛、肝大和压痛为主要表现。

(1) 发热:多见,可为首发症状。多数患者为弛张热和不规则热,少数为低热或稽留热,体温多在 39℃以下。发热伴寒战者常合并细菌感染。

(2) 肝区疼痛:是阿米巴肝脓肿较早出现的症状之一,具有重要的诊断价值。疼痛性质、部位、程度和脓肿在肝内的位置、大小、病程与患者的痛阈等因素有关。疼痛的性质不一,表现为胀痛、钝痛、刺痛或隐痛。脓肿靠近肝包膜时疼痛常较明显,刺激膈肌时可引起右肩部疼痛。脓肿位于肝下部则引起上腹部疼痛、压痛及腹肌紧张,易被误诊为胆囊炎或溃疡病穿孔。

(3) 肝大:常有不同程度的肝大和压痛。一般为右肋缘下 3～5 cm,少数达 10 cm 以上。肿大的肝脏表面多柔软光滑,有少数可质地较硬、表面不平。肿大的肝脏由于炎症刺激,可出现腹肌紧张。

2. 并发症

(1) 血行播散：罕见，阿米巴原虫偶可侵入肝内血管，经肝静脉回流至右心，并随血流播散到全身而形成其他脏器的阿米巴病。

(2) 继发细菌感染：患者常高热不退，中毒症状明显。最常见的菌种有大肠杆菌、金黄色葡萄球菌、产气荚膜杆菌、变形杆菌。其他厌氧菌也很常见。阿米巴肝脓肿患者肝穿刺抽脓后都应常规进行细菌培养检查。

(3) 穿破：脓肿位于肝脏表面、脓肿较大、反复多次抽脓可以诱发肝脓肿穿破。穿入胸腔形成脓胸，穿入肺内形成肺脓肿，与支气管相通则形成肝-胸膜-肺-支气管瘘，患者咳出大量脓液。穿破至肠道内，脓液可随粪便排出，预后较好。但如破入纵隔、心包、腹腔则预后差。

(4) 其他：少数患者因脓肿压迫胆小管或肝组织可出现轻度黄疸。慢性患者则多呈慢性病面容、消瘦、贫血、下肢营养性水肿，甚至腹水。

例题 2

治疗阿米巴肝脓肿的首选药是（B）

A. 喹碘方　　　　B. 甲硝唑　　　　C. 巴龙霉素
D. 依米丁　　　　E. 滴维净

【重点梳理】

甲硝唑　对肠道内、外阿米巴滋养体和肠内包囊都有良好的杀灭作用，不良反应较轻，使用方便，价格低廉，目前仍是治疗阿米巴肝脓肿的首选药物。

例题 3

在阿米巴肝脓肿中，下列均应手术引流（ACDE）

A. 左叶肝脓肿有向心包穿破危险者
B. 右叶肝脓肿
C. 经抗阿米巴药物治疗无效及穿刺引流失败者
D. 多发性脓肿穿刺引流失败者
E. 继发细菌感染者或穿破入腹者

【重点梳理】

外科治疗

(1) 方法：包括闭式引流、切开引流、肝叶切除或肝部分切除等。

(2) 具体手术指征：① 巨大脓肿或多发性脓肿者；② 脓肿破入腹腔或邻近脏器者；③ 脓肿合并细菌感染，脓液黏稠不易抽出或引流不畅者；④ 脓肿位置过深不宜穿刺且药物治疗效果不好者；⑤ 左叶肝脓肿有向心包穿破或穿刺抽脓有危险者。

肝结核

例题 1

肝结核的主要感染途径是(A)

A. 经肝动脉血行播散　　　　　B. 经门静脉血行播散
C. 经脐静脉血行播散　　　　　D. 淋巴系统
E. 邻近器官直接侵入

【重点梳理】

1. **概述**　结核杆菌感染可引起肝结核。身体其他部位的结核感染可通过血行播散,经肝动脉或门静脉进入肝脏;邻近病灶也可直接感染肝脏。此病临床表现不典型,因而难以及时做出临床诊断而使得误诊误治率较高。近年来,由于艾滋病、器官移植、化疗及免疫抑制剂应用的增加,肝结核有增多趋势。

2. **病因**　由于肝脏血运丰富,结核杆菌易行血行播散。多数肝结核由全身血行播散性结核经肝动脉入肝;其次为消化道结核经门脉系统进入肝脏造成感染;少数如腹腔结核或脊柱结核可通过淋巴系统或邻近器官直接侵入。妊娠期结核尚可通过胎盘结核经脐静脉入肝形成直接传播。

例题 2（Ⅰ、Ⅱ题共用题干）

男,32岁。低热、乏力、纳差1年余,体重下降5 kg。既往有肺结核史。超声可见右肝直径3 cm高回声结节,AFP 45 ng/ml。

Ⅰ. 为明确诊断应进行(C)

A. 监测 AFP　　　　B. CT　　　　C. 肝穿刺病理检查
D. MRI　　　　E. PPD

【重点梳理】

1. **实验室检查**　中度或轻度贫血,血沉增快,白细胞计数正常或下降,血γ-球蛋白和碱性磷酸酶增高,胆红素轻、中度升高,转氨酶正常或轻度异常;皮肤结核菌素试验阳性。

2. **影像学检查**

(1) 超声:弥漫型、肿块型、脓肿型肝结核可通过肝活检得到病理证实。

1) 弥漫型肝结核:病理为粟粒样结节,超声仅表现为肝实质回声增强。

2) 肿块型肝结核:病理表现是结核结节融合形成肉芽肿或干酪样坏死,超声表现为肝实质内低回声团块,病灶周围有炎性反应,呈高回声,无"声晕"。

3) 脓肿型肝结核:病理表现为干酪样坏死和肉芽肿中心液化,超声表现与非结核性肝脓肿相似。

4) 钙化型肝结核:超声表现为肝实质内强回声,后方有声影。有时不易与肝内胆管结石鉴别,通常肝结核的钙化灶分布在肝实质内,无沿胆管分布的特征,一般不引起肝内胆管扩张。

(2) CT

1) 粟粒型:最常见,为多发或弥漫性粟粒状小结节灶,常为全身结核的一部分。影像学可见肝肿大和细小结节灶。CT 表现为肝包膜下多发结节状低密度灶和方叶肝包膜增厚。

2) 结节型:CT 表现为结节状低密度灶,增强扫描可有周边性强化;亦可表现为肝内结节状混杂密度灶,其特点是病灶中心密度高或密度不均,边界不清。

3) 脓肿型:CT 表现为囊性病变。边缘可轻度强化或无明显强化。边缘无明显强化时,与肝囊肿十分相似,但囊内 CT 密度较囊肿为高,囊壁亦较模糊。当多个小结节灶合并互相融合成较大结节灶时,CT 表现为成簇状改变即"成簇征"或"蜂窝状"病变。

(3) 磁共振成像:病理上,结核瘤的基本病变是肉芽肿,而结核性肉芽肿处于不同的病期,可表现为干酪样坏死、液化坏死、纤维组织增生及钙化等。磁共振成像可准确地反映其病理改变过程。

Ⅱ. 最可能的诊断是(提示:肝穿病理回报可见 Langerhans 细胞)(D)
A. HCC　　　　　B. 肝脓肿　　　　　C. 肝硬化结节
D. 肝结核　　　　E. 组织细胞增生症

【重点梳理】

1. **病理学**　肝结核的基本病理变化为肉芽肿。肝结核性肉芽肿可表现为干酪样坏死、液化坏死、纤维组织增生及钙化等。有关肝结核的病理分型尚无统一标准,而且各种病理类型可相互同时存在,并可互相转化。① 粟粒型:最常见,镜下可见类上皮细胞、多核巨细胞和淋巴细胞围绕干酪坏死灶形成肉芽肿;② 结节型;③ 胆管型;④ 结核性肝浆膜炎(肝包膜结核)。

2. **临床表现**　多数肝结核病例有结核的全身症状和肝脏受累的表现,但通常无特异的症状和体征,而且个体差别很大。

(1) 全身症状:包括低热、乏力、食欲减退、消瘦、盗汗等,其中发热最常见。

(2) 肝结核局部表现

1) 肝大:肝脏中等硬度或较硬,可有肝区疼痛和触痛。

2) 脾大:半数有触痛。

3) 黄疸:肿大淋巴结压迫肝外胆管、结核侵犯胆管、肝内小胆管阻塞、肝细胞损害及脂肪变性可能是黄疸发生的原因。

4) 病变严重者可导致肝硬化、肝功能衰竭和消化道出血等表现。但有些病例可无任何症状或仅有肝外结核的表现,往往在常规体检或因其他疾病进行 B 超、CT 等影像检查时发现肝占位病变。

3. 治疗

(1) 内科治疗

1) 肝结核的治疗一般以内科治疗为主,基础治疗包括营养支持、保护肝脏功能以及抗结核治疗。肝结核患者与肺或其他器官结核一样,多有长期慢性消耗、营养不良的病史,需要加强营养、补充蛋白和维生素等支持治疗。对有肝病变者或已有肝损害者应尽量避免应用有明显肝损害的药物。

2) 抗结核药物可引起严重肝损害,尤其是异烟肼和利福平,故应注意监测患者肝功能变化,以早期发现药物性肝损害并及时处理。一旦出现血胆红素或转氨酶明显升高,应及时停药或调整药物剂量,并适当给予护肝药物。

(2) 外科治疗

1) 适应证:孤立性结核结节较大,药物治疗效果不佳;结核性干酪样脓肿较大、壁厚,药物治疗效果不好;病灶或肝门淋巴结肿大,压迫胆管并发黄疸;病灶侵入胆管或脓肿穿透胆管引起胆管炎或胆道出血;并发门静脉高压,导致食管和(或)胃底静脉曲张出血;不能排除肝癌的肝占位性病变。

2) 手术方式的选择:局限性结核瘤样结节较大者可行肝叶、肝段切除术;干酪样脓肿行脓肿切开,病灶清除,大网膜填塞,此方法简单、有效;左外叶或肝边缘的脓肿也可采用肝部分切除术;伴黄疸者,应根据胆管受侵的部位和程度选择不同的术式以解除胆管梗阻。

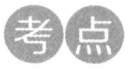

药物性肝病

 例题 1

药物性肝损害组织学一般特征为(ABCDE)

A. 局灶性(小叶中央)边界较为明显的坏死和脂肪变性

B. 汇管区炎症程度较轻

C. 多数为中性粒细胞或嗜酸性粒细胞浸润

D. 类上皮肉芽肿形成

E. 微泡性脂肪变(线粒体损伤)和脂肪性肝炎

【重点梳理】

药物性肝损害的病理学　药物性肝病的病理表现复杂多样,可类似所有已知类型的急、慢性肝损伤。但肝活检对肝功能试验异常的鉴别诊断,特别是除外药物性肝病方面具有一定意义。

(1) 药物性肝损害组织学一般特征:① 局灶性(小叶中央)边界较为明显的坏死和脂肪变性,坏死灶严重程度与临床表现不成比例;② 汇管区炎症程度较轻,可能有胆管破坏性病变;③ 多数为中性粒细胞或嗜酸性粒细胞浸润;④ 类上皮肉芽肿形成;⑤ 微泡性脂肪变(线粒体损伤)和脂肪性肝炎。

(2) 药物性肝损伤另一个作用靶位是肝窦内皮细胞,这些细胞受损时可导致肝窦阻塞综合征,也成为肝小静脉阻塞性疾病。大剂量的化疗药物(如环磷酰胺、白介素等)和含有吡咯双烷类生物碱的中草药可导致此类肝损伤。

例题 2

急性肝细胞性损伤主要表现(BCDE)
A. GPT 和 GOT 水平降低
B. 乏力、不适
C. 恶心、黄疸
D. 血胆固醇水平通常正常或降低
E. 昏迷和死亡

【重点梳理】

药物性肝病的临床表现

(1) 急性药物性肝病:急性药物性肝病可以是肝细胞性、胆汁淤积性或两者混合性,还有不少表现为亚临床性肝损伤。

1) 急性肝细胞性损伤

a. 病理表现:坏死、脂肪变或两者均有。

b. 生化表现:血清 GPT 和 GOT 水平升高,ALP 水平轻度增高,血胆固醇水平通常正常或降低。

c. 主要临床表现:乏力、不适、恶心和黄疸,黄疸可能是最早的肝损伤表现,类似病毒性肝炎。严重者可表现为急性和亚急性肝衰竭,包括深度黄疸、出血倾向、腹水、昏迷和死亡。少数类似传染性单核细胞增多症,即急性肝细胞损伤伴有淋巴结肿大、淋巴细胞增多以及异型淋巴细胞的假性单核细胞增多症。

2) 胆汁淤积性损伤

a. 单纯性胆汁淤积:可由氯丙嗪、红霉素酯等药物引起。主要病变为胆管损伤,临床表现为黄疸明显和瘙痒;而转氨酶水平只有轻度升高,通常低于 5 倍 ULN,ALP 水平升高不超过 2 倍 ULN,胆固醇水平通常正常。

b. 炎症性胆汁淤积:多由同化激素和非甾体类避孕药引起,主动病变为毛细胆管损伤,转氨酶升高不超过 8 倍 ULN,ALP 相对升高,通常超过 3 倍 ULN,胆固醇通常升高。

3)混合性肝细胞性胆汁淤积损伤:药物诱导混合型黄疸可能主要是肝细胞性黄疸伴胆汁淤积,混合性损伤更具有药物诱导损伤特征。应注意,在药物撤除之后,部分胆汁淤积性损伤可持续1年之久,并且偶可发生胆管消失综合征。

4)亚临床肝损伤:常仅表现为血清酶水平升高。一些药物可引起转氨酶和(或)ALP水平升高,大多仅轻微升高,通常不会进展或在继续用药情况下自行缓解。

(2)亚急性药物性肝损伤:亚急性肝坏死综合征的特点是严重的进行性肝损害,伴深度黄疸和肝硬化表现。其发展比急性损伤慢,又比慢性肝炎进展快。

(3)慢性药物性肝病:据统计,即使撤除引起肝损伤的药物,仍有6%左右的患者可发生慢性肝病。慢性药物性肝病包括肝实质损伤、胆汁淤积、血管病变、肿瘤、肉芽肿性病变和间质病。

(4)中草药的肝脏毒性问题:当前,应用植物药及其瘦身或保健品引起的肝脏损害报道越来越多。临床上所见中草药所致肝损害病例中以治疗皮肤病、关节炎及乳腺增生(或其他部位结节)的方剂或成药较常见。

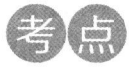

自身免疫性肝炎

例题1

自身免疫性肝炎(AIH)的特征性病理学改变是(C)

A. 小胆管增生

B. 可见 Mallory 小体

C. 界面性肝炎、浆细胞浸润、玫瑰花结

D. 汇管区淋巴滤泡形成、胆管损伤、小叶内肝细胞脂肪变性

E. 肝细胞内铁颗粒沉积

【重点梳理】

病理学 AIH在病理学主要表现为界面性肝炎(以前称为碎屑样坏死),中至重度的淋巴细胞、特别是浆细胞浸润,伴或不伴小叶性肝炎,有些肝细胞呈玫瑰花结样排列,但无明显的胆管损伤、肉芽肿、铁沉积、铜沉积或提示其他病因的组织学变化。汇管区浆细胞浸润是该病的特征但并非诊断所必需;界面性肝炎伴或不伴小叶性肝炎是诊断 AIH 的必要条件,但界面性肝炎也可见于急、慢性病毒性肝炎和药物性肝损害,因此需结合临床和其他实验室检查进行鉴别。

例题 2

可协助诊断自身免疫性肝炎的是(A)

A. 抗平滑肌抗体(SMA)阳性
B. 抗线粒体抗体(AMA)阳性
C. 抗双链 DNA 抗体阳性
D. 抗 Sm 抗体阳性
E. 抗 RPN 抗体阳性

【重点梳理】

自身免疫性肝炎的自身抗体检查 包括抗核抗体(ANA)、抗平滑肌抗体(SMA)、抗中性粒细胞胞质抗体(pANCA)、抗可溶性肝抗原抗体(抗-SLA)/抗肝胰抗体(抗-LP)、抗-肌动蛋白抗体(抗-actin)、抗肝肾微粒体抗体(抗-LKM1)、抗 1 型肝细胞溶质抗原抗体(抗-LC1)等。多数患者抗核抗体(ANA)和(或)抗平滑肌抗体(SMA)阳性。

例题 3

国际自身免疫性肝炎研究小组制定的 AIH 评分系统中,能确诊 AIH 的治疗前评分为(E)

A. 10 分
B. 11 分
C. 12 分
D. 13 分
E. 15 分

【重点梳理】

AIH 诊断评分系统 主要根据临床表现、生化和免疫学检查、组织学检查以及对治疗的应答等权重进行积分,治疗前积分超过 15 分或治疗后超过 17 分者可确诊为 AIH,积分在 10~15 疑诊为 AIH。该评分系统对统一诊断和开展国际临床研究交流很有帮助,但因其过分繁杂而不便于临床广泛应用。为此,2008 年 IAIHG 提出了简化的 AIH 评分系统,它仅包括自身抗体、免疫球蛋白、组织学表现及除外病毒性肝炎四个项目。其积分≥6 时诊断 AIH 的特异性为 97%,敏感性为 88%;积分≥7 时诊断 AIH 的特异性为 99%,敏感性为 81%。

例题 4

自身免疫性肝炎的临床特点是(ABCDE)

A. 女性多见
B. 可呈急性、亚急性甚至暴发性发作
C. 血清氨基转移酶明显升高,球蛋白、γ-球蛋白或 IgG 升高
D. 自身抗体阳性
E. 汇管区淋巴滤泡形成、胆管损伤、小叶内肝细胞脂肪变性

【重点梳理】

自身免疫性肝炎的临床表现

(1) 起病:方式多样,约半数患者隐匿起病。

(2) 症状：可无任何临床症状，仅在常规体检或因其他原因就诊时发现肝功能异常。对于有症状的患者，其临床表现也无特异性，最常见的症状是乏力和肌肉酸痛，其他表现包括食欲减退、恶心、呕吐、腹痛、皮肤瘙痒、皮疹、发热以及不同程度的黄疸等。大约30%的患者就诊时已经进展至肝硬化，8%的患者表现为呕血和(或)黑粪。此外，AIH亦可呈急性肝炎起病，甚至表现为急性肝衰竭。

(3) 肝外表现

1) 关节疼痛，多为对称性、游走性、反复发作，但多无畸形。

2) 皮肤损害：皮疹、皮下淤血、毛细血管炎。

3) 血液系统改变：轻度贫血、白细胞和血小板减少、嗜酸性细胞增多。

4) 肺部病变：可有胸膜炎、肺不张、肺间质纤维化、纤维性肺泡炎、肺动脉高压症。

5) 肾脏病变：肾小球肾炎、肾小管酸中毒。肾小球内可有免疫复合物沉积。

6) 内分泌失调：可出现类似Cushing病的症候群、桥本甲状腺炎、黏液性水肿或甲亢、糖尿病。

7) 合并有其他风湿病。少数患者伴有溃疡性结肠炎。

例题 5

1型自身免疫性肝炎易合并的肝外自身免疫疾病是(ABC)

A. 甲状腺炎　　　　　　B. 溃疡性结肠炎　　　　　　C. 类风湿关节炎

D. 1型糖尿病　　　　　　E. 系统性红斑狼疮

【重点梳理】

临床分型　根据血清自身抗体可将AIH分为3型，亦有学者认为3型和1型的临床表现相似故应归为1型。

1型，常见伴随疾病有：① 甲状腺炎；② 溃疡性结肠炎；③ 类风湿关节炎。

2型，常见伴随疾病有：① 皮肤白斑病；② 1型糖尿病；③ 甲状腺炎。

3型，常见伴随疾病有：同1型。

例题 6 (Ⅰ～Ⅲ题共用题干)

女，41岁。12年前因正常分娩后出现黄疸，诊断为"自身免疫性肝炎"，具体诊断经过不详，接受泼尼松治疗1年，肝功能恢复正常，停用激素。此后无肝病相关的临床症状。10个月前因乏力就诊，实验室检查：GPT 275 U/L、GOT 253 U/L、TBil 21.7 μmol/L，ANA 1:40，诊断为"自身免疫性肝炎"，给予泼尼松治疗6个月，氨基转移酶水平无好转。

Ⅰ．下一步应完善的检查是(ABCDEF)

A. 甲肝抗体　　　　　　B. 乙肝表面抗原　　　　　　C. 丙肝抗体

D. 戊肝抗体　　　　　　E. 抗线粒体抗体　　　　　　F. 肝穿刺活检

【重点梳理】

辅助检查

(1) 肝功能异常主要表现为血清转氨酶(GPT、GOT)明显升高,可达正常值上限10倍以上。胆红素也可有不同程度升高,但碱性磷酸酶、γ-谷氨酰转肽酶多正常或仅轻度升高。比较有特征的生化改变是血清球蛋白、γ-球蛋白或免疫球蛋白G明显增高。

(2) 血清自身抗体是AIH的重要特征之一,有助于AIH的诊断和分型。但尚未发现任何自身抗体具有明确的致病性,自身抗体的滴度与AIH的肝脏炎症程度之间也无明显的相关性。70%以上患者抗核抗体(ANA)和(或)抗平滑肌抗体(SMA)阳性,少数患者抗肝肾微粒体抗体(抗-LKM1)、抗肝细胞胞质抗原1型抗体(抗-LC1)、抗可溶性肝抗原抗体/肝胰抗原抗体(抗-SLA/LP)、抗去唾液酸糖蛋白受体抗体(抗-ASGPR)、抗中性粒细胞胞浆抗体阳性。约10%的患者血清全部自身抗体均阴性。

Ⅱ. 首先要鉴别的疾病是(提示:患者行肝穿刺活检,病理结果提示汇管区淋巴滤泡形成、胆管损伤、小叶内肝细胞脂肪变性)(A)

A. 慢性丙型肝炎　　　　　　　B. 原发性胆汁性肝硬化
C. 药物性肝损害　　　　　　　D. 肝豆状核变性
E. 原发性硬化性胆管炎　　　　F. 血色病

【重点梳理】

鉴别诊断

(1) 原发性胆汁性肝硬化:女性多见;年龄集中在30~70岁,儿童罕见;临床表现主要表现为乏力、皮肤瘙痒;血清转氨酶轻度升高,而ALP、GGT升高明显;免疫球蛋白以IgM升高为主;组织学特征性改变为小叶间胆管非化脓性炎症、淋巴细胞聚集及非干酪样肉芽肿形成;最具诊断意义的免疫学检查是血清AMA-M2阳性。

(2) 药物性肝炎:多有明确的用药史,停药后多数患者的肝功能试验很快恢复正常。但有些药物可导致自身免疫性肝炎样的肝损伤,包括血清球蛋白升高、免疫球蛋白升高甚至自身抗体阳性,临床上不易与AIH鉴别。有明确的用药史、典型组织病理学特点和特征性的临床演变过程有助于两者的区别。

(3) 病毒性肝炎:两者的鉴别要点包括:① 在急性病毒感染时,自身抗体的出现常常是短暂的,随病情恢复而消失;慢性感染时,有20%~40%的患者多种自身抗体持续阳性,但多数情况下其自身抗体滴度相对较低;② 病毒性肝炎诱导的自身免疫反应,抗核抗体和抗平滑肌抗体两者极少同时出现,且很少有pANCA及抗肝细胞质抗原抗体阳性,而在AIH中抗核抗体和抗平滑肌抗体通常滴度较高且通常共同出现;③ 病毒性肝炎伴发自身免疫反应以男性多见,而AIH患者以女性多见;④ 病毒水平检测是确诊病毒感染的最可靠证据。

Ⅲ. 应给予的治疗是(提示：患者 HCV-RNA $5×10^4$ 拷贝/ml)(E)

A. 继续泼尼松治疗　　　　　　B. 利巴韦林
C. 硫唑嘌呤　　　　　　　　　D. 熊去氧胆酸
E. 干扰素联合利巴韦林　　　　F. 他克莫司

【重点梳理】

治疗

(1) 治疗指征：病情较轻的 AIH 患者属于相对治疗指征，是否需要给予激素治疗需全面考虑。因此，对于病情较轻的患者是否给予激素治疗应当个体化，需结合患者的症状、疾病进展、潜在的药物副作用以及患者的个人意愿，在充分考虑、权衡利弊后做出决定。

(2) 治疗方案：单用泼尼松疗法适合用于：年轻女性已妊娠或准备妊娠者；恶性肿瘤患者；白细胞明显减少者；硫嘌呤甲基转移酶缺陷者。泼尼松与硫唑嘌呤联合疗法适合用于：绝经后妇女、肥胖、痤疮、情绪不稳定、糖尿病、不稳定性高血压、骨质疏松症患者。两种治疗方案在疗效上无明显差别，但是联合治疗可以减轻激素的副作用，一般优先推荐使用。

(3) 复发后的治疗：复发是指经治疗达到完全缓解停药后，转氨酶水平高于正常上限 3 倍以上、球蛋白＞2 g/dl，肝活检再次出现界面性肝炎者。对于 2 次以上复发者，可采用：① 最低剂量泼尼松长期维持治疗；② 单用硫唑嘌呤的长期维持治疗。

(4) 其他治疗药物

1) 环孢素 A：其作为补救治疗方法曾成功应用于标准化治疗失败的成人 AIH 患者。同时有研究显示，先用环孢素 A 作为一线药物，继之应用糖皮质激素和硫唑嘌呤方案，对儿童 AIH 有效。

2) 他克莫司：在几项小型试验中应用于常规治疗无效的 AIH 患者，结果提示可改善患者的生化指标及组织学炎症活动指数。

3) 麦考酚酯：三个小型临床研究提示其可以在标准治疗中替代硫唑嘌呤，但必须与泼尼松联合应用。其优点是不受患者体内硫代嘌呤甲基转移酶活性的影响。

4) 布地奈德：是第二代皮质类固醇激素，在严重的 AIH 及糖皮质激素依赖的患者中被证实无效，但初步研究认为该药对轻型 AIH 患者可能有应用价值。

5) 6-巯基嘌呤：可用于硫唑嘌呤治疗失败的补救治疗。

6) 熊去氧胆酸：已被证实在严重 AIH 患者辅助治疗中无效，但可改善实验室指标，故可能对轻微炎症活动的患者治疗有一定价值。

(5) 肝脏移植：肝移植是治疗终末期自身免疫性肝炎肝硬化的有效方法，多数患者于肝移植后 1 年内自身抗体转阴，高 γ-球蛋白血症缓解。

慢性丙型肝炎治疗方案：HCV RNA 基因为 2、3 型和(或)HCV RNA 定量＜$2×10^6$ 拷贝/ml 者，可选用下列方案之一：PEG-IFNα 联合利巴韦林治疗方案；普通 IFNα 联合利巴韦林治疗方案；一般疗程为 6～12 个月。

原发性胆汁性肝硬化

例题 1

原发性胆汁性肝硬化患者中哪项是错误的(D)
A. 以中年妇女为多见　　　　B. 起病隐匿缓慢
C. 可并发夜盲症,骨质疏松,出血倾向　　D. 谷丙转氨酶持续维持在正常值的4倍以上
E. 常伴肝脏肿大

【重点梳理】

概述　原发性胆汁性肝硬化(PBC)是一种慢性肝内胆汁淤积性疾病,其病因未明,但可能和遗传因素、免疫异常有关。病理上表现为进行性非化脓性破坏性胆管炎,最终导致肝硬化和门脉高压症。中年女性多见,最常见的症状为乏力和皮肤瘙痒,早期可无临床症状,血清抗线粒体抗体(AMA)阳性对该病诊断具有特异性,可并发夜盲症、骨质疏松、出血倾向等。早期及时确诊后给予熊去氧胆酸(UDCA)治疗可延缓疾病的进展,终末期患者适合肝移植治疗。

例题 2

下列哪项是原发性胆汁性肝硬化(PBC)的主要病理改变(C)
A. 广泛的肝细胞变性坏死
B. 汇管区纤维结缔组织增生
C. 肝内细小胆管慢性非化脓性破坏性炎症
D. 肝内血循环紊乱,血管床缩小、闭塞和扭曲
E. 汇管区可见程度不等的炎性细胞浸润

【重点梳理】

1. 病因与发病机制

(1) PBC病因未明,可能和遗传因素及免疫异常有关。PBC多发于女性,家族聚集性明显。

(2) 自身免疫性胆管上皮细胞损伤机制

1) 体液免疫：线粒体抗体(AMA)在体液免疫中起关键作用,其阳性率达到90%～95%。AMA识别的抗原主要分布于线粒体内膜上,主要的自身抗原分子是多酶复合物中的丙酮酸脱氢酶复合物。

2) 细胞免疫：胆管上皮细胞异常表达HLA-DR及DQ抗原分子,引起自身抗原特异性T

淋巴细胞介导的细胞毒性作用,持续损伤胆小管。

2. 病理分期 PBC 的组织学分为 4 期,但组织学分期在肝内的分布并不均一,有时一处肝活检可同时有多个组织学分期的表现,通常按最高的组织学分期进行诊断。主要的病理学特征是慢性非化脓性破坏性胆管炎。

(1) 第 1 期(胆管炎期):汇管区炎症,淋巴细胞及浆细胞等浸润,导致直径 100 μm 以下的间隔胆管和叶间胆管破坏,胆管周围可见上皮样细胞肉芽肿。

(2) 第 2 期(胆管增生期):炎症从汇管区扩展到肝实质内,形成所谓界面性肝炎或碎屑样坏死,可见胆管破坏和小胆管增生。

(3) 第 3 期(纤维化期):主要特征为间隔或桥接纤维化,胆管减少更为常见,但尚无结节再生。

(4) 第 4 期(肝硬化期):出现纤维化间隔和再生结节。

例题 3

有关原发性胆汁性肝硬化的临床表现,下列哪项不正确(A)

A. 常先有黄疸后出现皮肤瘙痒　　B. 起病隐匿、缓慢,早期症状轻

C. 可有脂肪泻和脂溶性维生素缺乏　　D. 血清脂类总量和胆固醇持续增高

E. 大多数见于中年女性

【**重点梳理**】

临床表现 本病主要发生于女性,男性病例仅占 10%。可发生于任何年龄,但尚无儿童病例的报道,多数发病年龄为 50 岁。

(1) 症状:初次确诊时,30%～40% 的患者无明显症状,主要是在接受常规检查时发现血清碱性磷酸酶升高等生化指标异常,进而检测 AMA 或肝穿组织学检查而明确诊断。最常见的症状是乏力和皮肤瘙痒。瘙痒可发生于疾病早期或疾病的任何阶段,有时随着疾病进展,瘙痒反而减轻。部分患者可发生右上腹不适等腹痛症状。早期患者并无黄疸,明显黄疸往往是 PBC 患者较晚期的表现。疾病后期,可发生肝硬化和门脉高压的一系列并发症,如腹水、食管胃底静脉曲张破裂出血和肝性脑病等。

(2) 体征:可发现有皮肤色素沉着、肝脾大、黄色瘤等表现。

例题 4

早期原发性胆汁性肝硬化典型、常见的生化指标异常为(A)

A. 血清碱性磷酸酶升高

B. 血清白蛋白明显降低

C. 血清胆红素明显升高,以间接胆红素升高为主

D. 血氨明显升高

E. 血清丙氨酸氨基转移酶明显升高

【重点梳理】

生化检查

（1）最突出的生化异常：为血清碱性磷酸酶（ALP）和 γ-谷氨酰转肽酶（GGT）升高，而 GPT 和 GOT 通常为正常或轻至中度升高。

（2）血清胆红素水平：在早期正常，随着疾病进展，血清胆红素水平可逐步升高。

（3）血清胆汁酸水平：升高，反映胆汁淤积的敏感性高于血清胆红素。

（4）胆固醇和三酰甘油水平：通常升高，早期，高密度脂蛋白胆固醇常明显升高，但随着疾病进展，脂蛋白水平降低。血清凝血酶原时间延长提示维生素 K 缺乏或者已经进展至疾病晚期。

例题 5

原发性胆汁性肝硬化特殊的并发症不包括（E）

A. 骨质疏松　　　　　B. 高脂血症　　　　　C. 脂溶性维生素缺乏

D. 脂肪泻　　　　　　E. 白内障

【重点梳理】

并发症和合并疾病

（1）骨质疏松：严重者可发生脊椎压缩性骨折、桡骨及股骨骨折等。

（2）脂溶性维生素缺乏：约 20% 有维生素 A 缺乏，但在临床上仅少数表现为夜盲症状；维生素 D 水平往往也降低；维生素 E 缺乏罕见，但严重者可引起神经系统异常，包括本体感觉减退和步态不稳；维生素 K 缺乏引起和加重凝血功能障碍。

（3）高脂血症：通常胆固醇和三酰甘油均升高，早期，高密度脂蛋白胆固醇常明显升高；但随着疾病进展，高密度脂蛋白胆固醇下降，而低密度脂蛋白上升，目前尚无证据表明此种高胆固醇血症可增加动脉粥样硬化的危险性。

（4）脂肪泻：进展期患者常并发脂肪泻，可能是由于胆汁酸排泄到小肠障碍、胰腺外分泌功能不全。少数患者因并发硬皮病、小肠动力障碍，而使小肠内菌群过度繁殖。

（5）合并疾病：可合并其他自身免疫疾病，包括干燥综合征、关节炎、甲状腺疾病、硬皮病、肾结石、乳腺癌等。

例题 6

对原发性胆汁性肝硬化最有诊断价值的免疫学检查是（A）

A. 抗线粒体抗体阳性 + IgM 阳性　　　　B. 类风湿因子阳性

C. 抗线粒体抗体阳性 + IgA 阳性　　　　D. 抗核抗体阳性

E. 抗平滑肌抗体阳性

【重点梳理】

自身抗体检查 90%～95%的病例血清抗线粒体抗体(AMA)阳性,为本病最突出的免疫学指标异常,也是最重要的诊断手段,其中 M2 亚型与 PBC 最为相关,诊断 PBC 的特异性最高。20%～50%的患者抗核抗体和(或)抗平滑肌抗体阳性。此外,尚有抗着丝点抗体、类风湿因子、抗甲状腺抗体(抗微粒体抗体、抗甲状腺球蛋白抗体)阳性等。患者血清免疫球蛋白 IgM 升高,IgG、IgA 正常或轻度升高,补体水平一般正常。

例题 7

原发性胆汁性肝硬化确诊后首选的治疗药物是(D)

A. 秋水仙碱　　　　B. 甲氨蝶呤　　　　C. D-青霉胺
D. 熊去氧胆酸　　　E. 糖皮质激素

【重点梳理】

1. 原发病治疗 熊去氧胆酸(UDCA)是目前唯一被美国 FDA 批准用于治疗 PBC 的药物。UDCA 治疗可有效地改善 PBC 患者的生化指标,疾病早期(组织学 1、2 期)应用 UDCA 长期治疗可以显著延缓组织学分期的进展,病程的较晚期应用 UDCA 也可以使炎症坏死及胆管增生改善,但不能使纤维化逆转,所以,在早期即应给予 UDCA 治疗,以延缓疾病的组织学进展。UDCA 不良反应轻微,少数患者可发生腹泻,多在减少剂量后消失。在严重病例,该药可使肝功能损害加剧,所以,失代偿应用 UDCA 时需要加强对病情的监测。

2. 对症处理

(1) 瘙痒:治疗瘙痒的措施主要旨在消除体内潴留的胆汁酸和拮抗鸦片受体的活性。

1) 考来烯胺:是控制瘙痒最有效的药物,胆囊功能良好的患者应在早餐前后服用,因为一夜空腹后胆囊内储存的胆汁最多,此时服药结合的胆汁也最多,须服用一段时间后方可显效。

2) 苯巴比妥:对某些患者可控制瘙痒,个别患者应用更小的剂量也有效,可睡前一次服用。

3) 利福平:具有酶诱导作用对部分患者控制瘙痒有效,开始治疗后 1 个月内显效。不良反应包括间接胆红素升高、药物性肝损害等。

4) 鸦片拮抗剂:纳洛酮、纳曲酮等鸦片受体拮抗剂可缓解患者的瘙痒症状,但对其长期应用的疗效和安全性需进一步研究。

5) 其他:紫外线光疗、血浆置换等均有缓解瘙痒之效。肝移植为根本性治疗措施。

(2) 骨质疏松:给予常规剂量的维生素 D 和钙剂,对于吸收不良的患者需给予更大剂量的钙剂和维生素 D。其他治疗和防治骨质疏松的药物主要包括双膦酸盐、降钙素等。

(3) 脂溶性维生素缺乏:对于本病时有维生素 A、维生素 D 或维生素 E 缺乏,应根据病情和实验室检查,及时予以补充。但在维生素 E 缺乏性神经性病变时,即使胃肠外补充维生素 E,也不一定能使病变逆转。

3. 肝移植 对于PBC终末期患者,肝移植是唯一有效的治疗手段,指征主要包括患者发生了难治的严重瘙痒、乏力等症状,或者终末期肝病导致严重营养不良或骨质疏松、顽固性腹水、自发性细菌性腹膜炎、复发难治的静脉曲张出血、肝性脑病、肝肺综合征、肝肾综合征、发生了小肝癌(直径<5 cm,数目<3个),或者生化指标:血清胆红素>150 μmol/L或血清白蛋白<25 g/L。肝移植后少数患者可有PBC复发,但一般进展缓慢,不会造成严重后果,极少数患者可发生肝衰竭。

例题8(Ⅰ、Ⅱ题共用题干)

女,58岁。9个月以来皮肤瘙痒,1个月前经旁人发现皮肤有黄染而住院。无腹痛,胃纳尚可,大便正常,体检皮肤有明显黄染,皮肤有搔痕,肝肋下3 cm,质硬充实,脾肋下6 cm,TBil 85.5 μmol/L,CB 46.8 μmol/L,白蛋白30 g/L。球蛋白42 g/L,GPT 56 U/L,ALP 820 U/L,GGT 94.5 U/L,IgG 19.6 g/L,IgA 16.9 g/L,IgM 8.6 g/L,B超示肝脾肿大,胆总管6 mm,肝内胆管无扩张。

Ⅰ.该例应进行的最重要的检查是哪一项(A)

A. 肝活组织检查 B. 逆行胰胆管造影(ERCP) C. 静脉胆道造影
D. 肝核素扫描 E. 选择性腹腔动脉造影

【重点梳理】

1. 影像学检查 主要应用超声检查除外肝外胆道梗阻,只有当患者血清AMA阴性、短期内血清胆红素明显升高或者超声检查结果可疑时,才可能需要ERCP或MRCP等影像技术进一步检查。

2. 病理学检查 根据2000年美国肝脏病研究协会(AASLD)PBC的诊疗指南,如果患者AMA高滴度阳性(≥1∶40),并存在典型的胆汁淤积症状及生化异常,不需要肝活检病理学检查,即可作出PBC的诊断。所以,目前肝活检主要是为了进行组织学分期,或者用于协助诊断血清AMA阴性的PBC或其他诊断不明确的患者。

Ⅱ.首先应考虑的诊断是(C)

A. 原发性肝癌 B. 肝炎后肝硬化 C. 原发性胆汁性肝硬化
D. 胆总管癌 E. 胰头癌

【重点梳理】

1. 诊断

(1) 中年女性出现不明原因的乏力、瘙痒、肝和(或)脾大,血清ALP、IgM升高,应考虑本病可能。血清AMA阳性为本病最突出的免疫学指标异常,也是最重要的诊断手段,肝穿刺病理检查可进一步明确诊断和病理分期。

(2) 一些患者具有PBC典型的临床、生化及组织学特征,但血清AMA阴性,称为AMA阴性的 PBC,也有学者称为"免疫性胆管炎"或"自身免疫性胆管炎"。AMA 阴性的 PBC 患者除了血清 IgM 水平较低以及抗核抗体和(或)抗平滑肌抗体阳性率较高外,其他临床特征、生化改变、肝脏病理及预后等方面和 AMA 阳性者无差异。

2. 鉴别诊断 鉴别诊断主要包括其他任何病因所致的肝内或肝外胆汁淤积,要除外药物性肝损害或病毒性肝炎所致的淤胆型肝炎、原发性硬化性胆管炎、由胆管结石、狭窄或肿瘤引起的肝外胆道梗阻、自身免疫性肝炎、其他可以引起肝内胆汁淤积的少见病因包括结节病、肝脏淀粉样变性、特发性成人胆管缺乏症等。

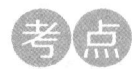

原发性硬化性胆管炎

 例题(Ⅰ～Ⅲ题共用题干)

男,50 岁。患慢性溃疡性结肠炎 15 年,间断不规律服用柳氮磺氨吡啶及中药治疗。排粪 2～3 次/d,偶带黏液、不带血,1 年来主诉皮肤瘙痒,反复发作发热、黄疸,无明显腹痛,在当地医院多次诊断为"胆囊炎",经抗感染治疗后症状缓解。

Ⅰ. 为明确患者黄疸的原因,最合理的检查是(提示:实验室检查:TBil 150 μmol/L,DBil 95 μmol/L,AKP 456 U/L,GGT 500 U/L;BUS 提示胆总管上段及肝内胆管轻度扩张,胆囊稍大,胆囊壁 0.4 cm)(B)

A. 肝胆 CT
B. MRCP 或 ERCP
C. 发热时血培养
D. 十二指肠引流及培养
E. 抗 HEV 检查
F. 血 CA19-9

【重点梳理】

原发性硬化性胆管炎(PSC)的辅助检查

(1) 血清碱性磷酸酶(ALP):在无症状的患者,血清 ALP 常升高,至少高于正常上限 2 倍,常提示本病;但 ALP 并无特异性,需做进一步检查。

(2) 血清转氨酶(GPT、GOT):呈轻度升高,一般升高幅度低于正常值 3 倍;但有部分患者血清 GPT/GOT 水平呈明显升高,高于正常 5 倍,尤多见于小儿,其组织学呈慢性活动性肝炎改变,极易误诊。

(3) 血清胆红素/胆汁酸:血清胆红素水平升高,呈波动性变化,结合胆红素占总胆红素 70% 以上;血清胆汁酸浓度明显升高。出现肝硬化时有低白蛋白血症及 PT 延长。30% 的患者有高 γ-球蛋白血症,其中 40%～50% 患者以 IgM 增高为主。直到目前尚未作为筛选 PSC 的血清标志抗体。

(4) 影像学检查：PSC 胆道系统放射学特征性的改变，直到目前，仍然是确立诊断的主要依据。影像学检查首选 MRCP 或 ERCP。因胆道存在多发狭窄，ERCP 造影容易造成逆行胆道感染。经肝穿刺胆管造影(PTC)因肝内胆管常常为局灶性扩张，成功率不高。患者胆管造影所见：胆道系统呈多灶性狭窄常累及肝内、外胆道系统，单纯累及肝内或肝外者亦有发生，但相对少见。狭窄呈节段分布，在狭窄上端的胆管呈扩张，因而影像学上呈串珠状排列。

Ⅱ. 该患者本次发病最可能的诊断是(提示：MRCP 提示 CBD 上段，左、右肝管及部分肝内胆管有多处狭窄及扩张)(D)

A. 慢性胆囊炎急性发作　　　　B. 溃疡性结肠炎活动期合并药物性肝损害
C. PBC 合并急性胆囊炎　　　　D. PSC 合并化脓性胆管炎
E. 胆管癌　　　　　　　　　　F. 胆结石合并化脓性胆管炎

【重点梳理】

1. 临床表现　该病多见于年轻男性，而且往往与炎性肠病，尤其是溃疡性结肠炎有关。其起病一般呈隐匿性，可有渐进性加重的乏力、瘙痒和黄疸。以右上腹疼痛和发热为表现的进行性胆管炎发作不常见。一些患者可有肝脾大或有肝硬化的表现。该病后期呈门脉高压，腹水，肝功能衰竭等肝硬化失代偿期表现。

2. 鉴别诊断

(1) 需排除其他原因引起的硬化性胆管炎或胆管狭窄/阻塞。另外还有其他许多病因可引起硬化性胆管炎，如 AIDS 患者因胆管内细菌繁殖而造成硬化性胆管炎；肝移植术后缺血硬化性胆管炎；肝动脉血栓造成胆管缺血硬化；反复胆管结石感染导致继发硬化性胆管炎等。

(2) 需与其他胆汁淤积性疾病鉴别，如原发性胆汁性肝硬化、特发性成人胆管减少症、药物性淤胆、慢性活动性肝炎、酒精性肝病、自身免疫性肝炎等。特别是有些不典型的 PSC 患者，其血清 ALP 仅轻度升高，而 GPT、GOT 却明显升高，极易误诊为 AIH。

Ⅲ. 目前合理的主要治疗方案是[提示：体温 39.5℃，伴寒战、黄疸，同时伴有腹泻(3～5次/d)，粪常规(-)，WBC $16×10^9/L$](EF)

A. 静脉用甲泼尼龙　　　　　　B. 胆肠吻合术
C. 口服熊去氧胆酸　　　　　　D. 胆囊切除术
E. 内镜下胆管扩张+引流术　　　F. 静脉用广谱抗生素

【重点梳理】

1. 药物治疗　合并急性细菌性胆管炎的患者应给予有效的广谱抗生素。PSC 晚期常发生脂肪泻、维生素吸收不良综合征和骨质疏松症，可适量补充维生素 D 等脂溶性维生素。应用免疫抑制剂以阻断疾病的发展，现证明治疗无明显疗效。

2. 内镜治疗　PSC 所致的胆道梗阻累及多级胆管树，对于肝外胆管及肝内大胆管的显性狭窄,可应用 ERCP 球囊扩张术或支架置入术,改善皮肤瘙痒和胆管炎等并发症。

3. 介入或手术治疗

(1) 经皮肝穿刺胆道引流(PTCD):当无法行 ERCP 时可行 PTCD 置管引流,也可利用 PTCD 术经皮置入导丝至壶腹部,再行 ERCP 术置入支架。

(2) 姑息性手术:适于非肝硬化的 PSC 患者以及肝门或肝外胆管显著狭窄、有明显胆汁淤积或复发性胆管炎、不能经微创术改善黄疸和胆管炎者。

(3) 肝移植:适于终末期 PSC 患者。肝移植后 PSC 患者 5 年生存率为 80%～85%,约 20%～25% 的 PSC 在术后 10 年内复发。

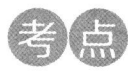

肝豆状核变性(Wilson 病)

 例题 1

有关 Wilson 病,以下描述正确的是(E)

A. 是一种铜代谢障碍的常染色体显性遗传性疾病

B. 出现精神症状是该病诊断的必要条件

C. 血浆铜蓝蛋白水平降低是该病的特异性表现

D. 角膜 Kayser-Fleischer 环阴性者即可排除 Wilson 病

E. 该病一旦确诊,需要终身维持治疗

【重点梳理】

1. 概述　Wilson 病又称肝豆状核变性,是由基因突变导致的铜代谢障碍性遗传病,主要表现为肝硬化和(或)神经、精神症状,偶可引起急性肝衰竭。其临床特点为肝脏损害、角膜 K-F 环阳性、血清铜蓝蛋白降低、24 h 尿铜升高。该病可发生于各个种族和地区的人群中。

2. 预后　Wilson 病是慢性进行性疾病,其预后取决于早期诊断和及时采取螯合剂进行治疗。即使患者伴有慢性活动性肝炎、肝硬化或神经系统症状,若治疗得当,预后一般较好。未经治疗的患者多在症状发生后数年内死亡。有急性肝衰竭、门脉高压伴食管静脉曲张破裂出血和进行性脑功能障碍者,预后不良。

例题 2

Wilson 病特征性的临床表现是(D)

A. 肝掌　　　　　　　　B. 肌强直　　　　　　　　C. 角膜 Kayser-Fleischer 环

D. 甲床蓝色弧影　　　　　E. 氨基酸尿

【重点梳理】

临床表现　Wilson病大多在5～35岁发病,临床症状变异较大,多于青少年期起病,由家系筛查发现的患者常无任何临床症状(即亚临床状态)。

(1) 肝脏疾病表现

1) 慢性肝炎:年轻患者的临床特征、常规肝功能检查或组织学改变均无特异性,与病毒性或自身免疫性慢性肝炎难以区分。

2) 肝硬化:早期可无或仅有轻微症状,肝功能检查接近正常,疾病可隐匿进展,出现疲劳、厌食、黄疸、腹水、消化道出血等,但并发肝细胞癌者较少见。

3) 急性肝衰竭:常见于女性患者,男女比例约为1:2,临床表现的特征:① 血清转氨酶中度升高,碱性磷酸酶水平相对较低,胆红素显著升高,碱性磷酸酯酶(U/L)与胆红素(mg/dl)的比例<2;② 凝血功能障碍且不易被维生素K纠正;③ Coombs试验阴性的血管内溶血性贫血;④ 迅速进展的肾衰竭。

(2) 神经、精神表现:多于20～30岁发病,以锥体外系症状为突出表现,包括震颤、肌强直、共济失调、构音障碍、吞咽困难、流涎、不自主运动等,儿童患者初期可表现为写字和运动技能下降。早期精神症状仅限于细微的行为学变化和学习工作能力下降,晚期患者可表现为人格改变、易激动、焦虑、抑郁、精神错乱等,易被误诊为精神病。

(3) 眼部表现:通过裂隙灯查见Kayser-Fleischer环是本病的重要体征,具有诊断意义。少数患者可见向日葵样白内障。通过治疗上述体征可消失,且不影响视力。如果经药物治疗的患者原有Kayser-Fleischer环消失后重新出现,则提示该患者的治疗依从性差。

(4) 其他系统临床表现

1) 肾脏病变:主要包括近端或远端肾小管酸中毒、肾石症、氨基酸尿、高钙尿、血尿等。

2) 骨骼关节系统病变:包括骨质疏松、成熟期前骨关节病、关节炎等。

3) 心肌受累:可引起心肌病、心律失常。

4) 皮肤改变:可见蓝色弧影,虽不常见但具特征性。

5) 内分泌系统紊乱:导致闭经、男性乳房发育、习惯性流产等。

例题3

可用于治疗Wilson病的药物是(ACE)

A. D-青霉胺　　　　　B. 皮质类固醇激素　　　　　C. 曲恩汀

D. 丙硫氧嘧啶　　　　E. 锌制剂

【重点梳理】

1. 饮食治疗　应该避免食用含铜量高的食物,如贝壳类、坚果类、巧克力、蘑菇类及动物内脏。

2. 药物治疗

（1）青霉胺：是青霉素的水解产物，其分子中含有巯基，可与组织中沉积的铜离子形成 Cu-PCA 复合体并从尿中排出，以解除体内铜的毒性作用。此外 PCA 还能够阻止细胞溶酶体内高铜颗粒的形成，并能促使其发生水解，从而迅速减轻铜对肝细胞的毒性作用。目前 PCA 是治疗 Wlison 病的一线药物。

（2）曲恩汀：为依地酸衍生物，是一种新型的多胺类金属螯合剂，是治疗不能耐受 PCA 或对 PCA 耐药患者的最佳选择，亦可作为以神经系统症状为主要表现患者的首选药物，适用于各期患者。曲恩汀不良反应较轻，主要是铁粒幼细胞性贫血。

（3）锌制剂：作用机制为促进肠黏膜细胞合成金属硫蛋白，后者对铜离子的亲和力大于锌离子，从而阻止外源性铜离子的吸收。可用于无症状患者或经螯合剂驱铜治疗后病情得到最大限度改善的患者。

（4）四硫钼酸铵：该药在肠道内与铜离子形成难以吸收的复合物随粪便排出，阻止外源性铜离子吸收。且可与铜离子螯合，阻止其在细胞及组织中沉积；目前作为试验性药物治疗有神经症状患者，其确切疗效尚需进一步试验进行检测。

（5）妊娠期患者的治疗：在患者妊娠期间停止驱铜治疗可能导致急性肝衰竭，所以美国肝病学会 2009 年 Wilson 临床指南推荐在妊娠期间应该继续服药。锌制剂可以不改变剂量，但青霉胺或曲恩汀应该比原来剂量降低 25%～50%。一般认为妊娠期间继续驱铜治疗对于母亲和胎儿是安全的，服用青霉胺的母亲不可给婴儿哺乳，因为本药可分泌到乳汁有可能对婴儿造成伤害。

3. 肝移植 肝移植治疗的适应证为：① 出现急性肝衰竭者；② 失代偿期肝硬化对药物治疗无效者；③ 对于神经精神症状严重但无严重肝功能不全者，一般不推荐肝移植作为首选治疗。

例题 4（Ⅰ～Ⅲ题共用题干）

男，24 岁。主因"肝功能持续异常 4 年，食欲减退，尿黄 20 d"入院，外院经保肝降酶治疗无缓解，既往无烟酒嗜好及输血史，无特殊药物使用史及毒物接触史，其母死于肝硬化，其弟不明原因氨基转移酶升高史 2 年。

Ⅰ. 为协助诊断，入院后需行的检查包括（查体：生命体征平稳，慢性肝病面容，可见肝掌，巩膜轻度黄染，腹平软，肝右肋下 2 cm，质软，无压痛，脾左肋下 3 cm 可及，移动性浊音阴性。生理反射存在，病理反射未引出）（ABCDEFH）

A. 血、尿、粪常规　　　　　　　　B. 肝、肾功能
C. 血清肝炎病毒标志物检测　　　　D. 血清铁及总铁结合力
E. 血清铜蓝蛋白　　　　　　　　　F. 自身抗体检查
G. Coombs 试验　　　　　　　　　 H. 腹部 B 型超声

【重点梳理】

Wilson病的辅助检查

(1) 实验室检查

1) 常规化验检查：肝功能检查可见血清转氨酶水平轻到中度升高，碱性磷酸酶水平相对较低，转氨酶水平与肝脏损伤的程度无相关性。在急性肝衰竭患者血清尿酸水平可降低甚至检测不到。肾脏受损时可出现蛋白尿、氨基酸尿、血尿素氮、肌酐升高等。

2) 铜蓝蛋白：血清铜蓝蛋白降低可见于95%的Wilson病患者，是本病的重要诊断依据之一，而该值<5 mg/dl是诊断Wilson病的强有力证据。但血清铜蓝蛋白水平降低并非Wilson病所特有，还可见于其他原因导致的终末期肝病、肾病综合征、蛋白丢失性肠病、先天性铜蓝蛋白缺乏症等。

3) 血清游离铜浓度：血清游离铜(非铜蓝蛋白结合铜)在未经治疗的有症状患者常超过25 μg/dl，对于Wilson病有一定诊断意义。在过度排铜治疗的患者，其24 h尿铜和血清游离铜均很低；在未遵从医嘱而自行停药者(即治疗不足者)，其24 h尿铜可能不高，但血清游离铜很高。

4) 尿铜排泄：该项检查对Wilson病的诊断及疗效观察有重要意义。应注意假阳性结果可能见于收集尿液的容器被污染、大量蛋白尿带有铜蓝蛋白的丢失、其他有铜贮积增加的肝病或急性肝衰竭。

(2) 影像学检查：腹部超声可提示肝脏有慢性损伤或肝硬化的改变。在有神经或精神症状的Wilson病患者，头颅CT多见双侧豆状核低密度灶，部分患者可见基底节区高密度灶或钙化；MRI可见基底节在T_1加权像多呈低信号，T_2加权像多表现为对称性高信号。

(3) 肝活检：肝组织铜染色有助于本病的诊断，而肝组织铜含量测定是诊断Wilson病的重要指标。

(4) 基因检测：目前基因检测仅限于针对患者的家族成员特别是兄弟姐妹的筛查，其目的是检测与先证者相同的单倍型或基因突变，而且需结合常规的临床和生化检测结果才能做出诊断。

Ⅱ. 目前该患者的诊断考虑[提示：血清铜7.6 μmol/L(正常值11～22 μmol/L)，肝穿活检病理报告提示G～2S，肝铜含量1 562 μg/g(正常值<35 μg/g)，眼科会诊检查存在角膜Kayser-Fleischer环](B)

　　A. 自身免疫性肝炎　　　　B. 肝豆状核变性　　　　C. 血色病
　　D. 遗传性高胆红素血症　　E. 病毒性肝炎，慢性活动型　　F. 肝性卟啉病

【重点梳理】

诊断

(1) 对3～55岁患者有下列情况时均应考虑Wilson病：无法解释的肝功能异常、慢性活动

性肝炎、肝硬化、急性肝衰竭;无法解释的神经或精神异常;无法解释的Coombs试验阴性的溶血性贫血;常规眼科检查发现Kayser-Fleischer环;同胞或双亲已被诊断为Wilson病。

(2)美国肝病学会2008年Wilson病临床指南建议,对疑诊Wilson病者均应检查有无角膜Kayser-Fleischer环(裂隙灯检查)、血清铜蓝蛋白和24 h尿铜。若3项检查均阳性,可诊断为Wilson病;若3项检查均阴性,可除外Wilson病。若三项中只有1~2项阳性,则应行肝活检肝组织病理学检查及肝组织铜含量测定。

Ⅲ.应与该疾病鉴别的疾病包括(ABCDEF)
A. 慢性肝炎　　　　　B. 自身免疫性肝炎　　　　C. 非酒精性脂肪性肝炎
D. 小舞蹈病　　　　　E. 扭转痉挛　　　　　　　F. 帕金森病

【重点梳理】

鉴别诊断 本病临床表现复杂多样,从肝脏方面须重点鉴别其他原因引起的急、慢性肝炎及肝硬化如自身免疫性肝炎、非酒精性脂肪性肝炎及病毒性肝炎等。从神经系统需重点鉴别小舞蹈病、亨廷顿舞蹈病、扭转痉挛、帕金森病和精神病等。

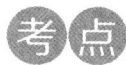

布-加综合征（Budd-Chiari综合征）

  例题

下列关于布-加综合征说法错误的是(E)
A. 由血液病、肿瘤、妊娠和感染等导致
B. 临床表现为肝大、脾大、腹水等
C. 肝功能基本正常
D. 经彩色多普勒血流图或血管造影可确诊
E. 临床表现为黄疸、腹痛等

【重点梳理】

概述 布-加(Budd-Chiari)综合征是由血液病、肿瘤、妊娠和感染等导致的肝静脉或肝段下腔静脉阻塞引起的门脉高压症。临床表现为肝大、脾大、腹水、腹壁静脉曲张、下肢水肿等,肝功能基本正常,大多数患者经彩色多普勒血流图或血管造影可确诊。对布-加综合征应及时有效解除梗阻或压迫,或对原发疾病如肝硬化进行病因治疗。

肝 癌

原发性肝癌

例题 1

我国原发性肝癌(HCC)的发生与下列哪种因素关系最密切(C)
A. 饮酒　　　　　　B. 营养不良　　　　　C. 乙肝病毒感染
D. 进食霉变玉米　　　E. 寄生虫感染

【重点梳理】

病因　不同地区肝癌的病因不尽相同。我国 HCC 的主要致病因素为 HBV 感染,其他致病因素包括食物中的黄曲霉毒素 B(AFB)污染及饮水污染等;吸烟、饮酒、遗传因素等也起一定作用。

(1) 病毒性肝炎

1) HBV 与肝癌的关系:我国肝癌患者中 HBV 总感染率达 90%左右,并且最常见的感染模式是 HBsAg、HBeAb、HBcAb 三项同时阳性。男性患者乙肝相关性肝癌的发生率及病死率均明显高于女性。

2) HCV 与肝癌的关系:HCV 感染是西方国家及日本终末期肝病的首位原因,也是 HCC 的首要病因;HCV 所致 HCC 绝大多数发生在肝硬化的基础上。

(2) 黄曲霉毒素:以下证据提示黄曲霉毒素(AFT)尤其是黄曲霉毒素 B1(AFB1)是人类 HCC 的病因:流行病学研究人群的 AFB1 摄入量(主要为霉变的玉米或花生)与其 HCC 病死率呈正相关,AFB1 可使 HBV 携带者患 HCC 的风险提高 3 倍;动物实验证实 AFT 可导致肝损害并诱发肝癌;分子生物学研究发现 AFB1 可导致 p53 突变(249 密码子)而使后者失去抑癌活性。

(3) 饮水污染:流行病学研究提示肝癌病死率与饮水污染程度呈正相关,且饮水污染是一个独立于 HBV 与 AFT 以外的另一个肝癌危险因素。饮水中的致癌物质目前尚未完全明了,蓝绿藻污染可能是其重要因素之一。

例题 2

原发性肝癌最常见的病理分型是(B)
A. 弥漫型　　　　　B. 块状型　　　　　C. 结节型
D. 颗粒型　　　　　E. 小癌型

【重点梳理】

1. 大体病理分型

(1) 块状型：占肝癌的70%以上，呈单个、多个或融合成块，直径5～10 cm，>10 cm 者称巨块型。质硬，膨胀性生长，可见包膜。此型肿瘤中心易坏死、液化及出血；位于肝包膜附近者，肿瘤易破裂，导致腹腔内出血及直接播散。

(2) 结节型：呈大小和数目不等的癌结节，<5 cm，与周围肝组织的分界不如块状型清楚，常伴有肝硬化。单个癌结节<3 cm 或相邻两个癌结节直径之和小于3 cm 者称为小肝癌。

(3) 弥漫型：少见，呈米粒至黄豆大的癌结节弥漫地分布于整个肝脏，不易与肝硬化区分，患者常因肝衰竭而死亡。

2. 组织病理分型

(1) 肝细胞肝癌(HCC)：最为多见，癌细胞来自肝细胞，异型性明显，胞质丰富，呈多边形，排列成巢状或索状，血窦丰富。

(2) 肝内胆管细胞癌(ICC)：较少见，癌细胞来自胆管上皮细胞，呈立方或柱状，排列成腺样，纤维组织较多、血窦较少。

(3) 混合型肝癌：最少见，具有肝细胞癌和胆管细胞癌两种结构，或呈过渡形态，既不完全像肝细胞癌，又不完全像胆管细胞癌。

3. **其他**　纤维板层型肝癌是HCC的一种特殊类型，由于癌细胞巢被平行的板层状排列的胶原纤维隔开而得名。其临床特点为：多见于青年，HBV多阴性且很少伴肝硬化；肿瘤常单发，生长较慢，AFP多阴性；手术切除率高，且不论切除与否预后均较好。

例题3

原发性肝癌转移途径包括(ABCD)

A. 血行转移　　　　　B. 淋巴转移　　　　　C. 种植转移
D. 直接蔓延　　　　　E. 直接播散

【重点梳理】

转移途径　肝细胞癌多通过血行转移，其次为淋巴转移，亦有直接蔓延、浸润或种植者。胆管细胞癌常以淋巴转移居多。肝外转移以肺部最常见，其次为骨、肾上腺、横膈、腹膜、胃、肾、脑、脾以及纵隔。

例题4

关于原发性肝癌的临床表现，描述错误的是(C)

A. 可有肝硬化表现　　　　　B. 亚临床肝癌可没有任何症状及体征
C. 黄疸多在早期出现　　　　D. 起病隐匿，早期缺乏典型症状
E. 如肝癌位于肝横膈面则肝下缘可不肿大

【重点梳理】

临床表现

(1) 症状：早期肝癌多无症状，中晚期肝癌症状多，但无特异性，且全身情况迅速恶化，一般治疗难以缓解。

1) 消化系症状：常见纳差、恶心、腹胀及腹泻等，以纳差和腹胀最常见。肝区疼痛可为肝癌的首发症状，可能是因为肿瘤迅速增大使肝包膜张力增加、癌结节包膜下破裂或癌结节破裂出血等所致。

2) 乏力、消瘦和发热：常是中晚期肝癌的主要临床表现。乏力和消瘦可因肿瘤的代谢产物及进食少等引起，严重者可出现恶病质。发热多因肿瘤坏死、合并感染及肿瘤代谢产物引起，多为不规则低热，一般不伴寒战。

(2) 体征

1) 肝大与肝区肿块：进行性肝大和肝脏包块是肝癌最常见的体征。

2) 黄疸：为肝癌常见体征之一，因癌肿压迫或侵入胆管、肝门区转移的肿大淋巴结压迫胆管、胆总管癌栓形成或肝功能障碍等所致。通常一旦出现黄疸，多属晚期，但肝门区肝癌及合并胆管癌栓者可较早出现黄疸。

3) 腹水：门静脉主干癌栓引起者常迅速增长为张力较大的腹水，而有肝静脉或下腔静脉癌栓者腹水更为严重，且常伴下肢水肿、腹痛。另外，癌结节破裂可引起血性腹水，癌浸润腹膜可引起癌性腹水。

4) 其他：如脾大、下肢水肿、右侧胸腔积液等。

(3) 旁癌综合征：是指由于癌组织分泌影响机体代谢的异位激素或生理活性物质所引起的一组特殊症候群，有时可出现于肝癌症状之前，成为首发症状。

1) 常见者：低血糖、高钙血症、高胆固醇血症、高纤维蛋白原血症、红细胞增多症、血小板增多症。

2) 罕见者：高血压病、高血糖、皮肤卟啉症、肥大性骨关节炎、甲状腺病变、性早熟、类癌综合征、多发性神经病变等。

例题 5

原发性肝癌常见的并发症是（ABCD）

A. 肝性脑病　　　　　　　　B. 上消化道出血
C. 继发感染　　　　　　　　D. 肝癌结节破裂出血
E. 伴癌综合征

【重点梳理】

并发症

(1) 肝性脑病：是肝癌终末期最严重的并发症。

(2) 上消化道出血：出血与以下因素有关：① 食管胃底静脉曲张出血；② 门静脉高压性胃病合并凝血功能障碍而有广泛出血,大量出血常诱发肝性脑病。

(3) 肝癌结节破裂出血：约10%肝癌患者发生肝癌结节破裂出血。

(4) 继发感染：患者因长期消耗或化疗、放射治疗等,抵抗力减弱,容易并发肺炎、自发性腹膜炎、肠道感染和真菌感染等。

(5) 肝肾功能衰竭、胸腔积液、肺梗死等。

例题 6

男,42岁。右上腹隐痛及满腹痛1h。查体：体温38℃,巩膜轻度黄染,腹壁有抵抗感;肝肋下4cm,质硬,轻压痛;脾未扪及;腹部有弥漫性压痛,移动性浊音可疑。腹腔穿刺抽出少量血性液体。最可能的诊断是(E)

A. 门脉性肝硬化并门脉血栓形成　　B. 门脉性肝硬化并结核性腹膜炎
C. 慢性胆囊炎、胆石症并胆囊穿孔　　D. 消化性溃疡急性穿孔
E. 原发性肝癌破裂出血

【重点梳理】

肝癌结节破裂出血　癌结节破裂可局限于肝包膜下,产生局部疼痛;如包膜下出血快速增多则形成压痛性血肿;也可破入腹腔引起急性腹痛、腹膜刺激征和血性腹腔积液,大量出血可致休克、死亡。

例题 7

目前治疗原发性肝癌首选的方法是(A)

A. 手术治疗　　B. 放射治疗　　C. 中医治疗
D. 化学治疗　　E. 免疫治疗

【重点梳理】

手术切除治疗　手术治疗仍是治疗可切除HCC的首选方法。手术切除指征为如下。

(1) Child-PughA,仅有轻至中度门脉高压。

(2) 单个肿瘤,且无大血管侵犯。

(3) 切除肿瘤后有足够的存留肝体积(无肝硬化者至少为20%,肝硬化Child-PughA级者为30%~40%),而且主要血管和主要肝管的流入/流出不受影响。

(4) 多发病灶或有大血管侵犯者是否可行切除术尚有争议。

例题 8 (Ⅰ~Ⅳ题共用题干)

男,52岁。低热,肝区胀痛2个月并消瘦,近3周发现尿黄、巩膜黄染。18年前发现HBsAg阳性,8年前被诊断为肝硬化。

Ⅰ. 该患者首选的影像学检查是(B)
A. MRI B. 超声波检查 C. 放射性核素肝脏扫描
D. 腹部 CT 检查 E. X 线肝脏血管造影

【重点梳理】

影像学检查

(1) 超声：超声检查是肝癌最常用的定位及定性诊断方法。超声显像的优点在于其非侵入性，无放射性损害，且价格较低廉，因而易于重复应用。近年来超声造影技术的出现提高了超声对 HCC 的诊断价值。

(2) CT：目前三期或多期快速扫描 CT 已成为肝癌诊断的常规检查，对于直径>2 cm 者比较容易做出正确的诊断。HCC 的典型 CT 表现为：平扫低密度灶、注入对比剂后在动脉期快速强化、门脉期快速消退，即表现为"快进快出"。

(3) MRI：HCC 的 MRI 表现为：① 在 T_1 加权像上病灶呈高低混合信号区，反映病变的坏死或局部脂肪变；亦有不少癌结节在示等信号强度，少数呈高信号强度；② 在 T_2 加权像上呈不规则、不均匀的高信号；③ 病灶周围可见低于肿瘤及正常肝组织的线条状低信号影（"假包膜"）；④ 肿瘤内间隔比假包膜薄，为低信号强度；⑤ 肝内外血管癌栓形成，在 T_1 加权像中为中等信号，在 T_2 加权像中为高信号。

(4) 肝动脉造影：对肝癌的分辨率为 1~2 cm，确诊率为 74%~94%，如做低压灌注造影、碘油造影和延迟摄片，其分辨率及确诊率可进一步提高。

(5) 正电子发射断层显像(PET-CT)：PET-CT 是影像与生化检查技术结合的新技术，能反映该病灶局部生化代谢情况，可用于全身扫描发现病灶及判定病变部位的代谢活性，在肝癌诊断中有一定作用。

Ⅱ. 该患者尤其不能遗漏的化验项目是(D)
A. 血清免疫球蛋白 B. T 细胞亚群 C. 血沉
D. AFP E. HBV-DNA

【重点梳理】

肝癌诊断标记物

(1) 甲胎蛋白(AFP)：AFP 仍为诊断肝癌的最好标记物。我国有 60%~70% 肝癌患者的 AFP 高于正常。AFP 检测为目前最好的早期诊断方法之一，可在症状出现前 6~12 个月作出诊断。凡无肝病活动证据、AFP 超出正常范围者，应高度怀疑肝癌。应注意鉴别引起 AFP 升高的其他疾病。大量肝细胞坏死时的肝细胞再生及慢性肝病活动均可引起 AFP 升高，但 AFP 持续>400 μg/L 者，或 GPT 下降而 AFP 上升者则应考虑肝癌。另外，泌尿生殖系统肿瘤，特别是畸胎瘤也可引起 AFP 升高。

(2) 其他肿瘤标记物：AFP 异质体、异常凝血酶原(DCP)、岩藻糖苷酶(AFU)、γ-谷氨酰转移酶同工酶Ⅰ等对肝癌具有一定的诊断价值,可作为 AFP 的补充手段。

Ⅲ. 如果查体时肝脏肿大,质地硬,肝区闻及血管杂音,该患者最可能的诊断是(C)
A. Budd-Chiari 综合征　　B. 肝硬化失代偿期　　C. 原发性肝癌
D. 肝脓肿　　E. 肝血管瘤

【重点梳理】

1. 美国肝病学会 2005 版指南提出的 HCC 诊断标准

(1) 细胞学-组织学标准(适用于<2 cm 的病灶)。

(2) 非创伤性标准(仅适用于有肝硬化的患者)。

1) 放射学标准:两种影像学技术(B 超、CT、MRI 或血管造影)均发现>2 cm 的动脉性多血管性病灶。

2) 联合标准:一种影像学技术(B 超、CT、MRI 或血管造影)发现>2 cm 的动脉性多血管性病灶,同时 AFP>400 μg/L。

2. 美国肝病学会及欧洲肝病学会提出的肝癌诊断程序要点

(1) 小于 1 cm 的结节,诊断肝癌的可能性较低,如影像学检查无动脉期强化则可能性更低。

(2) 1～2 cm 的结节很可能是肝癌,如 CT、MRI 或超声造影中两项动态扫描均表现为特征性的肝癌血管强化,即动脉期快速不均质强化、静脉期快速退去,应诊断为肝癌。

(3) 在肝硬化基础上发现 2 cm 以上的结节应高度怀疑为肝癌。

(4) 小病灶的穿刺活检阴性者,应每 3～6 个月随访超声或 CT,直至诊断明确。

3. 早期发现与早期诊断　对高危人群的筛查是肝癌早期发现的主要途径。高危人群的标准为:35～65 岁,有肝炎史 5 年以上和(或)HBsAg 阳性者。一般建议每 6 个月进行 1 次 AFP 联合超声检查,有助于发现早期肝癌、提高生存率。

Ⅳ. 如果此患者被确诊为弥漫性肝癌,目前首选的治疗是(E)
A. 全身大剂量化疗　　B. 手术治疗　　C. 生物治疗
D. 放射治疗　　E. 肝动脉栓塞化疗

【重点梳理】

介入放射治疗　包括经肝动脉化疗栓塞(TACE)、单纯栓塞(TAE)、放射性核素栓塞,一般不主张单纯经肝动脉化疗。

(1) 适应证:任何部位的肿瘤,只要血管条件能满足仅栓塞肿瘤而不误栓正常肝组织者。

(2) 禁忌证

1) 总胆红素>51 mmol/L(3 mg/dl)是经肝动脉化疗栓塞、单纯栓塞的相对禁忌证,但仍可进行肝段栓塞术。

2) Child-PughC 级或门脉主干有癌栓者是放射介入治疗的禁忌证。

转移性肝癌

例题 1

女,55岁。1个月前开始自觉右上腹隐痛伴乏力,无发热。腹部超声:肝脏右叶见3个圆形低回声病灶;AFP20μg/L。下列哪项诊断的可能性最大(B)

A. 原发性肝癌   B. 继发性肝癌   C. 肝脓肿
D. 肝囊肿   E. 肝血管瘤

【重点梳理】

1. 概述 转移性肝癌又称继发性肝癌,是指人体其他器官的恶性肿瘤转移到肝脏后形成的肝脏恶性肿瘤。几乎所有实体肿瘤均可以转移到肝脏,其中最多见来源于结直肠癌,腹腔其他脏器恶性肿瘤肝转移也比较常见,如胃癌、胰腺癌等。其他多见的还有肺癌、乳腺癌等,肝转移是肺癌最常见的肺外转移部位。

2. 临床表现

(1) 转移性肝癌的病程发展较缓和,通常不伴有肝炎以及肝硬化等肝病基础,早期仅表现为原发肿瘤症状而无肝脏受累症状。

(2) 当发生广泛肝转移时,可出现肝区疼痛、腹胀、食欲缺乏以及上腹部扪及肿块等肝脏受累症状,部分原发疾病症状轻微的患者以肝脏转移癌主诉首诊。

(3) 晚期患者,因累及胆管或肝功能受损而出现黄疸,由于门脉高压或低蛋白血症而出现大量腹水,预后不良。

3. 治疗 目前,转移性肝癌的治疗方案很多,包括手术、化疗(全身静脉化疗和介入治疗)、基因治疗和肝转移灶的局部治疗(射频消融、激光消融、无水乙醇注射和冷冻切除术)等。尤其对于结直肠癌肝转移,手术是目前最重要的治愈手段。目前临床研究最多、治疗效果最显著、预后最好的也是结直肠癌肝转移的治疗。回顾性对照研究证实,对于可切除的结直肠癌肝转移瘤,肝转移灶切除术可以明显延长5年存活率。

例题 2

可出现甲胎蛋白增高的有(ABCDE)

A. 活动性肝炎   B. 妊娠妇女
C. 肝硬化   D. 生殖腺胚胎癌
E. 转移性肝癌

【重点梳理】

诊断与鉴别诊断

(1) 若同时存在肝脏占位和合并其他脏器恶性肿瘤时,AFP阴性者应首先考虑为转移性肝癌;但部分消化系统肿瘤特别是胃癌和胰腺癌伴肝转移时可出现 AFP 升高,但通常是低浓度的 AFP 升高。

(2) 若 AFP 为阴性,既往无基础肝病背景,HBV 和 HCV 均为阴性,肝癌结节多发、散在、形态较规则且大小相似,虽未发现肝外器官恶性肿瘤也应该首先考虑转移性肝癌的可能,必要时可通过细针穿刺病理学检查以帮助寻找原发灶。

(3) 其他器官恶性肿瘤术后出现肝脏结节,特别是伴有 CEA、CA19-9 升高,应首先考虑转移性肝癌可能。

(4) 仔细询问病史、进行体格检查及必要的胃肠 X 线钡剂造影、超声或 CT 检查能发现原发灶的存在,可明确诊断。

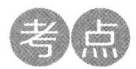

胆道蛔虫

例题 1

幼儿腹痛常见的原因有(ABC)
A. 先天畸形　　　　B. 蛔虫病　　　　C. 肠套叠
D. 胆石症　　　　　E. 消化性溃疡

【重点梳理】

1. **流行病学**　蛔虫病患者与感染者是传染源,蛔虫卵污染的食物、水进入人体后传染。患者及肠道蛔虫感染者为传染源,虫卵经口吞入为主要传播途径,人群普遍易感,但以儿童感染最高。

2. **临床表现**　蚴虫迁移期表现为咳嗽、哮喘、气急、发热、痰中带血或咯血,重者可出现发绀、呼吸困难。肠蛔虫症状:寄生在小肠的蛔虫常为数条或数十条或更多,可无症状或仅轻微消化功能紊乱,如厌食、偏食、异食癖,可反复发作的脐周疼痛,伴恶心、呕吐、腹泻或便秘、食欲缺乏、营养不良、生长发育迟缓等,亦可有顽固性荨麻疹等表现。

例题 2

蛔虫病常见并发症包括(BD)
A. 肝脓肿　　　　　B. 肠梗阻　　　　C. 中枢神经系统感染
D. 胆绞痛　　　　　E. 消化性溃疡

【重点梳理】

1. 鉴别诊断　胆道蛔虫病应注意与胆石症鉴别：急性胆囊炎多在饱餐或油腻食物3~4 h逐渐发作加重，疼痛位于右上腹，吸气咳嗽时加重，Murphy征阳性；多数胆总管结石并发胆石症症状也是逐渐加重，表现为剑下闷痛伴恶心，典型症状呈绞痛伴发热黄疸，有时合并胆囊炎、胰腺炎，有明确体征。而胆道蛔虫病患者突然出现右上腹剧烈绞痛，常伴呕吐、吐出胆汁和蛔虫，可持续数分钟到数小时，发作时腹部体征不明显。

2. 并发症

（1）蛔虫性肠梗阻：为最常见并发症，脐周阵发性绞痛，伴恶心、呕吐，有时吐出蛔虫，一般无大便。

（2）胆道蛔虫病：蛔虫钻入胆道，引起胆总管括约肌痉挛，患者突然出现右上腹剧烈绞痛，可放射至右肩和腰背部，屈体弯腰，面色苍白，常伴呕吐、吐出胆汁和蛔虫。可持续数分钟到数小时。发作时腹部体征不明显。

3. 并发症治疗

（1）胆道蛔虫病：镇前解痉用阿托品、东莨菪碱或哌替啶；缓解后驱虫治疗。

（2）蛔虫性肠梗阻：补液支持治疗；胃肠减压；驱虫治疗；内科治疗不缓解，手术治疗。

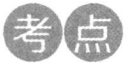

胆囊炎

 例题 1

关于急性胆囊炎的临床表现，下列哪项是错误的（C）

A. 右上腹持续性疼痛　　　　　　B. 常有发热，但一般无寒战

C. 多数患者有明显黄疸　　　　　D. 常能触及肿大有触痛的胆囊

E. Murphy 征阳性

【重点梳理】

急性胆囊炎的临床表现

（1）症状

1）腹痛：急性发作的典型过程表现为突发右上腹阵发性绞痛，常在饱餐、进油腻食物后，或在夜间发作。疼痛常放射至右肩部、肩胛部和背部。伴恶心、呕吐、厌食等。如病变发展，疼痛可转为持续性并阵发性加剧。几乎每个急性发作患者都有疼痛，如无疼痛可基本排除本病。

2) 发热:患者常有轻度发热,通常无畏寒,如出现明显寒战、高热,表示病情加重或已发生并发症,如胆囊积脓、穿孔等,或合并有急性胆管炎。

3) 黄疸:10%~25%的患者可出现轻度黄疸,可能是胆色素通过受损的胆囊黏膜进入循环,或邻近炎症引起 Oddi 括约肌痉挛所致。若黄疸较重且持续,表示有胆总管结石并梗阻的可能。

(2) 体征:右上腹可有不同程度、不同范围的压痛、反跳痛及肌紧张,Murphy 征阳性。有的患者可扪及肿大而有触痛的胆囊。如胆囊病变发展较慢,大网膜可粘连包裹胆囊,形成边界不清、固定的压痛性包块;如病变发展快,胆囊发生坏死、穿孔,可出现弥漫性腹膜炎表现。

例题 2

急性胆囊炎的病因应除外(D)
A. 胆囊管梗阻,胆汁淤积   B. 胆囊功能异常,排出障碍
C. 致病菌经血行传播   D. 肝炎累及胆囊
E. 胆管炎症累及胆囊

【重点梳理】

病因 90%~95%的急性胆囊炎发生于胆囊结石患者中。结石引起胆囊管梗阻时,胆汁淤积,细菌繁殖发生感染而致胆囊炎。仅 5%~10% 为非结石性胆囊炎,是由于胆囊血运障碍、继发胆汁积存合并感染或致病菌自血液循环传播引起。

例题 3

急性胆囊炎常见的并发症有(AB)
A. 胆囊积脓   B. 胆囊穿孔   C. 胆石症
D. 胰腺炎   E. 急性肝炎

【重点梳理】

并发症 急性胆囊炎发作后,可从单纯性炎症进展至化脓性炎症,甚至形成胆囊积脓、坏死、穿孔,导致弥漫性腹膜炎,或引起胆源性肝脓肿或膈下脓肿。

例题 4

急性胆囊炎的内科治疗,正确的有(ABCDE)
A. 卧床、禁食、伴有呕吐者可置胃管   B. 解痉、镇痛
C. 广谱抗生素抗感染治疗   D. 硫酸镁解痉利胆治疗
E. 维持水、电解质酸碱平衡

【重点梳理】

1. 内科治疗 一般治疗包括禁食,呕吐、腹胀的患者可放置鼻胃管胃肠减压;静脉补液、纠

正电解质紊乱和止痛;早期病原体难以确定时,可予经验性抗生素治疗,选用头孢菌素或碳青霉烯类抗生素。

2. 手术治疗

(1) 急诊手术适应证:① 发病在 48~72 h 以内者;② 经非手术治疗无效且病情恶化者;③ 有胆囊穿孔、弥漫性腹膜炎、急性化脓性胆管炎、急性坏死性胰腺炎等并发症者。其他患者,特别是年老体弱的高危患者,应争取在患者情况处于最佳状态时行择期性手术。

(2) 手术方法:有胆囊切除术和胆囊造口术。如患者的全身情况和胆囊局部及周围组织的病理改变允许,应行胆囊切除手术,以根除病变。但对高危患者,或局部炎症水肿、粘连重,解剖关系不清者、特别是在急症情况下,应选用胆囊造口术作为减压引流。

例题 5

急性胆囊炎应与下列哪些疾病鉴别(ABCDE)
A. 急性病毒性肝炎　　B. 急性胰腺炎　　C. 阑尾炎
D. 消化性溃疡穿孔　　E. 右下肺炎

【重点梳理】

1. **诊断**　右上腹或上腹部疼痛、发热及血白细胞增多,墨菲征阳性或扪及右上腹包块,应疑诊;确诊可通过腹部超声等影像学检查,发现胆囊肿大、胆囊壁水肿或合并胆囊结石引起的梗阻等证据。

2. **鉴别诊断**　急性胆囊炎需与急性胰腺炎、阑尾炎、消化性溃疡、功能性消化不良、肠易激综合征、功能性胆囊疾病、奥迪括约肌功能障碍、急性小肠或结肠疾病、右肾及输尿管疾病、右肺及胸膜炎和急性冠状动脉综合征等鉴别。

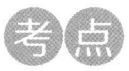

胰腺炎

急性胰腺炎

例题 1

关于急性胰腺炎的病因,错误的说法是(E)
A. 胆石症　　B. 胆囊炎　　C. 暴饮暴食
D. 酗酒　　E. 低钙血症

【重点梳理】

病因

(1) 胆道疾病：胆石症、胆道感染等胆道疾病至今仍是急性胰腺炎的主要病因，当结石嵌顿在壶腹部、胆管内炎症、胆石移行时损伤 Oddi 括约肌等，将使胰液不能正常进入十二指肠，导致胰管内高压。

(2) 酒精：酒精可通过缩胆囊素介导，促进胰液分泌，大量胰液遇到相对狭窄的胰管，将增加胰管内压力。

(3) 胰管阻塞：胰管结石、蛔虫、狭窄、肿瘤（壶腹周围癌、胰腺癌）可引起胰管阻塞和胰管内压升高。

(4) 手术与创伤：腹腔手术、腹部钝挫伤等直接或间接损伤胰腺组织或导致胰腺微循环障碍，可引起急性胰腺炎。

(5) 代谢障碍：高脂血症与急性胰腺炎有病因学关联，但确切机制尚不清楚。可能与脂球微栓影响微循环及胰酶分解三酰甘油致毒性脂肪酸损伤细胞有关。

(6) 药物：可促发急性胰腺炎的药物有噻嗪类利尿药、硫唑嘌呤、糖皮质激素、磺胺类等，多发生在服药最初的 2 个月，与剂量无明确相关。

(7) 感染：可继发于急性流行性腮腺炎、传染性单核细胞增多症、柯萨奇病毒、肺炎衣原体感染等，常随感染痊愈而自行缓解。

(8) 其他：十二指肠球后穿透溃疡、邻近十二指肠乳头的肠憩室炎等炎症可直接波及胰腺。各种自身免疫性的血管炎、胰腺血管栓塞等血管疾病可影响胰腺血供，遗传性急性胰腺炎罕见。

 例题 2

下列哪项不是急性胰腺炎腹痛的特点（D）

A. 疼痛大多在中上腹，亦可偏左或偏右　　B. 疼痛性质多样
C. 疼痛多向腰背部放射　　　　　　　　　D. 呕吐后疼痛减轻或缓解
E. 弯腰抱膝位可减轻疼痛

【重点梳理】

临床表现　临床上将急性胰腺炎分为下列两种类型。

(1) 轻症急性胰腺炎（MAP）：具备急性胰腺炎的临床表现和生化改变，而无器官功能障碍和局部并发症。腹痛为主要和首发症状，常在饮酒、脂餐后急性起病，多位于中上腹及左上腹，也可波及全腹，常较剧烈，部分患者腹痛向背部放射。多数患者病初伴有恶心、呕吐。可有轻度发热，中上腹压痛，肠鸣音减少。患者因呕吐、胰腺炎性渗出，可呈轻度脱水貌。

(2) 重症急性胰腺炎（SAP）：在 MAP 的基础上出现其他器官功能障碍甚至衰竭，病程 1 个月左右可出现局部并发症如假性囊肿或胰腺脓肿。腹痛持续不缓解、腹胀逐渐加重，可陆续出现体温持续升高或不降、黄疸加深、呼吸困难、低血压、休克、意识障碍、精神失常等症状和体征。

例题 3

关于急性胰腺炎的并发症,下列哪项是错误的(E)

A. 局部并发症包括胰腺脓肿和胰腺假性囊肿

B. 轻症急性胰腺炎的并发症很少

C. 重症胰腺炎可并发消化道出血

D. 并发感染的早期以革兰阴性杆菌为主

E. 治疗不当则转变成慢性胰腺炎

【重点梳理】

急性胰腺炎的并发症

(1) 近期并发症:包括腹膜炎、败血症、急性肝损伤、ARDS、应激性溃疡、肾功能不全、胰性脑病等。

(2) 后期并发症:多在急性胰腺炎后1个月甚至更长时间得以诊断。

1) 胰腺假性囊肿:重症急性胰腺炎胰内或胰周坏死、渗液积聚,包裹成囊肿,囊壁缺乏上皮,故称假性囊肿,多在重症急性胰腺炎病程进入4周后出现。

2) 胰腺脓肿:胰腺内或胰周的脓液积聚,外周为纤维囊壁。患者常有发热、腹痛、消瘦等营养不良症状。

3) 肝前区域性门脉高压:胰腺假性囊肿压迫脾静脉或脾静脉栓塞导致胃底静脉曲张破裂出血。

例题 4

急性胰腺炎应与下列哪些疾病鉴别(ABCDE)

A. 急性肠梗阻　　B. 心肌梗死　　C. 急性胆囊炎

D. 消化性溃疡急性穿孔　　E. 胆石症

【重点梳理】

鉴别诊断　作为常见的急腹症之一,急性胰腺炎须与消化性溃疡、胆石症、急性肠梗阻、心肌梗死等鉴别。鉴别时应抓住各疾病的特点进行鉴别,收集相关证据。

例题 5（Ⅰ、Ⅱ题共用题干）

女,36岁。饮酒后中上腹持续性疼痛9h,呕吐2次来院急诊。既往体健。体检:体温37.8℃。上腹偏左压痛,伴轻度肌紧张。

Ⅰ. 对诊断最有意义的辅助检查是(D)

A. 血常规　　B. 腹部B超　　C. 腹部X线透视

D. 血清淀粉酶　　E. 血清脂肪酶

【重点梳理】

辅助检查

(1) 反映炎症及感染

1) 白细胞总数增加,以中性粒细胞升高为主,常有核左移现象。

2) C反应蛋白(CRP)对急性胰腺炎诊断不具特异性,主要用于评估急性胰腺炎的严重程度。

(2) 急性胰腺炎的重要血清标志物

1) 淀粉酶:急性胰腺炎时,血清淀粉酶于起病后6~12 h开始升高,48 h开始下降,持续3~5 d。血清淀粉酶超过正常值3倍可诊断急性胰腺炎。急性胰腺炎时尿淀粉酶也可升高,但轻度的肾功能改变将会影响检测的准确性和特异性,故对临床诊断价值不大。

2) 脂肪酶:血清脂肪酶于起病后24~72 h开始升高,持续7~10 d,对就诊较晚的患者有诊断价值,其敏感性和特异性均略优于血淀粉酶。

(3) 了解胰腺等脏器形态改变

1) 腹部超声波:是急性胰腺炎的常规初筛影像学检查,在没有肠胀气的条件下,可探及胰腺肿大及胰内、胰周回声异常。对于重症急性胰腺炎后期,腹部超声波也是胰腺假性囊肿、脓肿诊断、定位的重要方法。

2) 腹部增强CT:是诊断急性胰腺炎的标准影像学方法。其主要作用有:① 确定有无胰腺炎;② 对胰腺炎进行分级;③ 诊断、定位胰腺假性囊肿或脓肿。

Ⅱ. 如为急性胰腺炎,下列哪项治疗方法是错误的(A)
A. 大剂量广谱抗生素　　　　　B. 应用哌替啶
C. 禁食、补液　　　　　　　　D. 维持水与电解质平衡
E. 静脉滴注西咪替丁

【重点梳理】

内科治疗

(1) 监护:病程初期监测内容除体温、血压、呼吸、心率、意识等生命体征外,腹痛、腹胀、肠蠕动、腹膜炎体征、血氧饱和度、尿量、粪便、胃肠减压引流物、有无黄疸及皮肤瘀斑等均应逐日记录。

(2) 补液:是维持血容量、水、电解质平衡的主要措施。补液不充分被认为是胰腺炎向重症发展的重要原因之一。补液量及速度也可根据中心静脉压(CVP)进行调节。

(3) 吸氧:动脉氧饱和度宜>95%。

(4) 镇痛:未控制的严重腹痛可加重循环不稳定。由于吗啡可增加Oddi括约肌压力,故临床常用哌替啶止痛。

(5) 预防和抗感染:预防坏死胰腺的感染可采取:① 为减少肠腔内细菌过生长,可采用导泻,促进肠蠕动和清洁肠道,导泻药物可选硫酸镁;② 尽早肠内营养,维持肠黏膜屏障的完整,

减少细菌移位;③ 预防性全身给予抗生素(喹诺酮类或头孢类),当患者出现胰腺或全身感染,应选择喹诺酮类或头孢类抗生素,联合针对厌氧菌的甲硝唑。严重败血症或上述抗生素疗效欠佳时应使用亚胺培南等。要注意真菌感染的可能,可经验性应用抗真菌药。

(6) 减少胰液分泌:旨在降低胰管内高压,减少胰腺的自身消化。常用措施有禁食、胃肠减压、抑制胃酸、应用生长抑素及其类似物。

(7) 营养支持:轻症患者,只需短期禁食,通过静脉补液提供能量即可。重症患者在短期肠道功能恢复无望、为避免胰液分泌时,应先予肠外营养。病情趋向缓解时,应尽早过渡到肠内营养。

例题 6

急性轻症胰腺炎的治疗措施主要有(ABCE)

A. 胃肠减压 B. 止痛药物 C. 抗生素
D. 手术治疗 E. 抑酶治疗

【重点梳理】

1. 内镜治疗 适宜于内镜治疗的其他导致急性胰腺炎的病因包括肝吸虫、胰管结石、慢性胰腺炎、胰管先天性狭窄、壶腹周围癌、胰腺癌、Oddi 括约肌功能障碍及胰腺分裂等。对重症急性胰腺炎的后期并发症如胰腺假性囊肿和脓肿也可予以内镜治疗。

2. 外科治疗

(1) 临床实践表明,重症急性胰腺炎时经历大的手术创伤将加重全身炎症反应,增加病死率。当重症患者内科及内镜治疗不能阻止胰腺进一步坏死时,可行经皮腹膜后穿刺引流,必要时以微创方式清除胰腺坏死组织。

(2) 与急性胰腺炎相关的主要手术治疗是胆囊切除术,以解决病因。目前胆囊切除术多采用腹腔镜完成。新近的临床研究认为,对于有 1 次急性胰腺炎发作史患者,有结石的胆囊即应切除;对轻中度胆囊结石相关急性胰腺炎,胆囊切除术应在本次胰腺炎恢复后 10 d 左右实施,SAP 则应在恢复后 4 周左右施行;不及时切除,在 6~18 周内,有 25%~30% 患者将再次发生急性胰腺炎。

(3) 微创治疗无效的胰腺假性囊肿、脓肿和脾静脉栓塞等并发症需要外科开腹手术治疗。

慢性胰腺炎

例题 1

慢性胰腺炎的主要危险因素是(B)

A. 酗酒 B. 胆道疾病 C. 病毒感染
D. 药物 E. 高脂血症

【重点梳理】

病因

(1) 各种胆胰管疾病：感染、炎症或结石引起胆总管下段或胰管和胆管交界处狭窄或梗阻，胰液流出受阻，引起急性复发性胰腺炎，在此基础上逐渐发展为CP。我国胆道系统疾病常见，是我国CP常见原因之一。

(2) 酒精：由于70%成年CP患者有酗酒史，因此长期过度饮酒一直都被认为是慢性胰腺炎的首要病因。然而根据慢性胰腺炎的病理及影像学标准，只有不到10%的酗酒者最终会发展成慢性胰腺炎。因此，乙醇在CP的发生过程中只起到促进作用，而不是独立的致病因素。

(3) 基因突变：① 与散发的特发性胰腺炎有关的两种基因突变；② 与遗传性胰腺炎有关的基因突变。

(4) 自身免疫：60%的病例与其他自身免疫疾病有关，包括原发性硬化性胆管炎、原发性胆汁性肝硬化、自身免疫性肝炎和干燥综合征。

(5) 吸烟：由于严重酗酒者通常都吸烟，所以很难将酗酒和吸烟的影响完全分开。吸烟不仅通过烟碱影响胰液分泌模式，而且诱导炎症反应，并通过其他成分发挥致癌作用。

(6) B组柯萨奇病毒：此病毒可引起急性胰腺炎，且病毒滴度越高，引起急性胰腺炎的可能性越大，若此时缺乏组织修复，则可能进展为慢性胰腺炎。

(7) 营养因素：人体内及动物实验认为，食物中饱和脂肪酸及低蛋白饮食可促进慢性胰腺炎或胰腺退行性病变的发生。

例题 2

慢性胰腺炎常见症状有（ABC）

A. 腹痛　　　　　　B. 脂肪泻　　　　　　C. 营养不良
D. 腹部包块　　　　E. 发热

【重点梳理】

临床表现　慢性胰腺炎的组织及功能变化大多不可逆转，但临床表现也不总是进行性恶化。症状常呈慢性过程，间歇加重。

(1) 腹痛

1) 腹痛常位于上腹部，为持续性钝痛，可放射至背部，持续的时间从数天至数周不等，前倾坐位可一定程度上缓解疼痛。如果患者的慢性炎症或假性囊肿主要局限在胰头，疼痛则多在腹中线右侧；若炎症病变主要在胰尾，疼痛则多在左上腹。

2) 如果慢性胰腺炎并发假性囊肿、胰管梗阻、明显胰头炎性包块及胰腺癌，疼痛将更剧烈，持续时间更长。

3) 腹痛是慢性胰腺炎最严重的临床问题，可使食欲缺乏，摄食减少，导致消瘦、营养不良，是慢性胰腺炎手术治疗最常见的适应证。

(2) 糖尿病：慢性胰腺炎进入晚期后，对糖的不耐受更为明显。

(3) 脂肪泻：严重慢性胰腺炎或胰管完全梗阻时，可有脂肪泻症状，患者可能会排出油腻的粪便甚至油滴（苏丹Ⅲ染色阳性），大便3~4次/d。多数患者因腹痛而畏食，脂肪泻不明显，常表现为大便不成形、每天次数略多，腹胀。

(4) 营养不良：患者常消瘦明显，贫血，肌肉萎缩，皮肤弹性差，毛发枯萎，易患呼吸道、消化道、泌尿道等感染。

(5) 并发症

1) 复发性胰腺炎：通常是间质性炎症，偶尔也可能是坏死性胰腺炎。假性囊肿压迫胃时，可引起一系列症状，如食欲减退、恶心、呕吐和早饱感；压迫胆总管时，可导致黄疸；压迫十二指肠时，引起腹痛或呕吐。

2) 十二指肠梗阻：约5%的CP患者并发有十二指肠狭窄。其常常由胰头纤维化引起，也可能由胰腺脓肿或假性囊肿造成。十二指肠梗阻最重要的症状是呕吐。另外，还可能有腹痛、黄疸等表现。

3) 胰腺癌：CP是胰腺癌发生的危险因素之一。其并发胰腺癌的风险约为4%。因此，对CP患者腹痛加重或明显消瘦时，应警惕胰腺癌的存在。

例题3

慢性胰腺炎最重要的是和哪些病相鉴别（A）

A. 胰腺癌　　　　　　B. 急性胰腺炎　　　　　　C. 胰腺囊肿
D. 胰腺脓肿　　　　　E. 胆道蛔虫病

【重点梳理】

鉴别诊断

(1) 胆道疾病：常与CP同时存在，并互为因果。因此，在做出胆道疾病诊断时应想到CP存在的可能。临床常依靠超声、CT、MRCP、ERCP等进行鉴别。

(2) 胰腺癌：胰腺癌常合并CP，而CP也可演化为胰腺癌。胰腺包块的良、恶性鉴别因缺乏特征性影像学改变，又难以取到组织活检，而在短期内鉴别诊断常较困难。血清肿瘤标志物CA19-9＞1 000 μmol/ml时，结合临床表现及影像学改变，有助于胰腺癌的诊断。

(3) 消化性溃疡及慢性胃炎：两者的临床表现与CP有相似之处，依靠病史、胃镜及超声、CT等检查，鉴别一般不困难。

(4) 肝病：当患者出现黄疸、脾大时，需与肝炎、肝硬化与肝癌鉴别。

(5) 小肠性吸收功能不良：临床可有脂肪泻、贫血与营养不良，可伴有腹部不适或疼痛、腹胀、胃酸减少或缺乏、舌炎、骨质疏松、维生素缺乏、低血钙、低血钾等表现。D-木糖试验有助于了解有无吸收不良，CP患者主要呈消化不良，故D-木糖试验结果正常。

(6) 原发性胰腺萎缩：多见于老年患者，常表现为脂肪泻、体重减轻、食欲缺乏与全身水肿，影像学检查无胰腺钙化、胰管异常等，部分患者CT仅显示胰腺萎缩。若能取到活体组织标本,显微镜下可见大部分腺泡细胞消失,胰岛明显减少,均被脂肪组织替代,纤维化病变及炎症细胞浸润较少,无钙化或假性囊肿等病灶。

例题 4

慢性胰腺炎后期,由于胰腺内分泌功能不全可引起(B)

A. 脂肪泻　　　　　　B. 糖尿病　　　　　　C. 出血倾向
D. 维生素 D 缺乏症　　E. 夜盲症

【重点梳理】

慢性胰腺炎导致糖尿病　一般认为,80%以上的胰腺受损时,可出现糖尿病。由于胰高血糖素可随着胰岛细胞的损伤而同时减少,因此,慢性胰腺炎常合并脆性糖尿病。外源性补充胰岛素易导致低血糖,而胰高血糖素储备不足又常妨碍血糖恢复至正常水平,使临床治疗难度增加。

例题 5

下列哪项对诊断慢性胰腺炎有重要价值(D)

A. 立位腹平片　　　　B. 胰腺 CT　　　　　　C. MRCP
D. ERCP　　　　　　E. 超声内镜

【重点梳理】

辅助检查

(1) 腹部 X 线平片:此检查简单、无创、价格便宜。弥漫性胰腺内钙化是慢性胰腺炎的特异性 X 线表现,但仅见于晚期慢性胰腺炎。而胰腺的局灶性钙化并非慢性胰腺炎所特有,还见于创伤、胰岛细胞瘤或高钙血症,故该检查对早期慢性胰腺炎不够敏感。

(2) 腹部 B 超:可显示钙化、胰腺萎缩或明显的胰管扩张,但肠道内气体可能妨碍对胰腺的观察,其灵敏度因此而受到影响。

(3) 腹部 CT:是 CP 疑似患者的首选检查。它可以显示胰腺内钙化、实质萎缩、轮廓异常、胰管扩张或变形等慢性胰腺炎特征,还能发现慢性胰腺炎并发的假性囊肿、血栓、假性动脉瘤等,能有效地检测到炎症或 >1 cm 的瘤样肿块。

(4) 磁共振胰胆管成像(MRCP):可显示主胰管和胆总管,并重建胆管及胰管系统,可了解胰腺实质状况,其缺点是不能直接显示结石。

(5) 超声内镜(EUS):可显示慢性胰腺炎的异常表现,如主胰管扩张、直径 <2 cm 的小囊肿及胰腺实质的非均匀回声。其灵敏性、特异性至少与 CT、ERCP 相当,甚至可能更高。胰腺实质的非均匀回声是慢性胰腺炎的特异性表现,而 CT、MRCP 却难以显示这方面病变。

(6) ERCP:是 CP 形态学诊断和分期的重要依据。慢性胰腺炎的主要表现是主胰管及其分支的变化。最常见的变化包括导管扩张、狭窄、变形、充盈缺损和假性囊肿,晚期呈"湖泊链"的典型表现。

例题 6

慢性胰腺炎的手术方式有(ABCDE)

A. 针对胆道疾病的手术,以促进胰液流向肠道
B. 胰移植术
C. 胰切除术
D. 胰管减压及引流术
E. 迷走神经,腹腔神经节切除术

【重点梳理】

治疗

(1) 疼痛的治疗:首先需要评估疼痛频率、严重度、对生活和其他活动的影响程度。可忍受的疼痛或即使有剧痛但不频繁者,应劝患者戒烟、戒酒,给予低脂饮食,补充胰酶,同时抑酸。疼痛严重或发作频繁者及有服用麻醉药止痛倾向的患者,可在上述治疗的基础上根据患者影像学异常进行内镜治疗,包括约肌切开术、胰管取石术和胰管内支架置入术。内镜治疗无法解决的胰管结石、胰管狭窄及胰腺囊肿则建议外科治疗,胰管的形态学变化决定了不同的手术方式。

(2) 脂肪泻的治疗:每餐至少补充 30 000 U 的脂肪酶,能有效缓解脂肪泻。微球制剂的胰酶较片剂疗效好。还可用质子泵抑制药或 H_2 受体阻滞药抑制胃酸分泌,提高胰酶的效应。脂肪泻严重的患者可用中链三酰甘油代替饮食中的部分脂肪,因为中链三酰甘油不需要分解而直接被小肠吸收。此外,应寻找是否伴有细菌过生长、贾第鞭毛虫病和小肠功能紊乱。

(3) 糖尿病的治疗:口服降糖药仅对部分患者有效。如果需要胰岛素治疗,则目标通常是控制从尿液中丢失的糖,而不是严格控制血糖。因而,慢性胰腺炎相关性糖尿病患者需要的胰岛素剂量常常低于胰高血糖素分泌不足或胰岛素抗体缺失所致的糖尿病患者。只有高脂性胰腺炎患者才需要严格控制血糖,因为对于这些患者,糖尿病是原发病。控制这些患者的血糖有助于控制血清三酰甘油水平。

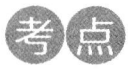

胰腺癌

例题 1

胰腺癌高危人群有(ABD)

A. 慢性胰腺炎,特别是慢性家族性胰腺炎
B. 年龄>40岁,近期出现餐后上腹不适,伴轻度腹泻

C. 2 型糖尿病

D. 家族性腺瘤息肉病者

E. 高脂血症

【重点梳理】

胰腺癌的高危因素及人群　① 长期大量吸烟为确定及可逆的危险因素,戒烟 20 年后其风险可降至同正常人群;② 肥胖,BMI>35 kg/m²,患病风险增加 50%;③ 慢性胰腺炎,特别是家族性胰腺炎患者;④ >10 年的糖尿病病史,风险增加 50%;⑤ 男性及绝经期后的女性;⑥ 家族中有多位直系亲属 50 岁以前患病者;⑦ 某些遗传综合征患者:Pentz-Jeghers 综合征、家族性非典型多痣及黑素瘤综合征;常染色体隐性共济失调毛细血管扩张症及 *BRCA2* 基因及 *PALB2* 基因的常染色体显性遗传突变;Lynch 综合征;家族性腺瘤息肉病。

例题 2

大多数(90%)胰腺癌为(B)

　　A. 腺泡细胞癌　　　　B. 导管细胞癌　　　　C. 棘皮癌

　　D. 黏液细胞癌　　　　E. 高分化癌

【重点梳理】

病理类型

(1) 大多数(90%)胰腺癌为导管细胞癌。60%~70%的这种病理类型肿瘤位于胰头,常压迫胆道,侵犯十二指肠及堵塞主胰管致堵塞性慢性胰腺炎。肿瘤质地坚实,切面常呈灰黄色,少有出血及坏死。光镜下典型的组织结构类似胰管及胆管,含有致密的基质。

(2) 少数(5%)胰腺癌为腺泡细胞癌,肿瘤分布于胰腺的头、体、尾部概率相同。肉眼看肿瘤常呈分叶状,棕色或黄色,质地软,可有局灶坏死。光镜下的组织结构呈腺泡样,含有少量基质。其他还有胰腺棘皮癌、囊腺癌等。

例题 3

典型胰腺癌体征是(CDE)

　　A. Cullen 征　　　　　B. 手足搐搦　　　　　C. 上腹压痛

　　D. 消瘦　　　　　　　E. 黄疸

【重点梳理】

临床表现　主要临床表现有腹痛、黄疸、腹泻、体重减轻及转移灶症状。整个病程短、病情发展快、迅速恶化。

(1) 腹痛:腹痛可发生于 2/3 的患者,常位于中上腹部,依肿瘤位置而向腹两侧偏移。腹痛可为持续或间断性钝痛,部分患者餐后加重并与体位有关,仰卧位与脊柱伸展时疼痛加剧,蹲位、弯腰坐位可使腹痛减轻。

(2) 黄疸：约半数胰腺癌患者可出现黄疸，呈进行性加重，尿色如浓茶，粪便呈陶土色。虽可有轻微波动，但难以完全消退。约1/4的患者合并顽固的皮肤瘙痒，与皮肤胆汁酸积存有关。

(3) 消化不良：新近出现的轻度消化不良性腹泻、肠胀气常是胰头癌早期的临床表现而被忽略。当肿瘤快速增大，胰腺外分泌功能明显受损后，患者食欲明显下降、恶心、腹泻加重，甚至出现脂肪泻，腹痛部位可不固定。

(4) 体重减轻：部分患者在病程早期可无其他症状而仅表现为不明原因的进行性消瘦，发展较快。一般在1个月内体重减轻10 kg左右或更多，而在2~3个月内体重减轻多达30 kg以上。

(5) 转移灶症状

1) 呕吐：胰头癌压迫邻近的空腔脏器如十二指肠，常使其肠曲移位或梗阻，患者可表现为胃流出道梗阻的症状。

2) 上消化道出血：胰腺癌浸润至胃、十二指肠，破溃出血，或脾静脉或门静脉因肿瘤侵犯而栓塞，继发门静脉高压症，导致食管胃底静脉曲张破裂出血。

(6) 非常见临床表现

1) 血栓性静脉炎：少数胰腺癌患者可伴有下肢深静脉、门静脉或脾静脉的血栓性静脉炎，其原因与腺癌分泌某种促使血栓形成的物质有关。这些患者的肿瘤多位于胰腺的体尾部。

2) 糖尿病：胰体尾癌可波及胰岛组织而产生糖尿病，当老年人突然出现糖尿病、糖尿病患者出现持续腹痛或近期病情突然加重时，应警惕胰腺癌。

3) 关节炎及脂膜炎：少数患者可有关节红肿、疼痛，关节周围、躯干或下肢出现小的疼痛性结节，系皮下脂肪坏死和伴随的炎症。

4) 精神症状：由于胰腺癌患者多有顽固性腹痛、不能安睡和进食，容易对精神和情绪产生影响，表现为焦虑、抑郁、个性改变等精神症状。

例题4（Ⅰ、Ⅱ题共用题干）

男，45岁。慢性胰腺炎病史10年。近3个月中上腹持续疼痛，夜间加重，伴食欲减退，进行性消瘦，查体：中上腹压痛，可扪及包块，表面不光滑，活动性差。

Ⅰ. 此患者可初步诊断为(E)
A. 急性胰腺炎　　　　　　B. 慢性胰腺炎　　　　　　C. 胃肠炎
D. 胆囊炎　　　　　　　　E. 胰腺癌

【重点梳理】

1. **诊断**　根据临床表现及明确的胰腺癌影像学证据，晚期胰腺癌诊断不难。本病的早期诊断困难，因此，重视下列胰腺癌高危人群的随访，有针对性地进行筛查和监测。

(1) 年龄>40岁,近期出现餐后上腹不适,伴轻泻。
(2) 有胰腺癌家族史者。
(3) 慢性胰腺炎,特别是慢性家族性胰腺炎。
(4) 患有家族性腺瘤息肉病者。
(5) 胰腺导管内乳头状黏液亦属癌前病变。
(6) 大量吸烟、饮酒,以及长期接触有害化学物质。
(7) 不能解释的糖尿病或糖尿病突然加重。
(8) 不明原因消瘦,体重减轻超过10%。

2. 鉴别诊断

(1) 慢性胰腺炎:以缓慢起病的上腹胀、腹痛、消化不良、腹泻、食欲减退、消瘦等为主要临床表现的慢性胰腺炎应注意与胰腺癌鉴别。慢性胰腺炎病史较长,常伴有腹泻,黄疸少见。如腹部超声和CT检查发现胰腺部位有钙化点,则有助于慢性胰腺炎的诊断。

(2) 肝胆疾病:胰腺癌早期消化不良症状及黄疸易与各种肝胆疾病混淆,但影像学、肝功能实验及病毒性肝炎标志物等检查较易使诊断明确。

(3) 消化性溃疡、胃癌:对中上腹痛等症状应行胃镜检查,排除消化性溃疡及胃癌。

Ⅱ. 为了进一步确认,应首选哪项检查(C)
A. 血清淀粉酶　　　　B. 胃镜　　　　C. B超
D. X线　　　　　　　E. 肿瘤标记物

【重点梳理】

胰腺癌的实验室及其他检查

(1) 确定梗阻性黄疸:血清总胆红素升高,以结合胆红素为主,多>50%总胆红素。血清碱性磷酸酶早期即升高,可先于黄疸而出现。当其活力高于正常3~5倍时,如无骨病存在,则高度提示胆汁淤积。尿胆红素阳性,尿胆原减少或缺如。

(2) 胰腺癌肿瘤标记物:胰腺癌细胞可分泌一些糖蛋白,如CA19-9、CEA、DU-PAN-2、Span-1等,但这些标记物特异性低,其原因在于起源于上皮的恶性肿瘤都含有这些糖蛋白,而非胰腺癌特有。

(3) 胰腺癌病灶的检出

1) 腹部超声:为首选筛查方法,超声图像呈无回声、边缘不规则的不均质肿块,肿块的伪足样伸展是胰腺癌的典型征象,常同时伴有胰管不规则狭窄、扩张或中断,胆囊肿大,侵及周围大血管时表现血管边缘粗糙及被肿瘤压迫等现象。

2) 增强CT:胰腺癌在增强CT扫描时大多表现为低密度肿块,胰腺部分或胰腺外形轮廓异常扩大。螺旋CT图像伪影少,成像质量高,有助于小病灶的检出。

3) MRCP:通过显示胰管的细小结构,检出病灶,适合于梗阻性黄疸的病因诊断。具有扫描时间短、成功率高、无需对比剂、安全、无创伤等优点。

4) EUS：由于超声内镜具有探头频率高、距离胰腺近、胃肠道气体干扰少等特点，图像显示较体表超声清晰，从而提高了胰腺癌的检出率，可以探测到直径 5 mm 的小肿瘤。

5) ERCP：能观察胰管和胆管的形态，以及胰头病变有无浸润十二指肠乳头区。其局限性在于 ERCP 不能显示肿块及邻近结构；为有创检查，有一定的并发症，如胆道感染、胰腺炎等。

6) 正电子发射断层显像(PET)：该检查费用昂贵，尚未在临床普遍应用。

(4) 了解胰腺癌的浸润范围

1) 血管造影(DSA)：经腹腔动脉做肠系膜上动脉、肝动脉、脾动脉选择性动脉造影，显示肿瘤与周围血管间的解剖关系，可进一步明确病变浸润程度、范围，评估手术切除的可能性及指导手术方式的选择。

2) X 线钡剂造影：用十二指肠低张造影可间接反映癌的位置、大小及胃肠受压情况，晚期胰头癌可见十二指肠曲扩大或十二指肠降段内侧呈"3"形等征象。

例题 5

胰腺癌最常用的根治手术是(A)
A. Whipple 手术　　　B. PTCD　　　　　C. ERCP
D. 放置支架　　　　　E. 胆肠吻合

【重点梳理】

1. **外科治疗**　胰十二指肠切除术(Whipple 手术)是目前治疗胰腺癌最常用的根治手术，手术创伤大，死亡率较高。术后存活期的长短与淋巴结有无转移密切相关，术后 5 年存活率＜10%。大多数胰腺癌确诊后已属晚期，手术切除率约 10%。

2. **内镜治疗**　作为姑息治疗解决胆总管梗阻。可通过 ERCP 或 PTCD 在胆总管内放置支架，内引流解除黄疸；若不能置入支架，可行 PTCD 外引流减轻黄疸。

3. **化疗**

(1) 静脉化疗：常用的药物有吉西他滨、5-氟尿嘧啶、顺铂、泰素帝、草酸铂、阿瓦斯汀、卡培他滨等。其中，吉西他滨主要作用于 DNA 合成期的肿瘤细胞，而成为胰腺癌化疗的最常用药物。

(2) 区域性动脉灌注化学疗法(介入化疗)：总体疗效优于静脉化疗。

4. **放疗**　疗效不及化疗，对于化疗效果不佳者可作为次要选择，或联合应用，有助于改善患者生活质量，减轻癌性疼痛，延长患者生命。放疗的方法主要有适形调强放射治疗、γ 刀和 ^{125}I 粒子短程放疗。

5. **对症处理**　可根据疼痛程度，采用世界卫生组织推荐的镇痛三阶梯治疗方案。晚期胰腺癌患者腹痛十分顽固，可采用 50% 酒精行腹腔神经丛注射或椎管内注射吗啡等镇痛。胰酶制剂可改善消化不良、减轻脂肪泻；对阻塞性黄疸患者应补充维生素 K；胰岛素治疗并发的糖尿病；肠内及静脉营养维持晚期胰腺癌及术后患者的能量需求。

结核性腹膜炎

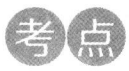

例题 1

结核性腹膜炎以哪种感染途径为主(C)

A. 血行播散　　　　B. 淋巴播散　　　　C. 腹腔内结核病灶直接蔓延

D. 胃肠道感染　　　E. 腹腔干酪样结核病灶破溃

【重点梳理】

1. 概述　结核性腹膜炎是由结核分枝杆菌引起的慢性弥漫性腹膜感染。本病可见于任何年龄,以中青年多见,男女之比约为 1∶2。

2. 病因和发病机制　本病多继发于肺结核或体内其他部位结核病,主要感染途径以腹腔内的结核病灶直接蔓延为主,少数可由淋巴血行播散引起粟粒型结核性腹膜炎。

例题 2

结核性腹膜炎腹痛部位及特点为(D)

A. 盆腔部位向骶部放散痛　　　　B. 间歇性上腹部钝痛或隐痛

C. 左上腹痛,伴有肠系膜反射症　　D. 持续性隐痛、钝痛,部位多在脐周或全腹

E. 发作性钝痛或串痛,部位不定

【重点梳理】

临床表现　多起病缓慢,早期症状轻,以致不易被发现;少数起病急骤,以急性腹痛或骤起高热为主。

(1) 全身症状:结核毒血症常见,主要是低热与中等热,呈弛张热或稽留热,可有盗汗。高热伴有明显毒血症者,主要见于渗出型、干酪型,或见于伴有粟粒型肺结核、干酪样肺炎等严重结核病的患者。后期有营养不良,出现消瘦、水肿、贫血、舌炎、口角炎、维生素 A 缺乏症等。

(2) 腹痛:位于脐周、下腹或全腹,持续或阵发性隐痛。偶可表现为急腹症,系因肠系膜淋巴结结核或腹腔内其他结核的干酪性坏死病灶溃破引起,也可由肠结核急性穿孔引起。

(3) 腹部触诊:常有揉面感,系腹膜受刺激或因慢性炎症而增厚、腹壁肌张力增高、腹壁与腹内脏器粘连引起的触诊感觉,并非特征性体征。腹部压痛多较轻,如压痛明显且有反跳痛时,提示干酪型结核性腹膜炎。

(4) 腹胀、腹腔积液:常有腹胀,伴有腹部膨隆,系结核毒血症或腹膜炎伴有肠功能紊乱所致,不一定有腹腔积液。如有腹腔积液,少量至中量多见。

(5) 腹部肿块：多见于粘连型或干酪型，以脐周为主。肿块多由增厚的大网膜、肿大的肠系膜淋巴结、粘连成团的肠曲或干酪样坏死脓性物积聚而成，其大小不一，边缘不整，表面不平，可呈结节感，活动度小，可伴压痛。

(6) 其他：腹泻常见，一般 3～4 次/d，大便多呈糊样。多由腹膜炎所致的肠功能紊乱引起，偶可由溃疡型肠结核或干酪样坏死病变引起的肠管内瘘等引起。有时腹泻与便秘交替出现。可并发肠梗阻、肠瘘及腹腔脓肿等。

例题 3

结核性腹膜炎的手术指征是(BCDE)
A. 并发肠梗阻者　　　　　　　　　B. 急性肠穿孔
C. 腹腔脓肿经抗生素治疗无好转者　　D. 肠瘘经内科治疗不能闭合者
E. 诊断有困难，与腹腔肿瘤或急腹症不能鉴别时

【重点梳理】

手术治疗　适应证包括：① 并发完全性或不全性肠梗阻，内科治疗无好转者；② 急性肠穿孔，或腹腔脓肿经抗生素治疗未见好转者；③ 肠瘘经抗结核化疗与加强营养而未能闭合者；④ 本病诊断有困难，不能排除恶性肿瘤时可开腹探查。

例题 4（Ⅰ～Ⅴ题共用题干）

女，35 岁。发热、盗汗 20 余天就诊。体温在 38℃ 左右，体检：腹部饱满，腹壁柔韧感，全腹轻度压痛及反跳痛，肝脾肋下未扪及，移动性浊音（＋），血白细胞 $7.2 \times 10^9/L$，中性粒细胞 0.75，淋巴细胞 0.25。

Ⅰ. 最可能的诊断是(D)
A. 脏器穿孔　　　　　　B. 自发性腹膜炎　　　　C. 肝硬化腹水
D. 结核性腹膜炎　　　　E. 腹膜癌病　　　　　　F. 肝癌

【重点梳理】

诊断　有以下情况应考虑本病：① 中青年患者，有结核史，伴有其他器官结核病证据；② 长期发热原因不明，伴有腹痛、腹胀、腹腔积液、腹壁柔韧感或腹部包块；③ 腹腔积液为渗出液，以淋巴细胞为主，普通细菌培养阴性，ADA(尤其是 ADA2)明显增高；④ X 线胃肠钡剂检查发现肠粘连等征象及腹部平片有肠梗阻或散在钙化点；⑤ 结核菌素试验或 γ-干扰素释放试验呈强阳性。

Ⅱ. 为明确诊断应首选何种检查(D)
A. 肝功能检查　　　　　B. 胃肠钡餐造影　　　　C. 钡剂灌肠检查
D. 腹水检查　　　　　　E. 腹部 B 型超声波检查　F. 立位腹平片

【重点梳理】

实验室和其他检查

(1) 血液检查：可有轻度至中度贫血。有腹腔结核病灶急性扩散或干酪型患者，白细胞计数可增高。病变活动时血沉增快。

(2) 结核菌素试验及γ-干扰素释放试验：结核菌素试验强阳性及γ-干扰素释放试验阳性有助于本病诊断。

(3) 腹腔积液检查：腹腔积液多为草黄色渗出液，静置后可自然凝固，少数为浑浊或淡血性，偶见乳糜性，比重一般超过1.018，蛋白质定性试验阳性，定量在30 g/L以上，白细胞计数超过$500×10^6$/L，以淋巴细胞或单核细胞为主。但有时因低白蛋白血症，腹腔积液蛋白含量减少，检测血清腹腔积液白蛋白梯度有助于诊断。

(4) 腹部影像学检查：超声、CT、磁共振可见增厚的腹膜、腹腔积液、腹腔内包块及瘘管。腹部X线平片可见肠系膜淋巴结钙化影。X线钡剂造影发现肠粘连、肠结核、肠瘘、肠腔外肿块等征象。

(5) 腹腔镜检查：适用于腹腔积液较多、诊断有困难者。镜下可见腹膜、网膜、内脏表面有散在或集聚的灰白色结节，浆膜失去正常光泽，腹腔内条索状或幕状粘连；组织病理检查有确诊价值。腹腔镜检查禁用于有广泛腹膜粘连者。

Ⅲ. 关于结核性腹膜炎的病理分型，下列哪项是正确的（BCDE）
A. 闭塞型　　　　　B. 粘连型　　　　　C. 干酪型
D. 混合型　　　　　E. 渗出型　　　　　F. 隆起型

【重点梳理】

病理 可分为渗出、粘连、干酪三种类型，以前两型为多见，且可混合存在。

(1) 渗出型：腹膜充血、水肿，表面覆有纤维蛋白渗出物，可伴黄（灰）白色细小及融合之结节。腹腔积液量中等以下，草黄色或淡血性，偶为乳糜性。

(2) 粘连型：大量纤维组织增生和蛋白沉积使腹膜、肠系膜明显增厚。肠襻相互粘连可发生肠梗阻。

(3) 干酪型：多由渗出型或粘连型演变而来，可兼具上述两型病理特点，并发症常见。以干酪坏死病变为主，坏死的肠系膜淋巴结参与其中，形成结核性脓肿。病灶可向肠管、腹腔或阴道穿破而形成窦道或瘘管。

Ⅳ. 确诊为结核性腹膜炎患者，下述哪项处理正确（ABDE）
A. 适当休息，增加营养　　　　　B. 联合使用抗结核药物
C. 治疗初期应加用肾上腺皮质激素　　　　　D. 无严重并发症，一般不必手术
E. 对粘连型或干酪型病例，应适当延长抗结核的疗程

F. 服用甲硝唑有效

【重点梳理】

治疗 关键是及早给予合理、足够疗程的抗结核药物治疗,以到达早日康复、避免复发和防止并发症的目的。

(1) 抗结核治疗:治疗原则及治疗方案基本同肺结核。对粘连或干酪型病例,由于大量纤维增生,药物不易进入病灶,应联合用药,适当延长疗程。

(2) 饮食:以营养丰富、易消化、高蛋白质、高维生素的食物。

(3) 对症治疗:如有大量腹水时,可适当放腹水,减轻症状。

(4) 手术治疗:注意手术指征。

Ⅴ. 符合结核性腹膜炎腹水特点的是(D)

A. SAAG>11 g/L

B. 白细胞计数不超过 $500×10^6/L$,且以淋巴细胞为主

C. 腹水比重不超过 1.018

D. 蛋白质含量大于 30 g/L

E. 结核分枝杆菌培养大多阳性

F. 蛋白质含量小于 30 g/L

【重点梳理】

腹水检查 ① 多为草绿色渗出液,少数浑浊或淡血性;② 比重一般超过 1.018;③ 蛋白质定性试验为阳性,定量在 30 g/L 以上;④ 白细胞计数超过 $500×10^6/L$,以淋巴细胞或单核细胞为主;⑤ 腹水腺苷脱氨酶(ADA)活性常增高;⑥ 腹水普通细菌培养阴性,结核分枝杆菌培养的阳性率很低,但大量浓缩后行培养可增高阳性率。

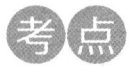

胃泌素瘤及其他胃肠道内分泌肿瘤

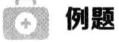 **例题 1**

关于胃泌素瘤临床表现,下列描述不正确的是(A)

A. 胃黏膜皱襞纤细　　B. 溃疡手术后易复发　　C. 常伴有腹泻

D. 球后或空肠溃疡多见　　E. 顽固性溃疡

【重点梳理】

临床表现 主要表现为顽固性消化性溃疡和腹泻。溃疡最常见于十二指肠球部。约75%的患者表现为腹痛，其中2/3伴有腹泻，与胃酸高分泌有关。60%的患者伴出血、穿孔或幽门梗阻等并发症。有下列情况应疑为本病：溃疡病术后复发；溃疡病伴腹泻，大量胃酸分泌；溃疡病伴高钙血症；多发溃疡或远端十二指肠、近端空肠溃疡；有多发性内分泌瘤病家族史等。

例题 2

血清胃泌素增高伴胃酸增高，见于（A）

A. 胃泌素瘤　　　　　B. 慢性萎缩性胃窦胃炎　　　　C. 胰岛 B 细胞瘤

D. 慢性萎缩性胃体胃炎　　E. 十二指肠球部溃疡

【重点梳理】

实验室检查 ① 胃液分析：无胃手术史者基础胃酸分泌量（BAO）＞15 mmol/h，胃大部切除术后患者 BAO＞5 mmol/h，或 BAO/最大胃酸分泌量（BAO）＞0.6 时支持本病诊断；② 胃泌素水平测定：当患者有高胃酸分泌或溃疡病，其空腹血清胃泌素＞200 pg/ml（正常值100～200 pg/ml）可确定诊断，大约有1/3的患者会高于1 000 pg/ml，高度提示本病的诊断；③ 促胰液素刺激试验：当胃泌素水平较试验前增高 200 pg/ml 或以上时可确诊本病。

考点

急性中毒

例题 1

急性中毒的临床表现包括（ABCDE）

A. 皮肤黏膜表现　　　　B. 眼部表现　　　　　C. 神经系统表现

D. 呼吸系统表现　　　　E. 循环系统表现

【重点梳理】

急性中毒的临床表现

(1) 皮肤黏膜表现

1) 皮肤及口腔黏膜灼伤：见于强酸、强碱、甲醛、苯酚、甲酚皂溶液（来苏儿）、百草枯等腐蚀性毒物灼伤。

2) 皮肤颜色变化:发绀、黄疸、皮肤发红。

(2) 眼部表现:瞳孔扩大见于阿托品、莨菪碱类中毒;瞳孔缩小见于 OPI、氨基甲酸酯类杀虫药中毒;视神经炎见于甲醇中毒。

(3) 神经系统表现

1) 昏迷:见于催眠、镇静或麻醉药中毒;有机溶剂中毒;窒息性毒物中毒;致高铁血红蛋白毒物中毒;农药中毒。

2) 谵妄:见于阿托品、乙醇或抗组胺药中毒。

3) 肌纤维颤动:见于 OPI、氨基甲酸醋类杀虫药中毒或急性异烟肼中毒等。

4) 惊厥:见于窒息性毒物、有机氯或拟除虫菊酯类杀虫药、四亚甲基二砜四胺、植物、药物、重金属等中毒。

(4) 呼吸系统表现

1) 呼出特殊气味:乙醇中毒呼出气有酒味;氰化物中毒有苦杏仁味;OPI、黄磷、二甲亚砜、铊或砷中毒时有蒜味;苯酚、甲酚皂溶液中毒有苯酚味;硝基苯中毒有鞋油味;锌或磷化铝中毒可闻及鱼腥味,甲苯或其他溶剂有胶水味。

2) 呼吸加快:水杨酸类、甲醇等中毒兴奋呼吸中枢;刺激性气体(如二氧化氮、氟化氢、硫化氢、氯化氢、溴化氢、磷化氢、二氧化硫等)中毒引起呼吸加快。

3) 呼吸减慢:催眠药或吗啡中毒抑制呼吸中枢致呼吸麻痹,使呼吸减慢。

4) 肺水肿:刺激性气体、OPI 或百草枯等中毒常发生肺水肿。

(5) 循环系统表现

1) 心律失常:洋地黄、夹竹桃、蟾蜍毒素中毒兴奋迷走神经,拟肾上腺素药、三环类抗抑郁药中毒兴奋交感神经,氨茶碱中毒所致心律失常的机制多样。

2) 心脏骤停:① 心肌毒性作用;② 缺氧;③ 严重低钾血症:见于可溶性钡盐、棉酚或排钾利尿药中毒。

3) 休克:强酸和强碱引起严重灼伤致血浆渗出,麻醉药过量、严重巴比妥类中毒抑制血管中枢导致外周血管扩张,都可通过不同途径引起循环血容量绝对或相对减少,发生休克。

(6) 泌尿系统表现:表现为中毒后肾损害:肾小管堵塞(如砷化氢中毒致大量红细胞破坏物堵塞肾小管)、肾缺血或肾小管坏死(如头孢菌素类、氨基苷类抗生素、毒蕈和蛇毒等中毒),导致急性肾衰竭,出现少尿或无尿。

(7) 血液系统表现:如砷化氢中毒、苯胺或硝基苯等中毒引起溶血性贫血和黄疸;水杨酸类、肝素或双香豆素过量、敌鼠钠盐、溴敌隆和蛇毒咬伤中毒引起止凝血障碍致出血;氯霉素、抗肿瘤药或苯等中毒引起白细胞减少。

(8) 发热:见于阿托品、二硝基酚或棉酚等中毒。

例题 2

为及时治疗急性中毒,作为中毒诊断的主要依据是(D)

A. 临床表现　　　　　　B. 毒物接触史　　　　　　C. 毒物分析

D. 毒物接触史＋临床分析　　　E. 毒物接触史＋毒物分析

【重点梳理】

诊断　中毒诊断通常根据接触史、临床表现、实验室毒物检查分析和调查周围环境有无毒物存在，与其他症状相似疾病鉴别后诊断。遇有急性中毒患者时，需向患者同事、家属、保姆、亲友或现场目击者了解情况。蓄意中毒患者，常不能正确提供病史。对慢性中毒患者如不注意病史和病因，容易误诊和漏诊。诊断职业性中毒必须慎重。

(1) 病史

1) 毒物接触史

a. 如怀疑服毒时，要了解患者发病前的生活情况、精神状态、长期用药种类，有无遗留药瓶、药袋，家中药物有无缺少等以判断服药时间和剂量。

b. 一氧化碳中毒，要了解室内炉火、烟囱、煤气及同室其他人员情况。食物中毒时，常为集体发病；散发病例，应调查同餐者有无相同症状。

c. 水源或食物污染可造成地区流行性中毒，必要时应进行流行病学调查。

d. 职业性中毒，应询问职业史，包括工种、工龄、接触毒物种类和时间、环境条件、防护措施及工作中是否有过类似情况等。

总之，对任何中毒都要了解发病现场情况，查明接触毒物的证据。

2) 既往史：对于中毒患者，尚应了解发病前健康状况、生活习惯、嗜好、情绪、行为改变、用药及经济情况。上述情况都有助于对中毒患者进行分析判断。

(2) 临床表现：对不明原因的突然昏迷、呕吐、惊厥、呼吸困难和休克患者或不明原因的发绀、周围神经麻痹、贫血、白细胞减少、血小板减少及肝损伤患者，都要考虑到中毒。

例题 3

女，38 岁。煤气中毒一天后才被送往医院。到院时查体发现，昏迷状，两瞳孔等大，光反应弱，体温、血压正常，心听诊无异常，两肺呼吸音粗，腹部（－）、病理反应（－）、血尿常规无异常。进一步抢救首先为（C）

A. 输注甘露醇　　　　　B. 地塞米松静注　　　　　C. 高压氧治疗
D. 营养支持　　　　　　E. 保护脑细胞

【重点梳理】

一氧化碳中毒的治疗

(1) 终止 CO 吸入：迅速将患者转移到空气新鲜处，终止 CO 继续吸入。卧床休息，保暖，保持呼吸道畅通。

(2) 氧疗

1) 吸氧：中毒者给予吸氧治疗，如鼻导管和面罩吸氧。吸入新鲜空气时，CO 由 COHb 释放出半量约需 4 h；吸入纯氧时可缩短至 30～40 min；吸入 3 个大气压的纯氧可缩短至 20 min。

2) 高压氧舱治疗：患者在超大气压的条件下用100%氧气进行治疗，可使COHb半衰期缩短，能增加血液中物理溶解氧，提高总体氧含量，促进氧释放和加速CO排出，可迅速纠正组织缺氧，缩短昏迷时间和病程，预防CO中毒引发的迟发性脑病。目前尚无高压氧舱统一治疗指征，多数高压氧舱中心把头痛、恶心、COHb浓度＞25%作为选择高压氧舱治疗的主要参考标准。

临床医师也常用下述情形作为选择高压氧治疗的重要参考标准：昏迷、短暂意识丧失、ECG提示心肌缺血表现、局灶神经功能缺陷等；孕妇COHb浓度超过20%或出现胎儿窘迫也应考虑高压氧治疗。

(3) 重要器官功能支持：有严重冠状动脉粥样硬化病变基础的患者，COHb浓度超过20%时有心脏骤停的危险，应密切进行心电监测。无高压氧舱治疗指征的CO中毒患者推荐给予100%氧治疗，直至症状消失及COHb浓度降至10%以下；有心肺基础疾病患者，建议100%氧治疗至COHb浓度降至2%以下。

(4) 防治脑水肿：CO严重中毒后，脑水肿可在24~48 h发展到高峰。在积极纠正缺氧的同时给予脱水治疗。20%甘露醇1~2 g/kg快速静脉滴注(10 ml/min)，2~3 d后颅内压增高好转可减量。糖皮质激素有助于减轻脑水肿，但其临床价值尚有待验证。有频繁抽搐者首选地西泮，10~20 mg静注。抽搐停止后再静脉滴注苯妥英钠0.5~1 g，剂量可在4~6 h内重复应用。

(5) 防治并发症和后遗症：保持呼吸道通畅，必要时行气管插管或气管切开。定时翻身以防压疮和坠积性肺炎发生。给予营养支持。必要时鼻饲。